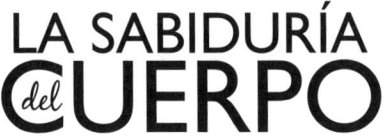

Recopilación de artículos de
Moshe Feldenkrais

La siguiente información es de carácter exclusivamente general. Antes de poner en práctica cualquier sugerencia incluida en este libro es preciso consultar con un médico. El uso del material expuesto en las siguientes páginas depende del criterio y de la discreción del lector y está bajo su exclusiva responsabilidad.

2ª edición: febrero 2024

Título original: Embodied Wisdom
Traducido del inglés por Julia Fernández Treviño
Diseño de portada: Editorial Sirio, S.A.

© de la edición original
2010 Somatic Resources and the Feldenkrais Estate

© de las fotografías
Michael Wolgensinger por cortesía del archivo Wolgensinger, leawolgensinger@simplicity.ch

© de la presente edición
 EDITORIAL SIRIO, S.A.
C/ Rosa de los Vientos, 64
Pol. Ind. El Viso
29006-Málaga
España

www.editorialsirio.com
sirio@editorialsirio.com

I.S.B.N.: 978-84-7808-971-0
Depósito Legal: MA-841-2014

Impreso en Imagraf Impresores, S. A.
c/ Nabucco, 14 D - Pol. Alameda
29006 - Málaga

Impreso en España

Puedes seguirnos en Facebook, Twitter, YouTube e Instagram.

Cualquier forma de reproducción, distribución, comunicación pública o transformación de esta obra solo puede ser realizada con la autorización de sus titulares, salvo excepción prevista por la ley. Diríjase a CEDRO (Centro Español de Derechos Reprográficos, www.cedro.org) si necesita fotocopiar o escanear algún fragmento de esta obra.

 El papel utilizado para la impresión de este libro está **libre de cloro** elemental (ECF) y su procedencia está certificada por una entidad independiente, no gubernamental, que promueve la sostenibilidad de los bosques.

Prólogo de David Zemach-Bersin
Textos preparados por Elizabeth Beringer

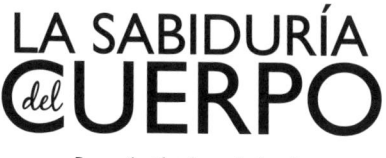

LA SABIDURÍA DEL CUERPO

Recopilación de artículos de
Moshe Feldenkrais

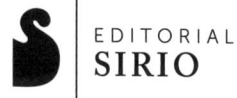

Dedicado a los discípulos del *Método Feldenkrais* de todo el
mundo que ponen en práctica las ideas
de Moshe Feldenkrais.

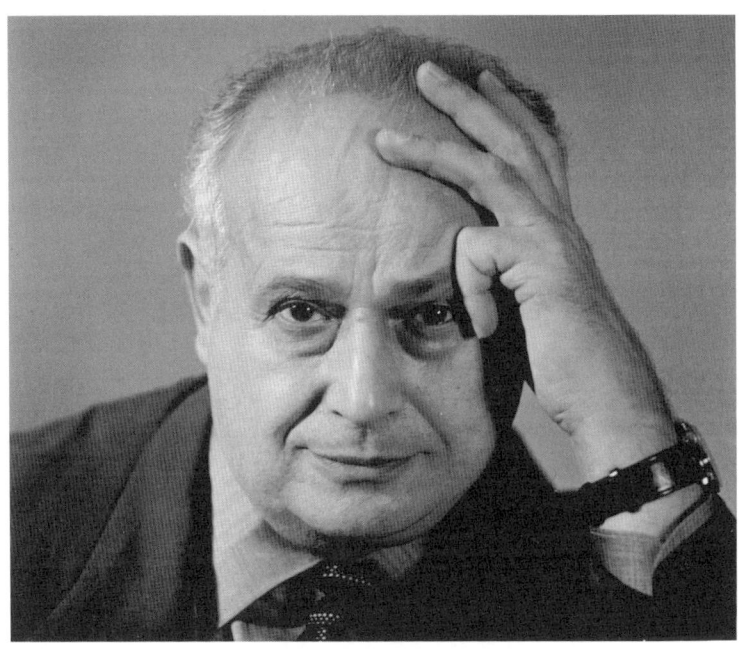

Moshe Feldenkrais (1904-1984).

Prólogo

Creo que la unidad que forman el cuerpo y la mente es una realidad objetiva. Cuerpo y mente no son solo partes relacionadas de algún modo entre sí, sino una unidad funcional inseparable. Los mismos músculos son parte de nuestras funciones superiores.

MOSHE FELDENKRAIS,
«Cuerpo y mente», 1964

El movimiento es vida. La vida es un proceso. Si mejoras la calidad del proceso, mejoras la calidad de vida.

MOSHE FELDENKRAIS,
Autoconciencia a través del movimiento, 1973

Moshe Feldenkrais fue uno de los pensadores más originales e integradores del siglo XX. Junto con figuras de gran influencia como Ida Rolf, Heinrich Jacoby, F. M. Alexander, y Elsa Gindler, se lo considera uno de los fundadores de una disciplina que hoy en día se denomina educación somática. Los textos incluidos en este volumen se dieron a conocer originalmente en publicaciones independientes entre los años

1964 y 1998. El hecho de que muchos de los conceptos presentados en este volumen sean actualmente tan importantes y radicales como lo fueron en la época en que se publicaron por primera vez es un testimonio de las ideas clarividentes de Feldenkrais. En estos extraordinarios artículos y entrevistas, Feldenkrais nos ofrece algunos de los argumentos más sofisticados y convincentes jamás aplicados a la unidad biológica y funcional formada por el cuerpo y la mente.

Durante la mayor parte del siglo XX, el modelo médico y académico dominante del cerebro se basaba en la creencia de que nuestros hábitos son fijos o están muy arraigados, que cada zona del cerebro tiene funciones predeterminadas y especializadas, y que cada día de nuestra vida adulta nuestro cerebro pierde neuronas así como también la capacidad de aprender nuevas habilidades. Desde 1949 hasta 1981 Moshe Feldenkrais desafió con contundencia este punto de vista. Y no se limitó simplemente a rebatir la teoría que lo sustenta, sino que desarrolló ejercicios innovadores y aplicaciones clínicas que demostraron claramente que el cerebro tiene la capacidad de cambiar con rapidez, aprender nuevas habilidades y recuperar las funciones perdidas, incluso cuando está dañado.

Hoy en día, un nuevo paradigma está ganando terreno en el campo de la neurociencia, la psicología y la rehabilitación: es el concepto de la plasticidad cerebral, o neuroplasticidad, que plantea que nuestro cerebro es capaz de modificar su organización y sus respuestas a través de la experiencia y del aprendizaje a lo largo de toda nuestra vida. Si Feldenkrais viviera, se sentiría muy satisfecho al descubrir que sus ideas son ratificadas por las investigaciones actuales que respaldan la neuroplasticidad.

En abril de 1973 observé por primera vez cómo trabajaba el doctor Feldenkrais. Era evidente que él creía firmemente en la capacidad de las personas para aprender y cambiar. En aquel momento Feldenkrais ofrecía un seminario de un mes de duración en la Universidad de California, en Berkeley, donde yo era estudiante de medicina. Después de asistir a mis propias clases en la universidad, entraba a hurtadillas en el aula donde él impartía las suyas. Lo que vi allí fue algo realmente extraordinario.

Durante su seminario Feldenkrais dedicaba una hora diaria a trabajar con un hombre de mediana edad llamado Edward, que padecía una grave espasticidad debido a una parálisis cerebral. El primer día que lo observé trabajar con él era prácticamente imposible comprender lo que Edward decía, tenía los brazos excesivamente flexionados y vueltos hacia arriba junto al pecho, las manos retorcidas hacia dentro, y se movía lentamente con pasos vacilantes y mucho esfuerzo. Había recibido una atención médica excelente y había hecho fisioterapia desde su infancia.

Durante la sesión Edward estaba tumbado sobre una camilla firme y acolchada mientras Feldenkrais «trabajaba» con él. Lo movía suavemente de diversas y misteriosas formas, pero con evidente cuidado, destreza, inteligencia e intención. Mientras, explicaba que sus movimientos suaves estaban funcionalmente encaminados a lograr que el sistema nervioso de Edward aprendiera a modificar los mensajes que enviaba a su musculatura.

Al cabo de unas pocas semanas, el progreso de Edward parecía verdaderamente milagroso. Era mucho más fácil comprender lo que decía, sus brazos descansaban a los lados del cuerpo y su forma de andar era más cómoda y eficaz. Resumiendo, su organización corporal se había modificado. Yo no podía entender cómo se había producido esa «curación», pero estaba muy entusiasmado e impresionado por lo que había visto. Ese mismo año me licencié en la Universidad de Berkeley, viajé a Tel Aviv (Israel) y llamé a la puerta del doctor Feldenkrais con el anhelo de comprender cómo había conseguido aquella «transformación» de la que había sido testigo.

En *La sabiduría del cuerpo: recopilación de artículos de Moshe Feldenkrais* se exploran los conceptos revolucionarios que sirvieron como marco teórico para el trabajo de Feldenkrais con Edward. Estos textos únicos tienen gran relevancia en ámbitos tan diversos como la neurociencia y el teatro, la psicología y la danza, la fisioterapia y la música, la educación y la rehabilitación, el desarrollo infantil y las actividades deportivas.

Este libro presenta las declaraciones más concisas y cohesionadas de Feldenkrais sobre la teoría que sustenta su trabajo, expresadas de forma coloquial. Contiene entrevistas en las que habla de la historia de los inicios del judo en Europa y de la aplicación de sus ideas en la interpretación, y también una transcripción de una conversación muy esclarecedora entre él y el célebre científico israelí Aharon Katzir.

Además de ser científico y trabajar en la vanguardia de la física, Feldenkrais era un gran lector y un pensador pluridisciplinar. En estos artículos y entrevistas expone sus conocimientos de física, biología, embriología, psicología, semántica y neurología, y sus deducciones especulativas sobre el cerebro y el aprendizaje han sido recientemente verificadas por la neurociencia contemporánea. En casi todos los artículos y entrevistas Feldenkrais expone detalladamente el proceso de su razonamiento con el fin de que podamos participar de su lógica, que a menudo conduce a conclusiones sorprendentes. En ocasiones aborda una idea sumamente abstracta o teórica y le da vueltas como si de un cubo de Rubik se tratara, con el propósito de ayudarnos a considerar dicha idea desde todos los ángulos posibles. Y casi siempre nos muestra las consecuencias concretas y cotidianas del concepto. Algunos podrían considerar que su forma de escribir es socrática o incluso talmúdica, pero aunque estas apreciaciones puedan ser acertadas, es preciso destacar que su estilo refleja su rigurosa formación como científico.

Esto resulta especialmente evidente cuando nos invita a seguir los razonamientos que desarrolla con claridad, mientras desmonta palabras o conceptos comunes y cotidianos, como «conciencia», «pensamiento», «autoimagen», «energía» o «realización». En esos momentos nos trata como personas que han recibido una educación clásica, con agudeza mental y capacidad analítica. Feldenkrais nos insta a definir con precisión los términos que utilizamos, demostrándonos que esa atención a la especificidad suele conducirnos por caminos que jamás habríamos explorado de otro modo.

Su optimismo respecto de la capacidad de cada uno de nosotros (al margen de nuestras circunstancias y limitaciones) para desarrollarnos, cambiar, mejorar y convertirnos en seres humanos más autónomos se pone de manifiesto en todos los artículos y las entrevistas de esta colección única. Esta perspectiva esperanzadora no es estratégica, sino que se fundamenta en la evidencia sólida de que el cerebro tiene cien mil millones de neuronas de las cuales utilizamos tan solo un porcentaje mínimo, mientras el resto permanece disponible para que podamos aprender nuevas formas de movernos, sentir, pensar y actuar.

¿Cómo llegó Feldenkrais, que se había dedicado a la física durante más de veinte años, a desarrollar las habilidades necesarias para enseñar a Edward a moverse, hablar y desempeñarse con mayor desenvoltura?

Con frecuencia, las grandes ideas germinan en momentos difíciles. Eso es precisamente lo que le sucedió a Feldenkrais, que padeció un problema de salud para el que la medicina no ofrecía ninguna solución. En su búsqueda por hallar una respuesta a sus propias dificultades, desarrolló algunas de sus teorías más importantes.

Moshe Pinchas Feldenkrais, doctor en Ciencias, nació en 1904 en un pequeño pueblo de Rusia que hoy pertenece a Ucrania. Recibió su segundo nombre, Pinchas, en honor del abuelo de su tatarabuelo, Pinchas de Korets, famoso rabino que había sido uno de los mejores discípulos de Rabbi Israel ben Eliezer, el fundador del hasidismo, comúnmente conocido como Baal Shem Tov.

Cuando Feldenkrais tenía trece años, viajó a pie desde Rusia hasta el Mandato británico de Palestina, escapando del antisemitismo y de los pogromos. Allí trabajó, estudió y se interesó por las técnicas de autodefensa. En 1930 se mudó a París para estudiar ingeniería y física en la Universidad de la Sorbona. Además de su trabajo académico, estudió artes marciales japonesas y fue uno de los primeros occidentales en conseguir el cinturón negro de judo. Sus conocimientos sobre la física del movimiento (el impacto que tienen las leyes del movimiento y de la gravedad sobre la mecánica del movimiento) le permitieron comprender más claramente esta disciplina oriental. En 1933 inició su doctorado y formó parte de un equipo de científicos en el Instituto Curie. Allí trabajó con el premio nobel de Física Frédéric Juliot-Curie, llevó a cabo sus investigaciones y publicó artículos sobre la fisión nuclear.

En 1940 los alemanes invadieron París. Feldenkrais se marchó a Inglaterra y durante la guerra dirigió investigaciones militares para el gobierno británico. En aquella época caminaba con dificultad y sufría intensos dolores debido a las lesiones de rodillas que padecía desde hacía varios años. Por aquel entonces todavía no se había desarrollado la moderna cirugía artroscópica y ninguno de los mejores cirujanos a los que consultó le ofreció demasiadas esperanzas. En consecuencia, decidió resolver el problema por sus propios medios.

Con el rigor de un científico, Feldenkrais empezó a estudiar anatomía funcional, aplicó las leyes de la física y del movimiento a los movimientos humanos cotidianos y analizó el proceso por el que adquirimos originalmente la mayor parte de las funciones motoras básicas. Finalmente llegó a una valiosa conclusión práctica: el aprendizaje es el ingrediente principal de nuestra formación. Pensó que si conseguía entender cómo se produce realmente el aprendizaje, sería capaz de modificar los viejos hábitos y recuperar las funciones perdidas, tales como su propia capacidad de caminar. Esta investigación cambiaría la dirección de su vida profesional.

A diferencia de otros mamíferos, nacemos con un cerebro que es esencialmente una pizarra en blanco. Esto significa que, aparte de nuestras funciones y necesidades fisiológicas más básicas, no estamos «conectados» al nacer. Necesitamos un periodo de formación y aprendizaje para prácticamente todo lo que somos capaces de hacer como adultos. Por ejemplo, la mayoría de los niños precisan de diez a catorce meses para aprender a andar, y antes de hacerlo primero tienen que aprender a girarse, sentarse, gatear, etc. Desde el punto de vista de Feldenkrais, cada niño tiene que aprender orgánicamente por sí mismo a solucionar dificultades físicas concretas, como por ejemplo la gravedad, la estabilidad y la inestabilidad, el impulso, el equilibrio, y así sucesivamente.

Las funciones que identificamos como exclusivamente «humanas» no se desarrollarían si creciéramos en un entorno completamente aislado. A diferencia de la mayoría de las otras especies, a los seres humanos nos hace falta algo más que aire y alimento. Necesitamos un entorno social humano en el que, con el paso del tiempo, la intención y la acción eficaz se desarrollen con arreglo a objetivos positivos y satisfactorios dentro de un contexto social.

El enfoque de Feldenkrais da prioridad al sistema nervioso y al movimiento. Su propuesta, extremadamente audaz, es que el sistema nervioso se sirve del movimiento para establecer las diferencias que inducen a preferir o elegir acciones o patrones de conducta determinados.

La ventaja de que el sistema nervioso humano no esté completamente «conectado» en el momento del nacimiento es que nos ofrece una gran flexibilidad en lo que se refiere a las opciones de conducta. En otras palabras, somos capaces de aprender a adaptarnos a un número ilimitado de entornos culturales, lenguas, climas y demás. Y al mismo tiempo, al no estar «conectados» para adoptar el movimiento, la postura o los comportamientos ideales, corremos el riesgo de hacer elecciones que acaso no sean las que más nos convienen. Es frecuente que las elecciones por las que optamos en la infancia no respondan a nuestros propios intereses a largo plazo y acaben en trastornos neuromusculares (como el dolor de espalda y de cuello), tendencias neuróticas, depresión y una autoimagen distorsionada.

Feldenkrais comprendió que existe una relación inseparable entre el desarrollo psicosocial y el desarrollo motriz. En la infancia, nuestros patrones psicoemocionales, nuestros comportamientos y el repertorio cada vez mayor de nuestros movimientos no solo se aprenden simultáneamente sino que se manifiestan a través de la musculatura, como una unidad integrada. Desarrolla estos principios en sus dos primeros libros, *Cuerpo y comportamiento maduro: un estudio sobre la ansiedad, el sexo, la gravedad y el aprendizaje* y *El poder del Yo*.

> *Los movimientos de un cuerpo que se ha desarrollado plenamente sin grandes perturbaciones emocionales tienden a adaptarse gradualmente a los requisitos mecánicos del mundo exterior. El sistema nervioso evolucionó bajo la influencia de estas leyes y se ajusta a ellas. No obstante, bajo la promesa de una gran recompensa o de un severo castigo, en nuestra sociedad se distorsiona tanto el desarrollo regular del organismo que muchas acciones quedan excluidas o restringidas.*
>
> MOSHE FELDENKRAIS,
> *Cuerpo y comportamiento maduro*

Considerando que el cerebro adulto tiene un enorme potencial de aprendizaje, Feldenkrais se preguntaba: ¿cuáles son las condiciones en las que un sistema nervioso —o mejor dicho una persona— puede aprender más fácil y satisfactoriamente? Mediante una síntesis tan original como audaz, encontró la respuesta a esta pregunta en un descubrimiento poco conocido que se realizó en el siglo XIX en el campo de la psicofísica (disciplina precursora de la psicología experimental moderna), conocido como la ley de Weber-Fechner o la ley de la diferencia mínima perceptible.

En términos generales, la ley de Weber-Fechner establece que hay una proporción constante entre la magnitud de un estímulo (por ejemplo, un sonido, una luz, una actividad muscular, etc.) y el cambio necesario que se debe producir en dicho estímulo para que una persona perciba una diferencia. En términos prácticos, esto significa que cuanto mayor es la magnitud o intensidad de un estímulo, mayor es el cambio necesario para notar la diferencia; o, a la inversa, a medida que la intensidad de un estímulo disminuye, el cambio que se necesita para percibir la diferencia es cada vez menor.

Feldenkrais llegó a la conclusión de que el hecho de reducir el esfuerzo muscular mejora la agudeza de las sensaciones cinestésicas y permite al individuo diferenciar con precisión todo lo que hace y tomar conciencia de los aspectos inconscientes y desconocidos de la organización física, del movimiento y de la acción.

Advirtió que su incapacidad para caminar no se debía únicamente a una integración estructural inadecuada de sus rodillas, sino también a su «forma de andar». En otras palabras, sus hábitos de movimiento adquiridos favorecían sus dificultades. Esto es lo que más tarde definiría como el problema general del «aprendizaje defectuoso». Feldenkrais entendió que si conseguía desarrollar una forma práctica de aplicar la ley de Weber-Fechner al movimiento funcional, tendría el instrumento para optimizar las condiciones para el aprendizaje, la mejoría y la rehabilitación.

> *Por lo tanto, un cambio fundamental en el patrón motriz produce pensamientos y sentimientos que no están anclados en sus rutinas habituales preestablecidas. El hábito pierde su principal soporte, el de los músculos, y se hace más susceptible al cambio.*
>
> MOSHE FELDENKRAIS,
> *Autoconciencia a través del movimiento*

Feldenkrais continuó perfeccionando sus descubrimientos hasta que consiguió recuperar su capacidad de andar. En el proceso desarrolló dos modalidades totalmente originales y distintas para poner en práctica sus ideas: un método individual que finalmente denominó Integración Funcional® y uno grupal llamado Autoconciencia a través del Movimiento®. En este último, sus hallazgos fueron catalogados como experimentos muy estructurados de autoexploración o aprendizaje dirigido. En ambas modalidades se utilizan relaciones neuromusculares fundamentales o sinérgicas para facilitar patrones de movimiento más sanos y eficaces, y una mejor postura.

Feldenkrais volvió a Israel en 1949 para realizar investigaciones en el campo de la física en el Instituto Weizmann y ocupar el puesto de director del Departamento de Electrónica de las fuerzas de defensa de Israel.

Simultáneamente, continuó impartiendo sus clases grupales y desarrollando métodos prácticos para aplicar sus hallazgos sobre la relación entre el cuerpo y la mente. Chaim

Weizmann, un colega científico que fue el primer presidente de Israel, le dijo: «Hay muchos otros físicos que saben lo mismo que tú pero no hay ninguno que tenga el conocimiento del cuerpo que tú posees». La eficacia del trabajo de Feldenkrais llegó a ser tan conocida que a mediados de 1950 abandonó finalmente el mundo de la investigación en el campo de la física y abrió una consulta privada para ayudar a personas con una amplia gama de dificultades y a actores que deseaban mejorar sus habilidades.

Feldenkrais solía decir que la Autoconciencia a través del Movimiento y de la Integración Funcional eran dos caras de la misma moneda, es decir, que ambos métodos procedían de la misma teoría general. No dejaba de renovar y comprobar constantemente las dos modalidades. Su tesis principal siempre se basó en que el nexo entre el aprendizaje, la toma de conciencia y el movimiento ofrece el medio más directo para mejorar el bienestar de una persona.

A través de la labor diaria que realizó en su consulta privada durante treinta años, Feldenkrais desarrolló estrategias eficaces, ingeniosas e innovadoras para mejorar o restablecer prácticamente cada una de las funciones humanas. Trabajó con actores, músicos y bailarines de renombre internacional, como los directores de teatro Peter Brook y Paul LeCoq, y músicos como Yehudi Menuhin, Narciso Yepes e Igor Markevitch, y dedicó tanto tiempo a la práctica clínica y a la enseñanza que solo publicó un extenso estudio clínico, *El caso de Nora*. Afortunadamente, tenemos cerca de doscientas horas filmadas sobre su trabajo de Integración Funcional.

Además, creó más de mil lecciones experienciales de Autoconciencia a través del Movimiento y gracias a ellas contamos con un documento escrito sobre el desarrollo de su pensamiento.

La primera formación de profesores de Feldenkrais tuvo lugar en Tel Aviv y concluyó en 1971 con trece graduados. A principios de los años setenta, empezó a enseñar en el extranjero, tanto en Europa como en Estados Unidos. Muchos intelectuales y actores se interesaron por sus ideas, así como también algunos políticos como David Ben-Gurion y Moshe Dayan, la antropóloga Margaret Mead, los neurocientíficos Paul Bach y Rita y Karl Pribram, el fisiólogo Elmer Green y el psicólogo William Schutz. En 1975, a medida que aumentaba su reconocimiento internacional, Feldenkrais inició la segunda formación de instructores en San Francisco con un grupo de sesenta alumnos. En 1980 empezó la tercera formación en Amherst, Massachusetts, con más de doscientos treinta alumnos de quince países. Desde entonces su trabajo no ha dejado de divulgarse y en la actualidad hay más de diez mil profesores del Método Feldenkrais en más de cuarenta países.

Cuando a principios de 1974 llamé a su puerta sin previo aviso, tuvo la generosidad de permitirme acudir a su consulta durante varios meses para observarlo trabajar con sus alumnos. Nunca utilizaba la palabra «paciente» porque consideraba que enfatizaba la patología de las personas; él prefería hacer hincapié en su potencial de aprendizaje. Lo que presencié durante esos meses no fue menos sorprendente que lo que había visto el año anterior en Berkeley: una mujer con esclerosis múltiple fue capaz de abandonar su bastón, varios americanos con la médula espinal lesionada pudieron cambiar su silla de ruedas por un par de muletas, un niño israelí de siete años que nunca había podido abrir el ojo izquierdo consiguió abrir y cerrar los dos ojos a la vez, un chelista alemán que había sufrido un accidente cerebrovascular aprendió a usar de nuevo el brazo y una joven austríaca con parálisis cerebral logró aprender a caminar. Tuve el privilegio de estudiar con Feldenkrais hasta que falleció en Tel Aviv en 1984 y hasta el día de hoy sigo siendo un fiel seguidor de sus ideas.

El legado del doctor Moshe Feldenkrais tiene el potencial de ayudar a millones de personas que padecen dolores, dificultades de movimiento y discapacidades neurológicas, así como también a artistas del espectáculo y deportistas que aspiran a mejorar sus habilidades. En este prólogo, solo he mencionado unas pocas aplicaciones y repercusiones de su trabajo. Creo que algunos ámbitos, como la medicina, la fisioterapia y la psicología, tienen mucho que aprender de sus métodos y teorías. Albergo la esperanza de que la publicación de este tan esperado e importante libro contribuya al reconocimiento de sus originales e innovadoras ideas y al análisis crítico que se merecen y de que los lectores sepan apreciar este pequeño volumen que, no obstante, es grande en visión y perspectiva.

DAVID ZEMACH-BERSIN,
Instituto Feldenkrais de Nueva York y Doylestown,
Pensilvania, marzo de 2010

Introducción de la editora

El último libro escrito por Moshe Feldenkrais tiene un título muy sugerente: *La dificultad de ver lo obvio*. El título hace referencia a la dificultad de comprender la importancia de la autoorganización aprendida, hasta que el cambio de perspectiva sugerido por Feldenkrais la pone en evidencia. El paso de lo inaprensible a lo obvio podría ser también una descripción idónea para el proyecto de este libro. Cuando me surgió la idea de publicar esta colección de artículos, de inmediato me pareció evidente que este volumen habría de ser un aporte fundamental. Estos artículos nunca se han dado a conocer públicamente, a pesar de que incluyen algunos de los textos más inteligibles de Feldenkrais. Esta obra reúne todos los artículos escritos por Feldenkrais y las entrevistas relacionadas con el Método Feldenkrais® que se han publicado en inglés.* Abarcan el periodo comprendido entre 1964 y 1981. Algunas de las entrevistas se publicaron

---
* Hay indicios de que pueden existir otras, pero hemos hecho una búsqueda exhaustiva y no hemos encontrado nada más.

posteriormente pero las entrevistas reales se hicieron en ese periodo de tiempo. He incluido historias breves en cada una de ellas y, cuando me pareció oportuno, una pequeña presentación de los editores y los entrevistadores. También he añadido algunas notas en los artículos con el propósito de ofrecer material de referencia adicional.

En los textos recopilados en este volumen, Feldenkrais nombra a muchas personas, entre ellas famosos políticos, artistas o científicos y otras figuras destacadas conocidas por los alumnos de Feldenkrais de aquellos tiempos, que pertenecían a una subcultura particular. Cuando lo conocí en 1976, no había una sola persona en sus clases de formación que no conociera a G. I. Gurdjieff, F. M. Alexander o Jean Houston; todos ellos muy importantes para Feldenkrais.

Actualmente, cuando los nombro frente a mis propios alumnos del Método Feldenkrais o menciono a alguna otra persona que fue fundamental para mí cuando era joven, descubro que la mayor parte de mis alumnos jamás ha oído hablar de ellos.

Esta experiencia desconcertante de ver cómo las personas importantes de la cultura de tu época prácticamente desaparecen para la siguiente generación me trae recuerdos del año 1983, cuando viajé a Israel para estudiar con Feldenkrais. En aquel momento se estaba recuperando de un ataque cerebral y trabajaba a tiempo parcial. Se dedicaba a reeducar únicamente a dos o tres personas por día con sesiones prácticas individuales de Integración Funcional. También estaba escribiendo su autobiografía. Él la redactaba a mano y luego yo la copiaba en el ordenador. Muchos de los nombres que mencionaba eran desconocidos para mí, y era bastante frecuente que fuera a hablar con él para que me aclarara algunas cosas. Feldenkrais se sorprendía de que no estuviera familiarizada con muchas de las figuras históricas que él citaba. En aquella época yo tenía veinticinco años y nos separaban más de cincuenta —y un montón de historia—. De cualquier manera, estaba preocupado por mi falta de información. Por las tardes solía reunirse con otros alumnos del Método a quienes recibía sentado junto a la mesa y enfrente de su biblioteca personal, que ocupaba toda una pared. Lo recuerdo perfectamente en aquella sala, poniéndose de pie para ir a buscar un libro con el fin de añadir un comentario o esclarecer un tema determinado, hablando por teléfono en cuatro idiomas, señalándome cualquier posición o actitud a la que yo me hubiera apegado en exceso, moviéndose incesantemente incluso cuando estaba sentado... Intrigado por mis lagunas sobre aquellos datos históricos, preguntó a los demás estudiantes si conocían a esas personas y descubrió que yo no era la única que ignoraba su existencia. A partir de entonces, comenzó a trabajar conmigo a regañadientes para agregar un poco más de contexto a algunas de las figuras históricas que citaba en su autobiografía.[*]

El tiempo pasa, y un personaje destacado de una determinada generación en la siguiente puede convertirse en una nota al pie de página. Al editar este volumen experimenté una sensación de *déjà vu*; tuve la certeza de que estaba continuando un proceso que había iniciado de la mano de Feldenkrais hace mucho tiempo en Tel Aviv y, al mismo tiempo, sentí el paso del tiempo sobre mis espaldas, pues alguno de

---

[*] Desafortunadamente, Feldenkrais falleció cuando esta autobiografía era solamente un borrador, de manera que nunca se publicó.

los grandes nombres de mi propia juventud también requerían ahora una aclaración a pie de página.

Este libro contiene las descripciones más concisas de Feldenkrais sobre su Método. Los dos primeros artículos —«La expresión corporal» y «Cuerpo y mente»— son especialmente completos y en ellos aborda con lucidez muchos aspectos de su teoría e intercala pequeños ejercicios que sirven para concretar las ideas expresadas. En «La expresión corporal» desarrolla ampliamente sus conceptos sobre la autoimagen, un tema central de su trabajo. El artículo incluye también la exposición más detallada del concepto de reversibilidad aplicado al movimiento que se pueda encontrar en toda la obra de Feldenkrais. En «Cuerpo y mente» expone sus argumentos sobre la unidad funcional que forman cuerpo y mente y se ocupa específicamente de explicar su trabajo en ese contexto.

Todos los artículos abordan el tema del aprendizaje y destacan el hecho de que la capacidad de aprendizaje humana es nuestro mayor desafío y, a la vez, nuestra mayor esperanza. El aprendizaje es el tema principal de la entrevista de Will Schutz, «El movimiento y la mente», y también de la ponencia «El hombre y el mundo». Ambos enfocan el tema del aprendizaje desde distintos ángulos y exploran la extraordinaria capacidad del sistema nervioso humano para adaptarse y aprender. El artículo «Sobre la primacía de la función auditiva» profundiza en uno de los aspectos del proceso de aprendizaje, investigando la relación de la función auditiva con el desarrollo de la orientación espacial.

Uno de los artículos más cortos del libro es «Sobre la salud», un texto maravilloso en el que Feldenkrais expone sus ideas sobre qué significa estar sano en el más amplio sentido de la palabra. Estos temas se vuelven a abordar más detalladamente en «La realización personal a través del aprendizaje orgánico», texto un tanto confuso que ha sido editado diestramente por Mark Reese.

Otro gran tema recurrente a lo largo de este libro es la importancia de la toma de conciencia y su definición. En la conversación que mantiene con Aharon Katzir, que Carl Ginsburg editó con gran habilidad, Feldenkrais desarrolla sus primeras ideas sobre la conciencia y el aprendizaje. Estos temas ocupan una posición destacada en la entrevista realizada en 1973 por Edward Rosenfeld: «El cerebro: el sueño, la conciencia, la toma de conciencia y el aprendizaje».

Este libro pone de manifiesto la pasión que Feldenkrais sentía por su trabajo. Para el lector que no haya tenido ninguna experiencia con el Método Feldenkrais puede ser complicado deducir de qué manera se lleva a la práctica. Por este motivo, se han añadido algunas fotos en las que se le ve realizando su trabajo. Además, el primer artículo propone específicamente al lector que realice algunos movimientos con el propósito de que pueda incorporar y asimilar las ideas expuestas.

Recomiendo especialmente a los lectores que se tomen el tiempo necesario para realizar los ejercicios propuestos, ya que su ejecución seguirá siendo útil a lo largo del libro. Hay dos artículos que se ocupan de la práctica del Método de un modo más específico: «Autoconciencia a través del Movimiento» y «Una entrevista con Moshe Feldenkrais». El primero es una versión de un folleto que Feldenkrais utilizó en su instituto de Tel Aviv para iniciar a sus alumnos en la comprensión de su Método. La entrevista de *The Sun* tuvo lugar después de que los entrevistadores presenciaran una sesión práctica; por este motivo muchas de las preguntas se centran en los razonamientos de Feldenkrais durante una sesión de Integración Funcional.

Dos entrevistas se ocupan de la importancia de las ideas de Feldenkrais sobre el mundo del teatro. Richard Schechner, un conocido director teatral, lo entrevista en «La imagen, el movimiento y el actor: recuperación de la potencialidad». Esta entrevista incluye conversaciones sobre la autoimagen, la neutralidad y la reversibilidad aplicadas a la interpretación. Cuando estaba preparando el libro, me puse en contacto con Schechner y me hizo llegar un recuerdo entrañable de la época en que conoció a Feldenkrais; lo he incluido al final de su artículo. La entrevista realizada por la profesora de teatro Joanna Rotté, «Un nuevo enfoque al Método Feldenkrais: tensión, talento y legado de la infancia», toma un rumbo distinto, e igualmente interesante, donde se hace hincapié en el talento y su desarrollo, entre otros temas.

«La extraordinaria historia de cómo Moshe Feldenkrais llegó a practicar judo», realizada por Dennis Leri, acaso sea la entrevista donde el estilo y la personalidad de Feldenkrais brillan con más claridad. Leri lo conocía muy bien y le dio todas las facilidades para que desarrollara ampliamente su historia. El resultado es una narración magnífica y una ventana a través de la cual se puede ver a Feldenkrais disfrutando de la charla en un ambiente relajado.

Tomados en conjunto, los artículos y las entrevistas son mucho más que la suma de sus partes y forman una unidad diversa y llena de texturas. El texto ofrece diferentes enfoques del Método para facilitar su comprensión a todos aquellos que no estén familiarizados con las ideas de Feldenkrais y, al mismo tiempo, proporciona amplia información para que puedan estudiarlo en profundidad quienes estén realmente interesados en su trabajo.

Este proyecto ha recibido la ayuda y el apoyo de muchas personas que han ofrecido generosamente su tiempo y su experiencia.

En particular, desearía agradecer a David Zemach-Bersin, cuyo conocimiento de los detalles específicos de la vida y el trabajo de Feldenkrais ha resultado ser muy valioso para la creación de este libro, que me haya acompañado en este proyecto. Por otra parte, el apoyo constante de Dennis Leri y sus contribuciones sobre una amplia variedad de temas han sido de gran ayuda. Agradezco la generosidad de Lea Wolgensinger, que me facilitó muchas de las magníficas fotos de su padre que han enriquecido el libro.

También me gustaría recordar a Michél Silice Feldenkrais, que apoyó este proyecto en sus inicios, antes de su trágica y prematura muerte. Mi reconocimiento a su viuda, Zipora Mandel Silice, por su amable participación. Quiero agradecer especialmente a la Federación Internacional Feldenkrais por autorizarme a incluir en el libro las fotografías tomadas por Bob Knighton.

Deseo expresar mi gratitud a las siguientes personas por distintos tipos de ayuda y consejos a lo largo del camino: Arlyn Zones, Miriam Pfeffer, Eleanor Criswell, Carl Ginsburg, Carol Kress, Kaethe Zemach-Bersin, Donna Ray, Cathie Krieger, Bruce Silvey, Joanna Rotté, Sasha du Lac y Falk Fedderson.

Quiero dar las gracias también a Deirdre O'Shea por la competente ayuda editorial que me ha brindado y a Hisae Matsuda por su paciencia y comprensión como editor del proyecto en North Atlantic Books. Por último, dar las gracias a mi marido, Rafael Núñez, y a mi hija, Aliana Núñez-Beringer, por crear ese mundo acogedor al que regreso cuando termina mi jornada laboral.

Elizabeth Beringer,
San Diego, California,
mayo de 2010

1ª parte

ARTÍCULOS

1
La expresión corporal
Traducido del francés por Thomas Hanna

«Aspects d'une technique: l'expression corporelle» fue escrito en 1964 y publicado como una monografía de quince páginas por Éditions Chiron, la editorial de todos los libros del doctor Feldenkrais escritos en francés. En 1988, Thomas Hanna, el editor de la revista *Somatics*, lo tradujo al inglés y lo publicó en dos ediciones consecutivas dividido en dos partes y con el título «La expresión corporal». El artículo, que aquí presentamos en su versión completa, es uno de los escritos más antiguos de la colección y también la explicación más exhaustiva del trabajo de Feldenkrais disponible en el formato breve de un artículo. En el texto original publicado en *Somatics* se incluían las fotografías tomadas por el consumado fotógrafo suizo Michael Wolgensinger[1] que también presentamos en esta edición. Michael Wolgensinger y su mujer, Luzzi, fueron amigos íntimos de Feldenkrais durante casi cuarenta años.

La conducta de los seres humanos está firmemente basada en la imagen que han creado de sí mismos. En consecuencia, si uno desea modificar la propia conducta, debe modificar necesariamente su autoimagen.

¿Qué es la autoimagen? Es una imagen corporal; concretamente, es la forma de las distintas partes del cuerpo y la relación que existe entre ellas, y esto implica tanto las relaciones espaciales y temporales como las sensaciones cinestésicas. En la autoimagen se incluyen también los sentimientos, las emociones y los pensamientos. Todos ellos forman un conjunto integrado.

¿Cómo se desarrolla la autoimagen? Cada persona cree que su forma de andar, hablar y comportarse es exclusivamente suya e inmodificable. Se identifica plenamente con su conducta, como si hubiera nacido con ella. Cree que su forma de ver los objetos en el espacio, de seguir los movimientos, de inclinar la cabeza y de observar las cosas es innata y considera imposible modificarlas, salvo quizás en lo que se refiere a su velocidad, intensidad o duración.

A pesar de esta opinión, todo lo que es esencial en el comportamiento humano se adquiere únicamente mediante un largo periodo de aprendizaje: andar, hablar, observar una foto o una pintura en tres dimensiones, etc. Los movimientos, la actitud y el lenguaje propios se desarrollan de acuerdo con las circunstancias accidentales de nuestro lugar de nacimiento y del medio que nos rodea.

Por este motivo, cuando aprendemos un segundo idioma siempre lo hablamos con acento —un aprendizaje previo siempre se interpone en el camino de un nuevo aprendizaje—. Nos resulta difícil sentarnos como los japoneses o los hindúes debido a los hábitos que hemos adquirido durante nuestro desarrollo. En consecuencia, cualquiera que sea nuestro lugar de nacimiento, la dificultad que experimentamos al intentar cambiar hábitos mentales o físicos tiene poco que ver con lo heredado y mucho con el problema general de modificar cualquier hábito adquirido.

Resulta evidente que la dificultad no reside en el hábito mismo, sino en la época de la vida en la que se formaron dichos hábitos fortuitos; parece ser que nuestra autoimagen se adquiere de una manera puramente eventual. Por consiguiente, surge la pregunta de si es posible elegir libremente nuevos patrones de conducta que sean más apropiados para la persona singular que somos.

Es importante comprender que no se trata simplemente de reemplazar una forma de actuar por otra, pues esto no sería más que un cambio estático. Me refiero a modificar la propia conducta con el propósito de producir un cambio dinámico en el proceso completo de la acción individual. Antes de seguir adelante, merece la pena realizar un breve ejercicio que te permitirá experimentar (y no solo comprender racionalmente) que esa posibilidad existe.

Si te tumbas boca abajo y flexionas la rodilla derecha de manera que la parte inferior de la pierna apunte hacia el cielo raso, descubrirás que la relación del pie con la pierna varía enormemente de una persona a otra. No todo el mundo puede mantener el pie en la misma posición. Esto se pone de manifiesto si colocamos un libro sobre la planta del pie: lo más probable es que el plano del libro no sea paralelo al cielo raso sino que tenga una inclinación específica que es diferente para cada individuo. Podemos observar que las contracciones musculares de la pierna y del pie mantienen una relación particular entre sí. Los músculos no adoptan un patrón neutral aun cuando no estén sosteniendo ningún peso.

La musculatura sigue un modelo dictado por la autoimagen. Este patrón individual único se percibe subjetivamente como obvio e inevitable a la vez. Esto se debe a que los patrones habituales están grabados en el sistema nervioso y este reacciona a la estimulación exterior con sus hábitos predefinidos por no disponer de otro esquema de respuesta. Con el fin de producir el tipo de cambio dinámico que propongo, es preciso eliminar estos patrones compulsivos del sistema nervioso para que este actúe o reaccione libremente de acuerdo con la situación externa a la que se enfrenta y no con los hábitos.

Para modificar la dinámica de la relación entre el pie y la pierna, solo necesitamos hacer alrededor de veinte movimientos extremadamente lentos, concentrando toda nuestra atención tanto en la trayectoria del pie como en sus diferentes partes. Por ejemplo, flexionar y extender el pie prestando atención al movimiento del talón. Intentar seguir ese movimiento y, simultáneamente, tomar conciencia de los movimientos del dedo gordo y de cada uno de los demás dedos, uno tras otro. Es preciso realizarlo del modo más suave posible, ya que el hecho de reducir su intensidad facilita un cambio que se producirá de forma gradual.

A medida que te concentres en el movimiento de cada uno de los dedos en el espacio, experimentarás diferentes niveles de dificultad para percibir las distintas partes del pie. La dificultad reside en que estas variaciones perceptivas producen una discontinuidad en el flujo de imágenes correspondiente a esas zonas del cuerpo.

Ahora vamos a ensayar otro patrón de movimientos con el pie: mueve la punta del pie formando un círculo mientras intentas sentir el correspondiente movimiento del talón. Si lo detienes de repente, comprobarás que en determinadas posiciones resulta difícil saber exactamente dónde está el talón mientras que en otras es bastante fácil percibirlo.

A continuación mueve el pie muy despacio, describiendo pequeños arcos en lugar de un círculo completo. Suspende el movimiento en diversos puntos del arco y, una vez más, intenta percibir la posición exacta de la punta del pie y del talón en relación con la línea de la pierna que descansa sobre el suelo.

Ahora desplaza la punta del pie directamente hacia la izquierda y hacia la derecha mientras intentas seguir el movimiento opuesto del talón. Notarás que este no sigue una línea horizontal y que, además, hace algo bastante diferente cuando llega al final de la trayectoria del desplazamiento, ya sea a la derecha o la izquierda.

Ahora probaremos otro patrón de movimientos: gira la punta del pie hacia dentro y verás que el talón se mueve hacia fuera y hacia la derecha; luego gira la punta del pie nuevamente hacia fuera describiendo un pequeño semicírculo, algunas veces por la parte superior y otras por la parte inferior. Realiza el movimiento muy pausadamente hasta que seas capaz de describir un círculo completo con el talón, muy consciente en todo momento del movimiento correspondiente de la punta del pie. Sigue la trayectoria de la punta del pie de forma cada vez más precisa, concentrándote primero en el dedo gordo y luego en cada uno de los demás dedos. De vez en cuando, invierte la dirección del círculo y continúa el movimiento hasta que los patrones espaciales se tornen fáciles, simples y claros —es decir, hasta que se parezcan a los movimientos que suelen formar parte de tu autoimagen y sean tan simples, fáciles y claros como ellos.

Realiza estos movimientos sin imprimir un esfuerzo adicional y sin la intención de complicar su ejecución. Si en algún momento te sientes confundido, simplemente para y empieza otra vez.

Observarás que cada vez que tienes dificultades para seguir el movimiento en el espacio se produce un cambio en tu respiración. Si en algún momento te sientes confundido, suspende el ejercicio y espera hasta que tu respiración recupere su ritmo normal. Después de unos instantes, advertirás que cuanto más constante es tu ritmo respiratorio, más fácil te resulta seguir el flujo de las imágenes espaciales del talón y de los dedos. Entonces te sorprenderá advertir con qué rapidez pasa el tiempo.

Si estiras la pierna derecha, tendrás la sensación de que es más larga. Y no solamente notarás que se han modificado las sensaciones cinestésicas de los músculos y las articulaciones del pie derecho, sino también las que corresponden a todo el lado derecho de tu cuerpo. El ojo derecho parece estar más abierto y, de hecho, lo está. Todo el lado derecho de la cara está más alargado y los músculos más relajados.

Si te pones de pie, observarás que se han producido cambios definitivos en el movimiento del pie derecho y en su forma de apoyarse sobre el suelo. En realidad, notarás varias modificaciones importantes en la mitad derecha de tu cuerpo. Por ejemplo, la cabeza girará más fácilmente y llegará más lejos hacia la derecha que hacia la izquierda. Si levantas el brazo derecho lentamente por encima de la cabeza y luego lo devuelves a su posición original para repetir el mismo movimiento con el brazo izquierdo, probablemente sentirás que el derecho es más ligero.

Puedes hacer la misma serie de ejercicios con la cabeza en lugar de con el talón mediante el mismo procedimiento: inclina la cabeza hacia abajo y luego llévala a su posición original mientras prestas atención a cómo se orienta con respecto a los diferentes segmentos del lado izquierdo del cuerpo (por ejemplo, con el hombro, la clavícula, la columna, y así sucesivamente). Percibirás un cambio similar, es decir, un cambio en el tono muscular de todo el lado izquierdo, desde la cabeza hasta los dedos de los pies.

A la luz de todo lo anterior, podemos extraer conclusiones importantes:

1. Los cambios de tono muscular, la facilidad de los movimientos y la sensación de bienestar se producen en el lado que hemos observado conscientemente durante todo el ejercicio, a pesar de que los dos lados del cuerpo han participado por igual en los movimientos destinados a inclinar y enderezar la cabeza. Esto significa que el movimiento por sí mismo no es demasiado relevante, más allá de mejorar ligeramente la circulación y producir otros beneficios corporales secundarios. Por lo tanto, el hecho de haber prestado atención consciente a uno de los lados y haber percibido claramente su orientación espacial mientras ambos lados del cuerpo se movían de un modo idéntico ha dado lugar a un cambio. Resulta significativo que el cambio se produzca exclusivamente en el lado en que hemos concentrado toda nuestra atención; sin embargo, esto no hace más que indicar

que dicho cambio ha ocurrido a través de las vías extrapiramidales del sistema nervioso.
2. Teniendo en cuenta que el cambio ha afectado solamente al lado del cuerpo que observamos de manera consciente, debemos concluir que se produjo en el mismo sistema nervioso central.
3. Por último, este cambio no es efímero y puede persistir durante algunas horas o incluso varios días. Esto depende directamente de la cantidad de tiempo invertida en el ejercicio y de la claridad con que se hayan percibido las relaciones espaciales. La posibilidad de obtener los mismos cambios en el lado opuesto del cuerpo mediante un esfuerzo puramente mental –es decir, dirigiendo metódicamente nuestra atención una y otra vez hacia las sensaciones cinestésicas de un lado del cuerpo y luego a las del otro lado, sin producir ningún tipo de movimiento– pone de manifiesto la importancia de los efectos de esta técnica sobre el sistema nervioso central.

Se necesita algo más de media hora para conseguir los cambios iniciales en el primer lado del cuerpo. Sin embargo, la exploración consciente y sistemática, punto por punto, de las diferencias que existen entre ambos lados (desde la parte superior hasta la inferior) producirá los mismos cambios en el lado opuesto al cabo de tan solo unos minutos.

Una vez concluido el ejercicio, quizás lo más destacable sea la satisfacción que se experimenta al modificar la forma habitual de usar la cabeza o los pies. Este cambio nos permite advertir lo lejos que están nuestros hábitos de autocontrol de lo que podrían ser, de lo que realmente estaban destinados a ser. A continuación intentaré aclarar lo que quiero decir.

Resulta evidente que este ejercicio de atención consciente es especialmente efectivo en determinadas áreas de la autoimagen. Existe un

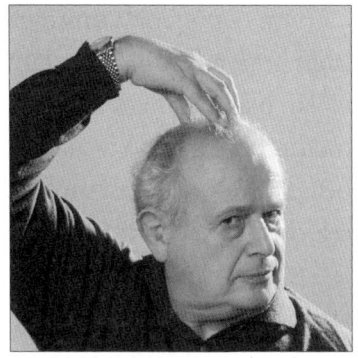
Feldenkrais a finales de los años sesenta

sistema de prioridades que puede contribuir a que dichos ejercicios sean más fáciles y metódicos. En principio, debo hacer una observación que respalda lo previamente mencionado. La primera relación del neonato humano con el mundo exterior se establece a través de la boca. Desde el nacimiento, el uso de la boca obliga al bebé a orientar su cabeza en el espacio de formas específicas. El desarrollo paulatino de nuestros sentidos teleceptores (el oído, la vista y el olfato) requiere movimientos especiales de la cabeza.

Los sentidos teleceptores, que dependen de pares de órganos equidistantes, pueden establecer correctamente la ubicación y la distancia de los objetos solamente a través de los movimientos de la cabeza. Los sentidos del oído, la vista y el olfato tienen una función neurológica compleja que requiere la rotación de la cabeza para que exista una estimulación equilibrada de los órganos sensoriales dobles y, en consecuencia, el rostro se sitúe directamente frente al origen del estímulo. La cabeza sirve como una especie de periscopio del sistema nervioso central que se utiliza para que la información sensorial llegue al cerebro.

En resumen, la única parte de nuestro cuerpo que mantiene una relación con el mundo exterior es el sistema nervioso; los sentidos y el resto del cuerpo solo sirven como un medio para pasar a la acción y recopilar información. La cabeza (donde se localizan los órganos de los sentidos llamados teleceptores, el oído, la vista y el olfato) participa activamente en nuestros intercambios con la realidad exterior. Por lo tanto, su forma de moverse constituye el ingrediente esencial de nuestra autoimagen. La columna vertebral desempeña una función igualmente importante porque hace posible la rotación en las regiones lumbar y cervical.

Estas consideraciones demuestran la importancia que tiene la función del esqueleto para nuestra autoimagen. La cabeza, que se apoya sobre la estructura pélvica por medio de la espina dorsal, participa en todas las acciones (pasiva, activa u orientativa) que nos relacionan con el mundo exterior.

La cavidad torácica y sus funciones respiratorias están suspendidas de las vértebras y resultan afectadas por sus movimientos. A su vez, las funciones respiratorias influyen en la calidad de los movimientos. Por este motivo, la cavidad torácica no debe hacer nada que pueda perturbar la posición de la cabeza; por el contrario, ha de cooperar con ella para facilitar sus cambios constantes de orientación. Teniendo en cuenta todo lo anterior, vamos a analizar brevemente cuál es su relación con la autoimagen.

Si te tumbas sobre la espalda y recorres mentalmente todo tu cuerpo, notarás que puedes percibir con más facilidad algunas partes que otras. Las partes más difíciles de percibir son aquellas que no forman parte de nuestras acciones conscientes. Más aún, durante la ejecución de cada acción por separado descubrirás que hay otras zonas corporales de las que no tenemos ninguna conciencia –de hecho, algunas partes del cuerpo casi nunca están presentes en nuestra autoimagen.

Una autoimagen completa –concretamente, una toma de conciencia en la que todas las partes del cuerpo tienen la misma importancia (la anterior, la posterior y las dos laterales)– es un ideal que raramente se alcanza. Todos debemos afrontar el hecho de que el propio nivel de autocontrol se refleja directamente en la autoimagen. Desafortunadamente, esta imagen es mucho más limitada que la ideal.

Deberíamos aceptar también que la relación entre todas las partes de nuestro cuerpo cambia de acuerdo con las diferentes actividades que realizamos y las diversas posturas que asumimos. Si, por ejemplo, cierras los ojos e intentas colocar los dedos índices a una distancia igual al ancho de tu boca, te asombrará descubrir que has sobrestimado o subestimado la medida en casi un trescientos por ciento.

Cierra los ojos una vez más e intenta indicar con las manos la distancia que hay entre tu pecho y tu espalda. Luego trata de determinar cuánto mide tu pecho en sentido vertical. Una vez más, te sorprenderás al comprobar que tu estimación cambia en cuanto se modifica la posición de tus manos. Estos tres intentos de medir las dimensiones espaciales de diferentes partes de tu cuerpo pueden resultar en tres mediciones disparatadas y muy desproporcionadas.

Puedes probar también el siguiente experimento: cierra los ojos y coloca las manos frente a la cara; el dedo índice de la mano derecha apunta en dirección al ojo izquierdo y el índice de la mano izquierda señala al ojo derecho. Ahora imagina que estas líneas son rígidos rayos de luz que se entrecruzan a mitad de camino. Determina el punto donde se cruzan ambos rayos en el espacio y luego intenta «agarrarlo» usando los dedos pulgar e índice de la mano derecha. Abre los ojos para comprobar lo lejos que estás de ese punto imaginario en el espacio.

A continuación, repite el mismo ejercicio con el pulgar y el índice de la mano izquierda. Esta es una buena forma de descubrir que los errores de coordinación visual y manual tienen un origen cinestésico.

Si aplicamos estos procedimientos con el fin de hacer un examen detallado de las personas y encontramos diferencias considerables entre su autoimagen y su forma objetiva de realizar los ejercicios, podremos asegurar que tienen dificultades importantes para controlar esas partes de su cuerpo. Por ejemplo, los individuos que mantienen habitualmente el pecho en tensión (como si acabaran de exhalar aire) descubren que su autoimagen del pecho es dos o tres veces mayor de lo que es en realidad. Por el contrario, las personas que por regla general tienen el pecho exageradamente expandido (como si estuvieran inspirando) subestiman la distancia que hay entre su pecho y su espalda. Una observación detallada de todas las partes del cuerpo puede dar muchas sorpresas, en especial cuando se trata de la pelvis y de la región anogenital.

En cuanto comprobamos que nuestro nivel de autocontrol se refleja directamente en nuestra autoimagen, somos capaces de comprender por qué nos resulta tan difícil mejorar nuestro rendimiento físico cuando nos concentramos exclusivamente en el aprendizaje de acciones concretas. En su lugar, sería mejor aceptar que el hecho de mejorar nuestra autoimagen para que se acerque más a la realidad nos posibilita perfeccionar nuestras acciones corporales. Y los resultados de este progreso serían más rápidos y más profundos que los de cualquier otro sistema de ejercicios aplicado exclusivamente a una serie de acciones específicas.

LA ACCIÓN MUSCULAR

La musculatura (lisa y estriada) nos ofrece información exhaustiva y precisa sobre todo lo que sucede en el sistema nervioso. Sin actividad muscular, los procesos neurológicos se manifestarían como meras reacciones químicas lentas y diversos tipos de impulsos eléctricos sin contener ninguna información humana significativa.

Si nuestra información se limitara a estas reacciones e impulsos, nunca llegaríamos a saber si el sistema nervioso reacciona frente a la belleza, si percibe el color verde o rojo, lo bueno o lo malo, lo agradable o lo desagradable. Lo único que nos puede ofrecer este tipo de información es la actividad muscular. La musculatura lisa expresa los impulsos de nuestra vida interna, y la estriada conecta el sistema nervioso con el proceso en su conjunto. Por lo que sabemos hasta el momento, los músculos son el único medio para dar una expresión humana coherente a los procesos químicos y eléctricos del sistema nervioso.

Por consiguiente, es de vital importancia estudiar en profundidad el sistema muscular y sus relaciones con las funciones neurológicas. En principio, debemos tener claro que un proceso neurológico se puede percibir como una sensación, un sentimiento, un estado de ánimo o una acción solo cuando llega a la musculatura periférica. Y cuando hablamos de «periferia», incluimos las membranas mucosas de la boca y el ano, y también la musculatura de las paredes de los capilares y de todo el sistema circulatorio.

El cerebro, por sí mismo, parece ser insensible a la mayor parte de las excitaciones que pueden causar reacciones intensas en la periferia. De hecho, un daño cerebral se puede percibir únicamente cuando causa un efecto en la periferia; solo entonces nos hacemos conscientes de él.

Las radiografías o las ondas de alta frecuencia pueden quemar o destruir los huesos y los tejidos internos sin que tengamos conciencia de ello. Solo podemos advertirlo cuando afecta a la periferia. Los cálculos biliares o renales se forman de modo imperceptible hasta que comienzan a dilatar el esfínter biliar o renal, produciendo molestias o dolores. No nos percatamos de que tenemos una caries dental hasta que el proceso destructivo comienza a afectar a los capilares y las encías.

Desde los inicios de la vida en la Tierra hasta el presente, los sistemas nervioso y muscular han tenido que evolucionar con el fin de adaptarse al campo de gravedad terrestre. Además de controlar la temperatura y la homeostasis química corporal, los dos sistemas se ocupan principalmente de actividades relacionadas con la supervivencia y que implican la locomoción en el campo gravitatorio.

Incluso nuestra forma de clasificar el reino animal se basa en los modos de locomoción: los peces nadan, los pájaros vuelan, otros animales reptan, trepan o se arrastran, se desplazan sobre cuatro o dos patas, y así sucesivamente.

Debemos tener en cuenta una característica esencial que es común a toda actividad muscular: si realizamos consecutivamente un movimiento fácil con un dedo, con la mano, con el antebrazo y, finalmente, con todo el brazo, con el objetivo de valorar el esfuerzo relativo empleado en cada uno de estos movimientos, percibiremos que cada uno de ellos se ejecuta con la misma facilidad. A pesar de ello, podemos calcular el esfuerzo necesario para cada movimiento en términos de kilogramo por unidad de superficie (g/cm) mediante un cálculo simple del trabajo realizado contra la fuerza de gravedad. Por ejemplo, si queremos calcular los g/cm necesarios para mover el dedo, observaremos que necesitamos más esfuerzo para mover la mano que el dedo, una cantidad mayor para mover el antebrazo y, por último, una muy superior para mover todo el brazo. Esto significa que la percepción del esfuerzo muscular no se obtiene midiendo el esfuerzo realizado sino que se debe a algo diferente: la forma en que se organiza el movimiento, es decir, su calidad.

La cantidad de trabajo realizado puede variar desde un g/cm hasta un millón mientras que la percepción del esfuerzo sigue siendo exactamente la misma. La sensación de un mayor esfuerzo se produce solo cuando existe algún tipo de resistencia o perturbación que nos obliga a esforzarnos más para superar el obstáculo y realizar la acción. Y, obviamente, dicha sensación de esfuerzo añadido no se debe a que el trabajo realizado sea más intenso. Por lo tanto, podemos concluir que esas sensaciones y percepciones en general nos ofrecen información sobre la organización interna y la calidad de movimiento, pero no acerca de las diferencias medibles o verificables como realidades objetivas.

Dado que las sensaciones y percepciones no nos informan de lo que está sucediendo realmente, debemos recurrir al juicio, al razonamiento y al conocimiento, si queremos asegurarnos de que lo que sentimos y percibimos es lo que queremos que ocurra. De no hacerlo, se podrían producir errores fatales.

Nuestras acciones están organizadas de acuerdo con una autoimagen que se ha desarrollado de forma accidental, por así decirlo, y que está formada por sensaciones y percepciones. Así pues, es elemental destacar que las acciones basadas en áreas de nuestra autoimagen que no están claramente definidas pueden ser erróneas. Por ejemplo, hacer exactamente lo opuesto de lo que uno cree que está haciendo, o hacer algo que no tiene ninguna relación clara con lo que uno cree estar haciendo. Y estas acciones se pueden producir sin que tengamos ninguna conciencia de ellas.

Mientras llevabas a cabo el ejercicio de girar el talón y los dedos del pie, acaso advertiste que en algunos momentos realizabas los movimientos de una forma muy diferente a lo que en realidad percibías. Tan pronto como uno comienza a advertir el error, se produce una súbita interrupción en el flujo de las imágenes espaciales. No es frecuente que alguien pierda de vista lo que está haciendo con el talón o con los dedos del pie hasta el punto de no poder situarlos en el espacio o de ignorar lo que está haciendo con cualquiera de ellos. Esto se debe a que rara vez nos dedicamos conscientemente a comprobar si existe una correspondencia directa entre nuestras acciones y nuestras intenciones.

Normalmente, nos limitamos a movernos de acuerdo con la autoimagen que se desarrolló desde el momento del nacimiento hasta aproximadamente los catorce años de edad. Esta imagen difusa funciona más o menos satisfactoriamente puesto que rara vez necesitamos una imagen más completa.

Y aunque más adelante somos capaces de realizar acciones mucho más complejas, por lo general seguimos utilizando los patrones de imágenes establecidas durante nuestra infancia y nuestra adolescencia. En las etapas tempranas de nuestra vida esta imagen se desarrolla de un modo mucho más continuo, porque el proceso no suele dividirse en periodos ocasionales de aprendizaje como sucede en la vida adulta. Merece la pena destacar que esta discontinuidad característica del aprendizaje subjetivo de los adultos es un obstáculo para alcanzar niveles superiores de creatividad. La pregunta es la siguiente: ¿existen acciones tan ajenas a la autoimagen que cuando intentamos realizarlas el resultado es exactamente opuesto a lo que pretendíamos hacer?

A continuación describiré un movimiento que demostrará lo que quiero decir: coloca la palma de la mano derecha sobre el ombligo, con los dedos apuntando hacia la izquierda. Sin mover la mano, intenta girar el codo de manera que quede directamente frente a ti, formando un ángulo recto entre el antebrazo y el dorso de la mano. Posiblemente descubrirás que eres incapaz de realizar este simple movimiento. En este caso, coloca la mano sobre una mesa y observa si puedes formar ese ángulo recto más fácilmente. Trata de realizar el movimiento anterior de un modo diferente: intenta mantener ese ángulo recto entre el dorso de la mano y el antebrazo y vuelve a colocar la palma de la mano sobre el ombligo. Ahora sí eres capaz de hacerlo. ¿Cómo es posible que tu mano sea capaz de llevar a cabo algo que no conseguía hace apenas unos minutos? ¿Por qué hacía exactamente lo contrario de lo que tú pretendías? Teniendo en cuenta que la mano es la parte más diestra de nuestro cuerpo, y la que utilizamos con mayor frecuencia, ¿cómo es posible que no nos obedezca? Y ¿cómo puede desobedecernos hasta el punto de que los músculos flexores se activan cuando lo que en realidad deseamos es contraer los músculos extensores?

Solo se necesita un momento para aprender a ejecutar este movimiento de un modo idóneo y tal como pretendíamos realizarlo voluntariamente. Pero como ya he señalado, no se trata de sustituir una acción por otra, pues nuestro interés principal reside en un tema más dinámico relacionado con nuestra capacidad de organizarnos.

El hecho de completar y esclarecer la autoimagen prestando atención a la orientación espacial y temporal del propio cuerpo puede potenciar el autoconocimiento. El interés por este proceso no es tan inusual como se podría suponer. Los artistas y creadores, sean pintores, músicos, poetas, científicos o filósofos, intentan ampliar y aclarar su autoimagen en el campo particular de su especialidad. Por ejemplo, un pintor que está trabajando en un lienzo tiene en cuenta la posición y el peso de su mano y las sensaciones que le suscita la imagen representada con el fin de dirigir el pincel con la precisión que él considera necesaria. Con toda seguridad, retocará su trabajo una y otra vez hasta que se sienta satisfecho con la imagen que tiene ante sí.

El poeta no solo valora el significado de las palabras que utiliza sino también su tamaño, su musicalidad y su relación con las demás palabras, hasta que consigue articularlas de modo que expresen fielmente sus ideas y sensaciones. Él hace con las palabras exactamente lo mismo que hacíamos nosotros con el talón. Además, amplía y dilucida todo lo que hace, contribuyendo así a desarrollar una autoimagen más precisa y más consciente en este campo en particular.

En los ejemplos precedentes del pintor, del poeta y de los movimientos del pie, una simple repetición mecánica solo daría lugar a un cambio estático pero no fomentaría un proceso evolutivo. Esto pone de manifiesto la siguiente pregunta: ¿cuál es la cualidad esencial de una práctica humana destinada a ampliar y esclarecer la propia autoimagen? Como es evidente, en el proceso de toma de conciencia debe producirse una evolución que de una forma u otra dé lugar a acciones nuevas o perfeccionadas, tal como el ejercicio con el talón fomenta una mejor utilización de toda la pierna y de las partes que la componen. Dicha evolución no será posible si no observamos conscientemente lo que sentimos mientras realizamos una acción determinada y si no nos concentramos directamente en el movimiento completo de su ejecución; la mera repetición mecánica jamás será suficiente.

Por consiguiente, el cartero que hace el mismo recorrido día tras día nunca conseguirá convertirse en un velocista de larga distancia a menos que preste atención a los movimientos que realiza y tome conciencia de la orientación espacial y temporal de su autoimagen. Del mismo modo, un atleta que se contenta con la repetición mecánica de los movimientos jamás conseguirá el más mínimo progreso.

Para que exista un desarrollo progresivo de la propia autoimagen, es necesario concentrarse en completar la imagen en todas sus dimensiones y no simplemente en las que nos resultan más familiares. Ignoramos que al mejorar las funciones digestivas se puede mejorar también la respiración y desconocemos las repercusiones que estas dos dimensiones pueden tener para nuestra visión o nuestra memoria. Un matemático que además es músico no se parece a otros músicos, y un poeta músico tampoco es igual a otros poetas; las dimensiones añadidas cambian el conjunto. Cuando la autoimagen es más o menos completa surgen individuos como Leonardo da Vinci o William Shakespeare.

Teniendo en cuenta lo mencionado, veamos ahora si podemos comprender mejor la actividad muscular. Lo primero que hay que destacar es que un mismo músculo puede responder a estímulos muy diferentes. Por ejemplo, el músculo del párpado puede realizar un movimiento clónico durante ciertos estados de fatiga, producir una contracción refleja cuando un insecto se introduce en el ojo o contraerse cuando el sujeto tiene la intención voluntaria de cerrarlo. En cada caso, la calidad de la contracción muscular es distinta.

Todos los movimientos voluntarios tienen algo en común: son reversibles. Esto significa que en cualquier punto de su trayectoria se pueden detener e invertir, o se puede hacer algo completamente diferente. Este tipo de reversibilidad es imposible en las áreas de la autoimagen donde todavía no se ha completado el aprendizaje. Por ejemplo, si intentamos girar la cabeza hacia la derecha al mismo tiempo que dirigimos la mirada hacia la izquierda, percibiremos de inmediato qué significa que un movimiento no sea reversible.

Si repetimos veinte veces estos dos movimientos mientras prestamos atención al ritmo respiratorio y seguimos ejecutando la acción hasta que resulte tan simple y fácil como mover los ojos en la misma dirección que la cabeza, apreciaremos un cambio de tono muscular en la parte posterior del cuello, en el lado hacia donde gira la cabeza. Si giramos la cabeza hacia la izquierda y luego hacia la derecha, advertiremos que el lado derecho parece más libre y que su grado de rotación es claramente mayor hacia la derecha que hacia la izquierda. Más aún, la rotación hacia la derecha es más fácil y fluida. El lado derecho tiene ahora capacidad de reversibilidad y también un ángulo de giro más amplio.

El dominio de la reversibilidad nos ofrece una ventaja evidente: el movimiento se torna más fluido y además tiene mayor capacidad de adaptación. En nuestra vida cotidiana tendemos a girar la cabeza y los ojos al mismo tiempo y esto se convierte en un hábito. El movimiento inverso (desplazar la mirada en la dirección opuesta al giro de la cabeza) es tan raro que algunas personas jamás lo han realizado.

Los movimientos del torso y de los brazos suelen realizarse en paralelo, tal como sucede con la cabeza y los ojos. La fuerza de este hábito nos impide invertir la dirección del movimiento (reversibilidad) cuando intentamos mover los brazos en dirección opuesta a la de la cabeza y los ojos. Como ejemplo, prueba el siguiente ejercicio: coloca la palma de la mano derecha detrás de la cabeza y la palma de la mano izquierda sobre la frente, e intenta girar la cabeza hacia la derecha y hacia la izquierda. Muchas personas giran la cabeza, los ojos, los brazos y el torso como si fueran un bloque, en vez de girar únicamente la cabeza. Su autoimagen habitual se ha hecho cargo del movimiento y ellas no son demasiado conscientes de lo que están haciendo, ni siquiera cuando se lo explicas.

Estos patrones de movimiento habituales consiguen afianzarse a pesar de nuestros esfuerzos por evitarlos, y por este motivo se pueden considerar movimientos compulsivos. El esquema habitual impide la ejecución del patrón de movimiento deseado pero nosotros no tenemos la menor conciencia de lo que está sucediendo.

Cuando la falta de reversibilidad es tan marcada, el individuo deberá volver a entrenarse esmeradamente para llegar a ser consciente de la diferencia que existe entre lo que pretende hacer y lo que realmente hace. En el momento en que logra adquirir la capacidad de reversibilidad, tiene la misma sensación que experimenta alguien que ha conseguido resolver un problema complejo. Es la sensación de haber alcanzado mayor libertad en el control de sí mismo.

Algunas disciplinas esotéricas utilizan la siguiente técnica para entrenar la capacidad de reversibilidad: cuando el profesor lo indica, el alumno tiene que congelar el movimiento en cualquier posición en la que se encuentre, con independencia de lo extraña o incómoda que pueda resultarle. Al permanecer deliberadamente inmóvil hasta recibir la orden de relajarse, el alumno toma conciencia de todos los patrones habituales e ineficaces que intervienen en la organización de las diferentes partes de su cuerpo. Cuando se reanuda el movimiento, es más consciente de dichos hábitos. Este es el primer paso para aprender la reversibilidad. Se trata de una técnica que Gurdjieff[2] empleó de forma intensiva y a la que denominó «Stop».

Mediante un uso prudente de este tipo de métodos es posible superar las limitaciones corporales causadas por un retraso o una interrupción en el desarrollo de la propia imagen. El perfeccionamiento de la autoimagen trae aparejada mayor cantidad y variedad de patrones motrices. Por consiguiente, mejorar nuestra capacidad de reversibilidad conlleva un perfeccionamiento general de nuestra orientación consciente en el espacio y en el tiempo.

Esta orientación está tan estrechamente vinculada a las funciones de la conciencia que parece impregnar todas las actividades conscientes. De hecho, no tenemos control sobre nosotros mismos a menos que, por ejemplo, nuestros ojos y nuestra cabeza conserven su orientación usual en el espacio y en la dimensión vertical establecida por el campo gravitacional.

Si alguna vez te has despertado en una cama y una habitación ajenas, habrás experimentado una sensación de desorientación, una pérdida de control de ti mismo y de la situación. Aunque también puedes experimentar una interrupción en el flujo de la conciencia mientras estás despierto si, por ejemplo, recibes una sorpresa repentina o se produce un cambio súbito en tu orientación espacial. Pongamos por caso que estás subiendo una escalera con la idea de que al final hay un escalón más de los que en realidad tiene: el desconcierto que sientes al llegar a la parte superior causa un impacto mecánico sobre tu cuerpo y, simultáneamente, una perturbación en el flujo normal de la conciencia. Cuando bajas una escalera que tiene un escalón menos de lo que esperabas, se produce una situación similar.

El retorno a la conciencia normal después de una interrupción semejante se acompaña de la pregunta: «¿Dónde estoy?». La interrupción del flujo normal de las imágenes asociadas con la orientación espacial en general se experimenta subjetivamente como una laguna en la conciencia.

Esta relación entre la conciencia y la orientación espacial tiene consecuencias importantes. Con el paso del tiempo, la aplicación metódica y escrupulosa del concepto de reversibilidad en la autoimagen genera los siguientes resultados:

1. Nos hace tomar conciencia de la forma del esqueleto y de sus relaciones.
2. Reduce y equipara los tonos musculares dominantes.
3. Disminuye el esfuerzo en todas las acciones que realizamos.
4. Simplifica nuestra forma de movernos en todo tipo de acción.
5. Potencia nuestra sensibilidad para que detectemos las más pequeñas desviaciones de la norma.
6. Mejora nuestra capacidad de orientarnos en el espacio.
7. Promueve que nuestra inteligencia funcione de un modo más versátil.
8. Reduce el cansancio, aumentando nuestra capacidad de trabajo y resistencia.
9. Mejora la postura y la respiración y, en consecuencia, rejuvenece el cuerpo.
10. Mejora la salud y la capacidad de acción.
11. Optimiza la coordinación en todo lo que hacemos.
12. Facilita el aprendizaje, sea físico o mental.
13. Favorece una toma de conciencia más profunda.

Cuando el tono muscular disminuye y al mismo tiempo hay una mayor conciencia del esqueleto, la estructura esquelética es capaz de desempeñar satisfactoriamente su función de anular el componente vertical de la gravedad. De este modo, la musculatura queda liberada de su función de soportar peso para que las acciones intencionadas se realicen con el mínimo esfuerzo posible. Lo ideal sería ejecutarlas prácticamente sin esfuerzo.

Esto significa, por ejemplo, que cuando estamos de pie con las piernas demasiado separadas, los movimientos de izquierda a derecha requieren mayor esfuerzo que cuando las piernas están juntas. Del mismo modo, si permanecemos de pie con las piernas abiertas, solo podremos realizar movimientos hacia delante y hacia atrás si alineamos primero el esqueleto con las fuerzas verticales de la gravedad. Una vez anulada la compresión vertical ejercida por la acción de la gravedad, podremos movernos en ambas direcciones con el mínimo esfuerzo. En teoría, el único esfuerzo necesario para el movimiento estaría destinado a superar los factores de resistencia de la presión del aire y la fricción.

Una mejoría general de la forma de utilizar nuestro esqueleto nos permite realizar la gama completa de movimientos de las articulaciones y los discos intervertebrales. Con frecuencia adjudicamos nuestras limitaciones corporales al hecho de no ser flexibles cuando, en realidad, se deben a la contracción y al acortamiento habituales de nuestros músculos, de los que no somos conscientes. Nuestra postura corporal se distorsiona de un modo completamente involuntario y nuestras articulaciones sufren todo tipo de presiones inadecuadas.

A su vez, la degeneración de las superficies articulares limita todavía más la actividad muscular con el fin de evitar el dolor y las molestias que ocasiona el movimiento. En consecuencia, se crea un círculo vicioso que deforma gradualmente el esqueleto, la columna y los discos intervertebrales, y el resultado es un cuerpo envejecido y con una gama de movimientos prematuramente restringida. En realidad, la edad tiene poco que ver con esta lamentable situación y, en contra de lo que se suele afirmar, es posible restablecer la capacidad del cuerpo para ejecutar todos los movimientos que permite realizar la estructura esquelética.

Hasta los sesenta años de edad cualquier persona que goce de buena salud puede tener una capacidad de movimiento óptima con poco más de una hora de reeducación por cada año de vida. También pueden conseguirlo las mayores de sesenta años, dependiendo de su inteligencia y de sus ganas de vivir.

LA UNIDAD ESENCIAL DE MENTE Y CUERPO

Todos los temas que estamos abordando se basan en una idea central: los componentes mentales y físicos de toda acción son dos aspectos diferentes de la misma función. Dichos componentes no son dos series distintas de fenómenos vinculados de algún modo entre sí, sino dos aspectos de lo mismo, como las dos caras de una moneda. Es probable que la naturaleza lineal y secuencial del lenguaje refuerce el carácter consecutivo de nuestro pensamiento y facilite la expresión simultánea de estos dos aspectos.

A menos que se creara un vocabulario especial o un sistema de notación como el que se usa en matemáticas, no tenemos otra opción que mantener estos dos aspectos separados aun cuando preferiríamos no hacerlo. Incluso los temas más abstractos, como los números, necesitan un apoyo fisiológico. La velocidad de nuestro pensamiento está estrechamente vinculada a la velocidad de las funciones de la corteza motora. El tiempo que se requiere para contar mentalmente de veinte a treinta es mayor que el que precisamos para contar de uno a diez. Esto se debe a que incluso un pensamiento no verbal, como el del ejemplo precedente, queda circunscrito a la tarea de pronunciar los números. Necesitamos más tiempo para contar de veinte a treinta que para contar de uno a diez. De forma análoga, el mero hecho de pensar en las palabras «a la derecha» o «a la izquierda» activa de inmediato los músculos del ojo.

A través del entrenamiento el sistema nervioso humano puede aprender a eliminar esas actividades musculares de la laringe y el ojo, agilizando así el proceso mental. Aun así, nuestro pensamiento sigue estando limitado a la velocidad de funcionamiento de la corteza motora. El mero acto de leer esta página depende de la velocidad de la percepción visual, pero podemos acelerar nuestros procesos mentales disociándolos de los procesos musculares que normalmente acompañan a la lectura.

El factor que se ha de destacar en todo esto es que el pensamiento requiere una función física que sirva de soporte al proceso mental. Por más que lo analicemos detenidamente, es difícil encontrar una actividad mental que se pueda realizar sin el apoyo de una función física. La concepción actual de la estructura de la materia indica que se trata solamente de una manifestación de la energía —una forma más atenuada, como el mismo pensamiento.

La familiaridad que tenemos con determinados fenómenos representa un obstáculo para apreciarlos con claridad.

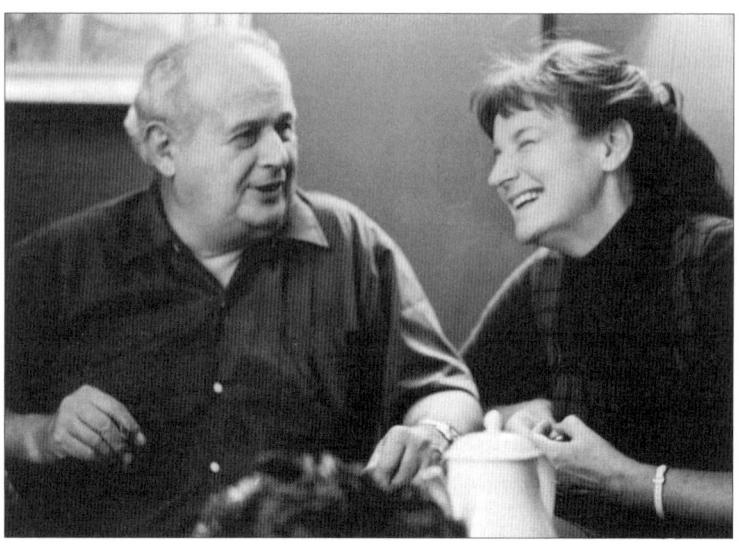

Feldenkrais con Luzzi Wolgensinger en Zúrich, a finales de los años setenta.

Para nosotros, la velocidad es algo muy real, tangible y mensurable. Sin embargo, no podemos tocarla ni medirla. Es una abstracción. Para medir la velocidad tenemos que tomar nota de los cambios que se producen en determinados puntos del espacio físico. Pero podemos ir todavía un poco más lejos y medir una abstracción de la idea de velocidad (que ya es abstracta), es decir, podemos medir la aceleración y la deceleración a condición de que tomemos nota de los cambios que se producen en puntos físicos del espacio. Podemos llegar incluso a un tercer nivel de abstracción y elaborar una curva estadística de las variaciones de la aceleración. Pero ¿en qué difiere todo esto de lo que sucede en nuestro interior mientras pensamos?

Siguiendo con esta analogía de los tres niveles de abstracción, observemos su paralelismo con el proceso mental.

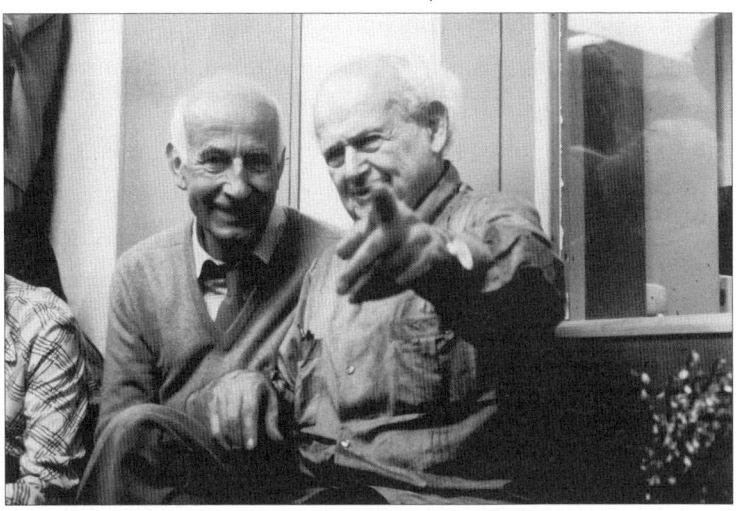

Feldenkrais con el fotógrafo Michael Wolgensinger, 1981.

Por ejemplo, puedo leer una página distraídamente y luego preguntarme si me he enterado de lo que he leído. Entonces vuelvo a leer la página prestando atención para comprobar si entiendo lo que leo. Luego decido leer la página por tercera vez y en esta ocasión me pregunto por qué no comprendí el texto la primera vez que lo leí.

En un ensayo breve como este, resulta imposible tratar este tema con rigor. Aun así, podemos ver que estas dos analogías son similares y, por tanto, que un cambio de velocidad solo es factible cuando se produce una transformación en el proceso físico que le sirve de apoyo. El proceso mental produce una alteración en su soporte físico y, a la inversa, toda modificación en el soporte físico del pensamiento se manifiesta como un cambio mental. En ambos casos, es inútil buscar el origen del cambio; es imposible modificar la velocidad o el pensamiento sin que se altere su soporte físico.

El estado de plena conciencia se compone de cuatro elementos: movimientos, sensaciones, sentimientos y pensamientos. Cuando ninguno de ellos está presente, pronto nos quedamos dormidos. Todo el mundo sabe que los movimientos y las sensaciones son funciones del sistema nervioso central, pero más allá de eso, planteo que el proceso mental es el mismo tipo de función y, además, intentaré demostrar que los sentimientos también son funciones del sistema nervioso central.

La reacción de miedo trae aparejada una contracción violenta de los músculos flexores (especialmente de los abdominales) y la retención de la respiración. Este estado se acompaña de una serie de perturbaciones vasomotoras: el pulso se acelera, la transpiración aumenta y, en casos extremos, se producen temblores e incluso defecación. Muchos soldados han experimentado estos síntomas en el momento de abandonar las trincheras para la primera carga de bayonetas. La intensa contracción de los músculos flexores es simultánea a la inhibición de sus antagonistas, los músculos extensores, que producen inestabilidad en las rodillas y dificultan mantenerse de pie.

Un bebé recién nacido tiene muy poca sensibilidad frente a los estímulos externos: solo reacciona ligeramente a la luz, al sonido, a los olores o cuando lo pellizcamos suavemente. No obstante, si siente que está a punto de caer, sus músculos flexores se contraen violentamente, la respiración se interrumpe, el pulso se acelera, se producen perturbaciones vasomotoras y el bebé rompe a llorar. Existe una sorprendente semejanza entre la reacción de un bebé recién nacido ante la amenaza de una caída y la reacción de un adulto que tiene miedo de caerse.

La reacción frente a una caída ya está presente en el momento del nacimiento; es innata, lo que significa que no depende de la experiencia aprendida. Si observamos a una persona que siente miedo o está angustiada, comprobaremos que tiene la cabeza inclinada hacia abajo, el pecho hundido y las rodillas flexionadas, tiembla ligeramente y carece de tono extensor. Todas estas manifestaciones corporales forman parte de la contracción general de los músculos flexores.

Cuando el oído del bebé se agudiza pocas semanas después de nacer, un sonido fuerte y repentino provoca el mismo tipo de reacción violenta. En todas las secciones del sistema nervioso donde todavía no se ha completado la mielinización, la excitación se difunde hacia los nervios y las ramas de los nervios adyacentes. Los ocho nervios craneales tienen dos ramas. Una es la rama coclear, y la otra la vestibular; esta última inerva los canales semicirculares. Cuando el neonato experimenta una pérdida súbita de estabilidad, la reacción de los canales semicirculares frente a la caída provoca una excitación intensa de la rama vestibular. Cuando la cóclea* reacciona ante un sonido intenso, la excitación de la rama coclear se difunde a la vestibular, creando la misma reacción que tiene lugar durante una caída.

El patrón de reacción que observamos en los adultos atenazados por el miedo, o sumidos en un estado de ansiedad, se produce por la estimulación de la rama vestibular del octavo nervio craneal. Los trastornos típicos de la ansiedad (vértigo, vómitos y otros síntomas) son los mismos que se suelen observar cuando las funciones vestibulares están perturbadas.

---

* N. de la T.: la cóclea es una estructura en forma de tubo enrollado en espiral, situada en el oído interno.

Por consiguiente, hemos establecido cuál es el patrón subyacente en el desarrollo de los trastornos de ansiedad, en los estados persistentes de miedo e indecisión y en la falta de autoconfianza crónica. Además, hemos destacado la interdependencia de los sentimientos, por un lado, y de las funciones del sistema nervioso central, por otro, demostrando de qué forma afectan a la postura corporal y crean patrones típicos de tono muscular. Y lo hemos hecho examinando detenidamente algunos ejemplos relacionados con estos fenómenos.

En resumen, me gustaría reiterar que el control de la musculatura es esencial para el control del ser. Un examen exhaustivo de la postura habitual, y de los patrones de contracción muscular que la originan, permite inferir cuáles son las áreas de la corteza motora que están sometidas a una excitación anormal continua y cuáles son las que están constantemente inhibidas.

Debemos tener en cuenta que la vida es un flujo de estados sucesivos del sistema nervioso central que circula a gran velocidad y que cada estado, independientemente de su grado de complejidad, representa una *gestalt* indivisible. Es imposible pensar «sí» y «no» en el mismo instante. Más allá de lo complejos que puedan ser una idea, un acto o una experiencia, cada uno de ellos representa una acción global de todo nuestro ser.

El estado general de nuestras excitaciones e inhibiciones constantes puede provocar que cada acción y cada pensamiento activen siempre las mismas áreas. Esta es una buena descripción de un estado obsesivo. Esta condición del sistema nervioso se puede tratar con fármacos que actúen directamente sobre esas áreas de excitación e inhibición. Cuando se producen resultados similares en el transcurso de una psicoterapia, suelen estar acompañados por cambios en la postura y en el tono muscular general del paciente.

Repito una vez más que el estado de la corteza cerebral queda reflejado en la periferia del cuerpo a través de la postura y del tono muscular. Un cambio en el sistema nervioso central siempre modifica las configuraciones corporales. Como ya he mencionado, cada uno de ellos es una cara de la misma moneda.

Es evidente que no se puede subestimar una técnica destinada a reducir el tono muscular y perfeccionar metódicamente la autoimagen; su importancia es inestimable. Una técnica semejante deja claro que si el autocontrol es defectuoso, existe algo más que también lo es: el propio desarrollo ha sufrido una interrupción o un estancamiento. Por consiguiente, el hecho de corregir estos defectos no se debería experimentar como un «tratamiento para curar una enfermedad» sino como una forma de reavivar el desarrollo personal.

Esta técnica se desarrolló a lo largo de dos décadas y fue concebida para dos contextos muy diferentes: un trabajo de manipulación corporal que se lleva a cabo de forma individual y un trabajo grupal en el que intervienen alrededor de cincuenta personas, o incluso más.

No debería concluir estas observaciones sin hacer un último comentario: considerando los niveles de organización del sistema nervioso central (el sistema rínico, que atiende los requerimientos internos individuales del organismo; el sistema límbico, que controla la expresión exterior de las necesidades internas, y el sistema supralímbico, aún en evolución, que permite a los seres humanos hablar y actuar pero también reconocer lo que están diciendo y haciendo), resulta obvio que el hecho de tomar conciencia de la orientación espacial de nuestro cuerpo equivale a conocernos más profunda y claramente. De este modo, volvemos a hacernos cargo de nuestra evolución personal y comenzamos a movernos en la dirección previamente señalada por el proceso evolutivo en su conjunto.

2
Cuerpo y mente

En 1959 Gerda Alexander, fundadora del sistema conocido como «eutonía», organizó un congreso internacional histórico en Copenhague, ciudad donde se encontraba su escuela, al que asistieron personalidades dedicadas a diversas corrientes de la educación somática. Gerda Alexander y Moshe Feldenkrais eran amigos y se apoyaban mutuamente tanto en su trabajo como en sus ideas. El Primer Congreso Internacional de Relajación y Reeducación del Movimiento Funcional incluía clases, demostraciones y conferencias. Se convirtió en un evento único al que asistieron educadores de toda Europa que trabajaban en el campo de lo que hoy en día conocemos como educación somática. «Cuerpo y mente» es un artículo que el doctor Feldenkrais desarrolló a partir de una conferencia que dio en este evento.

«Cuerpo y mente» se publicó por primera vez en *Systematics*, una publicación del Instituto para el Estudio Comparativo de la Historia, la Filosofía y las Ciencias, en 1964. El instituto había sido fundado por J. G. Bennett, un maestro espiritual ecléctico y seguidor de las enseñanzas de G. I. Gurdjieff y P. D. Ouspensky.[1] Feldenkrais estaba muy interesado en sus ideas y durante los años que vivió en Londres después de la Segunda Guerra Mundial se relacionó con muchos partidarios de las ideas de Gurdjieff. La publicación se había creado con el propósito de promover el diálogo entre científicos y otros pensadores con intereses afines al enfoque de Bennett. Este acuñó el término «sistémico» para referirse a los componentes autónomos de un sistema que interactúan para formar una unidad.

La unidad cuerpo-mente ha preocupado a los hombres a lo largo de los siglos. «Mente sana, cuerpo sano» y otros dichos similares ponen de manifiesto una concepción que alude a un tipo de unidad. En otras corrientes de pensamiento, una mente sana crea un cuerpo sano.

Yo creo que la unidad cuerpo-mente es una realidad objetiva. No se trata de partes meramente relacionadas de algún modo entre sí, sino de una unidad funcional inseparable. Un cerebro sin cuerpo no sería capaz de pensar; la continuidad de las funciones mentales está garantizada por las funciones motoras correspondientes.

Justificaré esta afirmación con algunos ejemplos:

1. Necesitamos más tiempo para pensar los números del veinte al treinta que para representarnos mentalmente los números del uno al diez, aunque los intervalos numéricos entre uno y diez son iguales a los que hay entre veinte y treinta. La diferencia reside en que el tiempo necesario para pensar los números es proporcional al que se precisa para pronunciarlos en voz alta. De manera que una de las abstracciones más «puras», como es contar, está conectada con la actividad muscular por medio del sistema nervioso. Cuando contamos objetos, por lo general, los componentes motores de la vista y el habla mantienen la velocidad del pensamiento al ritmo de su propia actividad. La mayoría de las personas no pueden pensar

claramente si las funciones motores del cerebro no se activan lo suficiente como para tener conciencia de los modelos de palabras que representan el pensamiento. A través de un entrenamiento metódico es posible inhibir parcialmente el aspecto motor del proceso mental y potenciar así la capacidad de pensar.
2. La visión clara y definida está restringida a una zona muy pequeña cada vez. Los músculos de los ojos necesitan un poco de tiempo para explorar el campo de visión mientras leemos; solo entonces percibimos claramente el contenido de lo que vemos. Una vez más, comprobamos la unidad funcional de la percepción y la función motora.

Estos ejemplos indican que es posible mejorar la velocidad y la claridad del pensamiento si se reduce la amplitud del movimiento corporal y el control muscular se realiza más suavemente.

Jacobson* afirma que cuando se consigue una relajación muscular profunda, resulta difícil (o prácticamente imposible) pensar sin advertir la tensión de algunos músculos. El mero hecho de imaginar un objeto con los ojos cerrados también nos permite sentir la tensión de los músculos oculares.

Por otra parte, es interesante observar que insistimos en conservar los mismos pensamientos y modos de acción a lo largo de toda nuestra vida. Un ejemplo de ello es nuestra forma de usar los mismos patrones fonatorios para producir

---

* En la primera mitad del siglo XX, Edmund Jacobson (1888-1983) desarrolló un método de relajación progresiva. Es el autor de *Relajación progresiva*, publicado por University of Chicago Press en 1938.

siempre la misma voz con el fin de que puedan identificarnos. Esto también se puede aplicar a nuestra caligrafía, a nuestra postura corporal, etc. Mientras no se produzca un cambio notorio de dichos patrones no conseguiremos modificar nuestras bromas, nuestras actitudes ni nuestros estados anímicos.

No tenemos ninguna sensación del funcionamiento interno del sistema nervioso central pero podemos percibir sus manifestaciones a través de los ojos, de los órganos del habla, de la movilidad facial y del resto del cuerpo. ¡Este es el estado de conciencia!

No me cabe duda de que la función motora (y quizás los mismos músculos) forma parte de nuestras funciones superiores. Y esto no solo es aplicable a funciones superiores que no se pueden realizar sin la participación de la actividad muscular (cantar, pintar, amar, etc.), sino también a otras como pensar, recordar y sentir.

A continuación vamos a analizar más detalladamente el sentimiento. Yo puedo experimentar diferentes estados de ánimo como, por ejemplo, estar alegre, enfadado, atemorizado o disgustado. Cuando me siento optimista, mi respiración es regular, estoy siempre dispuesto a sonreír, me siento feliz. Pero mi actitud corporal es muy diferente cuando estoy disgustado: mi rostro se parece al de un hombre que está a punto de vomitar o que acaba de hacerlo, mi mandíbula y mis puños están tensos, contengo la respiración y mi pulso se acelera, mis ojos y mi cabeza se mueven con brusquedad y mi cuello está rígido, estoy enfadado y dispuesto a herir a alguien, pero trato de controlarme. Siento miedo, grito, intento huir o me quedo paralizado.

Por lo general, existe un patrón motor lo suficientemente claro como para poder evaluar con objetividad la intensidad de mis sentimientos. ¿Qué está primero, el patrón motor o el sentimiento? La pregunta ha dado lugar a muchas y famosas teorías. Yo me inclino por la idea de que, básicamente, forman parte de una función única. No podemos ser conscientes de un sentimiento antes de que se manifieste a través del movimiento y, por consiguiente, no existe ningún sentimiento en tanto no exista una expresión corporal.

REEDUCACIÓN

Hay dos vías principales para modificar la conducta de una persona: a través de la psique o a través del cuerpo. No obstante, el cambio real se debe producir de forma que el cuerpo y la psique se modifiquen simultáneamente. Si el enfoque no es integral, el cambio solo se mantendrá mientras el sujeto siga siendo consciente de él, y a condición de que no retorne a sus patrones habituales espontáneos. Sin embargo, mediante la observación de la propia imagen corporal se pueden detectar los hábitos musculares no deseados antes de que vuelvan a activarse e inhibirlos o facilitarlos de un modo voluntario.

La ventaja de aplicar un enfoque corporal para abordar la unidad de la actividad mental y muscular reside en el hecho de que la expresión muscular es más simple porque es concreta y fácil de localizar. También es incomparablemente más sencillo conseguir que una persona tome conciencia de lo que sucede en su cuerpo y, en consecuencia, el enfoque corporal produzca resultados más rápidos y directos. Si trabajamos con partes significativas del cuerpo —como los ojos, el cuello, la respiración o la pelvis–, es fácil provocar cambios anímicos sorprendentes de forma inmediata. He conseguido resultados claros con una técnica grupal que también se puede aprender de forma autodidacta. Puede ser útil recurrir a algunos ejemplos.

El señor B. estuvo ingresado en una institución mental durante tres años. En una primera etapa hizo psicoterapia y más tarde fue sometido a un tratamiento de electroshock. Abandonó la institución cuando los médicos estimaron que ya no cabía esperar ninguna mejoría. Cuando aplicamos nuestro método de reeducación neuromotora con el objetivo de que realizara algunos movimientos respiratorios más o menos normales, él soñó que se encontraba en el cuarto de baño y que las paredes desaparecían súbitamente, dejándolo expuesto a la mirada de los transeúntes. El sueño se repitió durante diez noches consecutivas, al cabo de las cuales su respiración se modificó por completo. Durante esos días se produjo un cambio muy positivo en la conducta del señor B. que auguraba un progreso aún mayor.

El profesor Z., uno de los primeros psiquiatras que se declararon partidarios de mi método, publicó un caso notable de un paciente internado en uno de sus pabellones que no revelaba ninguna mejoría después de cien sesiones de psicoterapia. En la reunión semanal que celebraba el equipo médico, se propuso aplicar el enfoque somático. Los médicos indicaron al paciente que adoptara una postura fetal y observaron que alcanzaba un cierto grado de relajación y que respiraba mejor. Después de cuatro sesiones, obtuvieron suficiente información como para determinar el tratamiento definitivo. Este ejemplo demuestra que a la hora de hacer un diagnóstico el hecho de aceptar la existencia de la unidad funcional cuerpo-mente y aplicar un enfoque corporal ofrece una nueva perspectiva que pone de manifiesto las relaciones existentes entre hechos que, aparentemente, no tienen ninguna conexión entre sí.

La vejez, por ejemplo, comienza cuando el individuo toma la decisión de no desarrollar nuevos patrones corporales. Se empieza por elegir actitudes y posturas que no comprometan la dignidad y rechazar determinadas acciones que pronto serán imposibles de realizar, como por ejemplo sentarse en el suelo o saltar. Recuperar e integrar acciones tan simples como estas tiene un efecto marcadamente rejuvenecedor no solo sobre la mecánica corporal sino también sobre toda la personalidad.

PAUTAS DE NORMALIDAD

Al examinar el cuerpo de varios miles de personas (antes de iniciar la reeducación y a lo largo de todo el proceso), he descubierto que existen algunas pautas para definir la salud y la normalidad. En particular, me he dedicado a observar la distribución del tono muscular en todo el cuerpo. Es difícil hacer justicia a los conceptos de salud y normalidad en pocas palabras; de cualquier modo, se pueden establecer principios generales.

Por ejemplo, la cabeza no debe mostrar una tendencia a moverse en direcciones específicas. Una cabeza «normal» debería poder moverse fácilmente en todas las direcciones anatómicamente posibles. Por lo general, el límite para los movimientos corporales debería marcarlo la estructura esquelética y no la rigidez muscular. De hecho, los adultos utilizan tan solo una parte de las posibilidades teóricas de la estructura humana.

Además, los movimientos sanos y coordinados de todo el cuerpo obedecen al principio mecánico de menor acción; esto significa que los músculos han sido diseñados para trabajar de forma paulatina y con el menor gasto posible de energía metabólica. En vista de que estos principios gobiernan las funciones de todo el cuerpo humano, uno puede inclinarse por una conducta normal o anormal.

Para que estas pautas de normalidad tengan una aplicación universal, debemos considerar a los seres humanos en su totalidad. Una persona está constituida por tres estructuras: el sistema nervioso, que es el núcleo; el cuerpo, formado por el esqueleto, las vísceras y los músculos, que es el envoltorio del núcleo, y el medio ambiente, integrado por el espacio, la gravedad y la sociedad. Estos tres aspectos, cada uno de ellos con su soporte material y su actividad, ofrecen una representación funcional de una persona.

Existe una correspondencia funcional entre el núcleo (el sistema nervioso) y el mundo físico exterior, o incluso el entorno social. Esta relación puede ser mucho más estrecha y vital que la que existe entre algunas partes adyacentes del mismo sistema nervioso. Pensemos, por ejemplo, en personas que afrontan la muerte deliberadamente con el propósito de preservar un orden social establecido. En este caso, los vínculos del sistema nervioso con el orden social pueden ser más fuertes que los que mantiene con el mismo cuerpo, y algunos individuos sacrifican las dos primeras partes de sí mismos con el propósito de preservar la tercera. No se pueden perder de vista en ningún momento estos tres componentes de la existencia cuando se pretende modificar la conducta de una persona; ello significaría ignorar la realidad.

El sistema nervioso se relaciona con el cuerpo a través de los nervios y de la química hormonal, e interacciona con el mundo exterior mediante las terminaciones nerviosas y los sentidos, que ofrecen información sobre la posición en el espacio, el dolor, el tacto y la temperatura. El sistema nervioso no percibe directamente el mundo exterior, lo que significa que la diferenciación entre el ser y el mundo exterior es una función que se debe desarrollar o aprender. El sistema clasifica lenta y gradualmente las señales que proceden del cuerpo y del mundo exterior, y es capaz de diferenciarlas.

El desarrollo de este proceso da lugar a una diferenciación cada vez más clara de las señales procedentes del cuerpo (el ser) y del mundo exterior. Las primeras corresponden al «yo» y las últimas, al «no yo». Este es el inicio de la conciencia; comenzamos a conocernos a nosotros mismos cuando aprendemos a reconocer cómo se orienta nuestro cuerpo en el espacio. Por consiguiente, las realidades subjetiva y objetiva dependen orgánicamente de los elementos motores (los nervios, los músculos y el esqueleto), que se orientan y reaccionan de acuerdo con el campo gravitacional.

La gravedad es un aspecto fundamental de la realidad y desempeña una función importante en la instauración de nuestra normalidad. Estamos muy acostumbrados al campo gravitacional; no obstante, es necesario aprender algo sobre su existencia. Lo mismo puede decirse de la conciencia, cuya continuidad depende de que no se interrumpa la secuencia de las pautas de orientación corporal. La relación orgánica que la orientación corporal tiene con la conciencia solo se puede conocer cuando se interrumpe la conexión existente entre ellas. Cuando recuperamos la conciencia después de un desvanecimiento o de una anestesia, nuestro primer pensamiento es: «¿Dónde estoy?». Una interrupción en la secuencia de las pautas de orientación (como sucede cuando subimos las escaleras y no encontramos ese escalón adicional que esperábamos) produce una laguna momentánea en la conciencia. El impacto es tan intenso que, por un momento, perdemos la capacidad de orientación.

El término «orientación» se utiliza aquí en su sentido más amplio, que incluye la diferenciación entre «yo» y «no yo» en el campo social, con todas sus ramificaciones. Y, por supuesto, es en el esqueleto donde más notoriamente se pueden observar las actitudes de sumisión, arrogancia, insignificancia o importancia. Un campo inmenso de investigación se abre cuando se estudian los vínculos orgánicos de la orientación social en los músculos, los nervios y el esqueleto. A través del cuerpo de una persona no solamente es posible detectar su desarrollo normal o anormal sino también actitudes que reflejan importantes diferencias raciales y culturales.

La introversión, el desapego y la indolencia de los hindúes se corresponden con la flexibilidad de las articulaciones de sus caderas; el carácter extrovertido, la tendencia a aferrarse a las cosas y la convicción de que «el tiempo es dinero» son actitudes típicas de personas que viven en naciones industrializadas y que se asocian a su incapacidad para sentarse en el suelo con las piernas cruzadas. Como es natural, para flexibilizar y normalizar las propias caderas, es necesario invertir tiempo, observarse detenidamente, renunciar a algo y practicar el desapego.

Una acción «normal» humana puede ser inconsciente y automática, o plenamente consciente. Casi todas las actividades que evolucionaron filogenéticamente con la especie humana son comunes a todo el reino animal. Estas actividades se tornan cada vez más complejas en los miembros que ocupan los niveles superiores en el árbol de la evolución.

Sin embargo, una actividad adquirida filogenéticamente siempre se expresa en términos abstractos y, por consiguiente, es inmodificable ya que no existe ninguna forma de influir en una abstracción. Por otra parte, una acción adquirida de forma individual (una acción ontogenética) pertenece a los sentidos. Dicha acción se puede modificar, o aprender, a medida que se empieza a tomar conciencia de las diferencias reales, tales como el alcance del esfuerzo, su coordinación temporal, la sensación corporal, la configuración espacial de los segmentos del cuerpo, la forma de estar de pie, de respirar, de hablar, etc.

Este tipo de aprendizaje consciente se completa cuando el nuevo modo de acción se torna automático, o incluso inconsciente, como sucede con todos los hábitos. La ventaja de un hábito adquirido mediante una toma de conciencia es que cuando demuestra ser inadecuado al confrontarse con la realidad, provoca fácilmente una nueva toma de conciencia y nos ayuda a realizar un nuevo cambio que sea más eficaz.

Estoy profundamente convencido de que así como la anatomía nos ha ayudado a conocer más el cuerpo y sus funciones y la neuroanatomía nos ha permitido entender algunas actividades psíquicas, la comprensión de los aspectos somáticos de la conciencia hará que lleguemos a conocernos más íntimamente. La tensión es autodestructiva. En el futuro deberíamos ser capaces de gobernar las fuerzas que generan tensión no solo para liberarla, sino también para mejorar el funcionamiento humano.

TÉCNICAS PARA LA ENSEÑANZA INDIVIDUAL

En la técnica individual utilizo las manos para alinear los diferentes segmentos corporales. Resulta muy difícil describir los efectos, pero puedo ofrecer algunas ideas aproximadas.

Nunca trato directamente la parte del cuerpo o articulación afectada antes de mejorar la relación entre la cabeza y el cuello, y la respiración. Sin embargo, es imposible modificar estos dos aspectos sin corregir la alineación de la columna vertebral y del tórax, pero para conseguirlo debo ajustar primero la pelvis y el abdomen. Por consiguiente, en la práctica se trata de realizar una serie sucesiva de ajustes, cada uno de los cuales permite mejorar un poco más el segmento corporal con el que acabo de trabajar.

Antes de aplicar esta técnica, es preciso experimentarla personalmente con el fin de adquirir la delicadeza necesaria para tocar el cuerpo de otra persona, tener claro cuál es el grupo o segmento muscular que requiere atención en primer lugar y discriminar cuál de todos ellos necesita un tratamiento.

Por lo general, los problemas periféricos se disipan notoriamente cuando mejora la relación entre la columna vertebral y la cabeza, de modo que se necesita muy poco trabajo en la periferia corporal para que vuelva a funcionar al mismo nivel que el resto del cuerpo.

Insisto en la necesidad de realizar entre treinta y cuarenta sesiones diarias y luego dos o tres sesiones semanales hasta que desaparezca el trastorno principal. Por lo general, los dolores de una determinada zona corporal (o la incapacidad para utilizarla) remiten antes de finalizar las sesiones diarias prácticamente en el cincuenta por ciento de los casos.

La sesión comienza con la persona tumbada sobre la espalda, porque esta posición reduce la mayor parte de la acción de la gravedad sobre el cuerpo, liberando así al sistema nervioso. La reacción de este último a la fuerza de gravedad es un hábito y, bajo estas circunstancias, no hay forma de conseguir que los músculos respondan de un modo diferente a los mismos estímulos, lo cual constituye precisamente el medio principal para acceder a la reeducación corporal. Como es evidente, resulta difícil producir un cambio real en el sistema nervioso sin reducir o suprimir el efecto de la gravedad.

En el momento que considero oportuno, empezamos a trabajar con treinta situaciones corporales diferentes. Solicito a la persona que se siente, que se ponga de pie, que camine y que se balancee sobre dos rodillos de madera. Cuando describa las técnicas grupales, se aclararán otros detalles del trabajo individual.

TÉCNICAS GRUPALES

Un grupo consiste en treinta o cuarenta personas de entre quince y sesenta años de edad, o más. Por ejemplo, en cierta ocasión trabajé con un grupo formado por hombres y mujeres que sufrían ciática, hernia discal, síndrome del hombro congelado y otros trastornos similares. La mayoría de los componentes superaban los treinta y cinco años y habían usado corsés durante mucho tiempo. Otros grupos

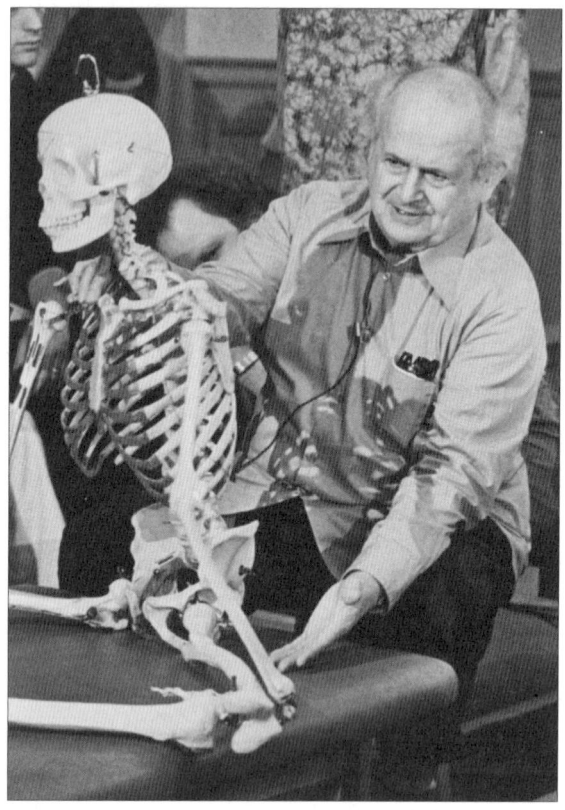

Feldenkrais en una de sus clases (1977).

pueden estar constituidos por maestros, actores, cantantes, bailarines, etc.

Comienzo la sesión solicitando a las personas que se tumben sobre la espalda (basándome siempre en el principio de reducir la gravedad) y les enseño a explorar su propio cuerpo. Esto significa examinar con atención el contacto de su cuerpo con el suelo y aprender a detectar diferencias considerables —es decir, averiguar cuáles son los puntos de apoyo débiles o inexistentes y los que descansan plenamente sobre el suelo—. Este ejercicio permite tomar conciencia de la localización de los músculos que mantienen ciertas partes del cuerpo alejadas del suelo debido a una tensión excesiva y permanente. Solo a través de la conciencia muscular se puede reducir en cierta medida la tensión, pero en la vida normal es imposible avanzar más a no ser que el sujeto adquiera mayor conciencia del esqueleto y de su orientación. En este trabajo la mayor dificultad reside en las articulaciones de la cadera. En las culturas occidentales no se tiene conciencia de la ubicación ni de la función de estas articulaciones, a diferencia de otras culturas en las que sus miembros se sientan sobre el suelo en lugar de utilizar sillas. Cabe destacar que las personas que tienen por costumbre sentarse en sillas utilizan las piernas de una forma incorrecta, como si estuvieran articuladas en puntos imaginarios de la imagen corporal y no donde realmente están.

Suelo aclarar que el objetivo de mi trabajo es despertar la toma de conciencia en acción o, lo que es lo mismo, la capacidad de tomar contacto con los propios músculos y el esqueleto y, casi simultáneamente, con el medio ambiente. Esto no es «relajación», ya que la verdadera relajación solo se puede conseguir y mantener cuando uno está inactivo. El objetivo de mi trabajo no es una relajación completa sino la ejecución sana, fácil, eficaz y placentera de la acción. Y para ello es indispensable reducir la tensión, porque un movimiento eficaz es aquel que se realiza sin esfuerzo. La ineficacia se percibe como esfuerzo e impide hacer más y mejor.

Es necesario reducir gradualmente el esfuerzo inútil para aumentar la sensibilidad cinestésica, sin la cual una persona no puede autorregularse. La ley de Weber-Fechner* lo demuestra claramente. Esta ley establece que para una amplia gama de sensaciones y actividades humanas, el menor cambio discernible en la magnitud de un estímulo es proporcional a la magnitud del estímulo total. Por ejemplo, si levanto un peso aproximado de setenta y dos kilos, no seré capaz de detectar si hay una mosca sentada sobre él porque la proporción de la mínima diferencia detectable del estímulo es de 1:20 a 1:40. Por lo tanto, para advertir el cambio es preciso agregar (o restar) alrededor de doscientos veinticinco gramos al peso transportado. En cambio, el peso de una mosca marca una gran diferencia cuando sostengo una pluma con la mano. De manera que para poder descubrir las diferencias en el esfuerzo físico, lo primero que hay que hacer es reducirlo. La ejecución del movimiento se puede perfeccionar únicamente mejorando la sensibilidad, es decir, la capacidad de percibir la diferencia. Por este motivo el trabajo grupal se inicia con pequeños descubrimientos que permiten tomar conciencia de la musculatura.

Otra característica importante del trabajo grupal es la innovación constante de la situación, que se mantiene a lo largo de todo el curso. Cuando desaparece la novedad, la conciencia se embota y no hay aprendizaje. Si considero que es necesario repetir una configuración, enseño a los alumnos

---

* Ernst Heinrich Weber (1795-1878) fue la primera persona que investigó la capacidad humana para percibir diferencias sensoriales de un modo sistemático. Más tarde, Gustav Theodor Fechner (1801-1887) amplió los hallazgos de Weber de un modo experimental, teórico y matemático. La ley define que la mínima diferencia perceptible en cualquier sensación es el resultado de un cambio en el estímulo con una proporción constante a la magnitud del estímulo. Se aplica al sonido, a la luz, al conocimiento de los números y también a la sensibilidad cinestésica. La ley Weber-Fechner forma parte esencial de las explicaciones de Feldenkrais sobre su Método. Ver también las páginas 19 y 172.

decenas e incluso centenas de variaciones hasta que llegan a dominarlas.

Todos los ejercicios están organizados con el objetivo de que al final de cada lección se hayan modificado claramente las sensaciones, por lo general con un efecto más o menos duradero. Esto permite a los alumnos encontrar conexiones entre las diferentes partes del cuerpo, como por ejemplo entre el omóplato izquierdo y la articulación de la cadera derecha, o entre los músculos del ojo y los dedos del pie.

Con el fin de desarrollar la facilidad mental necesaria para reducir los esfuerzos inútiles, se motiva reiteradamente a los alumnos para que mientras ponen todo su empeño en ser menos rápidos, menos vigorosos, menos elegantes, etc., aprendan a actuar ligeramente por debajo de sus posibilidades. Con frecuencia se les solicita que den lo máximo y luego que, deliberadamente, no desarrollen todo su potencial. Esto es más importante de lo que puede parecer. Cuando ellos perciben que el progreso es mayor si no existe tensión, sienten que son capaces de hacerlo mejor, y esto los motiva a seguir avanzando. Al adoptar esta actitud en relación con el cuerpo y la mente, en tan solo veinte minutos se pueden conseguir determinados logros que, de otra manera, requerirían muchas horas de trabajo.

Debo mencionar especialmente algunos movimientos muy pequeños y casi imperceptibles que utilizo con frecuencia. Dichos movimientos reducen de un modo asombroso las contracciones involuntarias de los músculos; por ejemplo, trabajando con una sola pierna (o un solo brazo) se puede conseguir que parezca más larga y más ligera que la otra al cabo de unos pocos minutos. Una vez finalizada la lección, los alumnos siguen percibiendo la nueva forma de realizar la acción y su sensación de tener una extremidad más ligera y más larga es continuamente contrastada por la otra extremidad que, en comparación, parece torpe.

Suele ser bastante frecuente que dedique una lección a trabajar exclusivamente una mitad del cuerpo, la izquierda o la derecha, dejando la otra tal como está. Los alumnos siguen conservando los dos patrones corporales (su patrón habitual y el propuesto) durante varias horas y continúan percibiendo la diferencia hasta que el lado «torpe» del cuerpo se relaja. Por decirlo de alguna manera, así es como los alumnos aprenden relajarse «desde dentro». Esto favorece que el aprendizaje se traslade de la acción ensayada a otras acciones completamente distintas. La capacidad para aplicar el aprendizaje a otras acciones es esencialmente personal y difiere de un individuo a otro. Una persona percibirá el cambio en su forma de hablar y otra lo hará en su modo de observar o de prestar atención.

Otro principio de la técnica grupal es la exploración de la imagen corporal, que se realiza de dos formas paralelas. Una de ellas consiste en crear una sensación de longitud, anchura y ligereza en uno de los lados del cuerpo, moviendo realmente el cuerpo como acabo de explicar. La otra mitad debe llegar a experimentar la misma sensación solamente a través de una exploración mental que consiste en reconocer tanto la diferencia que hay entre las sensaciones de la memoria motora (o muscular) de los dos lados del cuerpo como la sensación del cambio de orientación en el espacio.

La otra forma consiste en explorar ambos lados del cuerpo desde el inicio, concentrándose en la sensación de distancia que hay entre las distintas partes de los dos lados hasta que las sensaciones se correspondan con la diferencia real.

Otra fase de la reeducación se dedica a mejorar los movimientos voluntarios. En todo acto voluntario existen dos fases que se suceden tan rápidamente que resulta difícil reconocer el intervalo de tiempo que hay entre ellas. La fase preparatoria consiste en iniciar la actitud corporal necesaria para la acción. La segunda fase es la ejecución de la acción. Como entre ambas hay un intervalo de un minuto, es posible aprender a inhibir o mejorar los movimientos preparatorios por decisión propia. Cuando existe la opción, podemos completar la acción o, por el contrario, detenerla y anular por completo la acción preliminar. El trabajo propuesto al grupo se centra en tomar conciencia del intervalo de tiempo que hay entre la actitud preliminar y la ejecución final. Esta toma de conciencia mejora la fluidez y el control voluntario de los movimientos.

En muchos ejercicios se utiliza la inducción, tanto positiva como negativa —los efectos posteriores de los esfuerzos sostenidos y prolongados—. Por ejemplo, de pie y con el lado derecho de tu cuerpo junto a una pared, ejerce presión con el dorso de la mano sobre ella, como si quisieras apartarla de ti. Interrumpe el ejercicio después de mantener esta presión durante aproximadamente un minuto. Ahora relaja el brazo derecho para que pueda moverse libremente. El brazo se elevará hasta la altura del hombro con una ligereza peculiar, como si estuviera flotando. Si lo bajas voluntariamente y luego lo relajas, volverá a hacer lo mismo varias veces aunque cada vez con menor intensidad. Este ejercicio demuestra que un esfuerzo sostenido durante un tiempo determinado puede inducir el movimiento una vez que este ha concluido.

Cualquiera que sea el ejercicio o principio utilizado, la lección está organizada de manera que los alumnos no pueden avanzar a la siguiente etapa sin concentrarse en el trabajo, sin poner todo su empeño en percibir las diferencias, sin prestar realmente atención. Por este motivo, se les indica que no deben repetir los movimientos de forma mecánica e inconsciente. Muchos ejercicios consisten en concentrarse en los medios necesarios para conseguir un objetivo y no en el objetivo en sí mismo. Esto permite reducir considerablemente la tensión.

El propósito de todos estos ejercicios es conseguir la coordinación física y mental y, en particular, una buena postura erecta y una acción correcta.

POSTURA ERECTA Y ACCIÓN CORRECTA

No hay nada más simple que la postura erecta, que puede definirse como una línea recta vertical. Pero todas esas palabras, incluyendo el término «postura», implican algo rígido y estático. De hecho, pocas personas hacen justicia a la flexibilidad de sus cuerpos. Un examen minucioso pone de manifiesto que la postura erecta en realidad es dinámica, pues la estructura corporal no está organizada de forma rígida y fija, sino que se reajusta constantemente.

La ventaja real de la postura erecta es la facilidad para rotar alrededor del eje vertical, de derecha a izquierda o a la inversa. Esta rotación amplía el horizonte humano además de ser el movimiento natural más frecuente de la cabeza. Durante la evolución de la estructura corporal humana, el uso

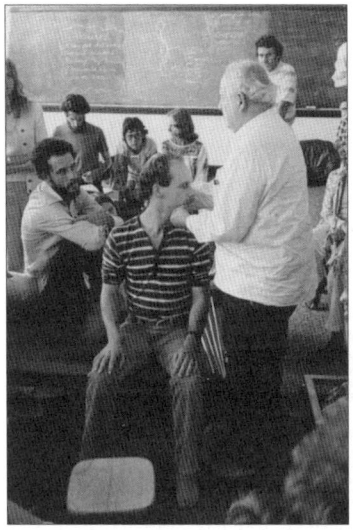 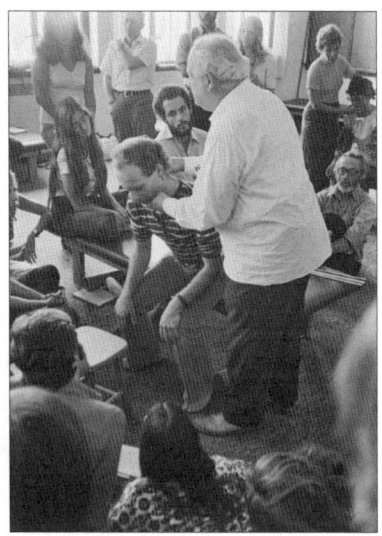

Feldenkrais trabajando con David Zemach-Bersin en el programa de formación de San Francisco (1975).

más recurrente de la cabeza ha sido girarla hacia la dirección de donde procede un estímulo externo.

Los sentidos localizados en la cabeza tienen órganos dobles: la vista, el oído y el olfato. Esto se debe a que se necesitan dos fuentes de información para detectar la ubicación exacta de un estímulo. Por ejemplo, la cabeza gira hacia la dirección de donde procede un sonido con el fin de que ambos oídos reciban el mismo nivel de estimulación y realiza también el mismo movimiento para colocarse frente a un estímulo visual. Las retinas están conectadas internamente de modo que reciben el mismo nivel de estimulación cuando nos situamos justo enfrente del objeto que, en un inicio, estimulaba más a una de ellas. Algo similar sucede con los olores, aunque en este caso la dirección y la distancia se establecen de un modo más rudimentario.

Por consiguiente, nuestra relación con cualquier objeto del mundo exterior, más allá de lo que podemos explorar a través del tacto, está determinada por el movimiento de la cabeza. Toda la información del espacio que nos rodea procede de la cabeza y nuestras relaciones con el mundo exterior afectan, principalmente, a la calidad de su movimiento.

El sistema nervioso dispone de varios mecanismos para organizar estas funciones elementales que nos conectan con el entorno, de manera que cuando uno de los órganos dobles recibe un estímulo, la cabeza gira sobre la columna vertebral para situarse frente a él. Cuando el giro es hacia la derecha, la piel, los músculos y los tendones del lado izquierdo del cuello se estiran, y el estiramiento tiene lugar en el lado opuesto del cuello cuando el giro es hacia la izquierda. El alargamiento o estiramiento de una fibra muscular comprime una fibra nerviosa interna, y esta estimulación sirve para organizar el cuerpo de manera que esté preparado para seguir la dirección de la cabeza y la cara hasta el punto del entorno donde se encuentra el estímulo original. El cuello no gira cuando el cuerpo acompaña el desplazamiento de la cabeza. Las fibras nerviosas de los músculos del cuello ya no resultan comprimidas y, por consiguiente, el cuerpo ya no tiene necesidad de girar.

La parte inferior de la columna vertebral tiene la capacidad de rotar alrededor del eje central, igual que el cuello o la región cervical. La rotación del resto de la columna es comparativamente más pequeña. En las regiones superior e inferior de la espina dorsal, las fibras nerviosas transmiten a los centros superiores la información sobre la rotación de la cabeza, lo que demuestra que el cuerpo está tan organizado que puede rotar para reducir el giro del cuello y orientarse en la misma dirección que la cabeza.

La cabeza de la mayoría de las personas revela claramente cuáles son las partes del espacio circundante con las que rara vez toman contacto. La posición de la cabeza es característica de la forma de actuar y del comportamiento general de cada individuo.

Otro aspecto de la postura erecta es que es una cualidad biológica de la estructura humana, por lo cual no deberíamos tener la sensación de que necesitamos una acción o un esfuerzo para mantenerla. Por ejemplo, la mandíbula inferior y los dientes tienen un peso considerable; no obstante, nos resulta difícil ser conscientes de que no hacemos nada en absoluto para sostenerlos en su posición. El estado normal de los músculos de la mandíbula inferior es una contracción equivalente a la fuerza que la gravedad ejerce sobre ella. Los movimientos voluntarios se suman a (o se restan de) esta contracción permanente. Los músculos de la mandíbula inferior, como la mayoría de los músculos esqueléticos, reciben órdenes en forma de impulsos de más de una fuente. La sujeción de la mandíbula está garantizada por los mecanismos antigravedad del sistema nervioso y mientras el mensaje llega a los músculos desde los centros inferiores no se percibe ningún tipo de acción, y mucho menos un esfuerzo.

Algo parecido sucede con los músculos del cuello. Aunque la cabeza es bastante pesada y su centro de gravedad se encuentra frente a la columna vertebral, el hecho de sostener la cabeza no provoca ninguna sensación de acción ni de esfuerzo. Esto se debe a que algunos músculos mantienen una contracción considerable destinada a mantener la cabeza erguida. Los músculos de la pantorrilla impiden que el cuerpo caiga hacia delante y, sin embargo, tampoco percibimos ningún esfuerzo. Una vez más, estas relaciones demuestran que la postura erecta no es una actividad estática sino dinámica.

La postura real siempre es el resultado de cómo actuaría la estructura corporal debido a mecanismos inherentes y de lo que hemos aprendido a hacer para adaptarnos a nuestro entorno físico y social. El problema reside en que gran parte de lo que hemos aprendido es perjudicial para nuestro sistema porque lo hemos asimilado en la infancia, cuando la dependencia de los demás distorsionaba nuestras necesidades reales. Nos sentimos bien realizando acciones habituales que nos acompañan desde hace mucho tiempo, pero no podemos fiarnos de nuestras sensaciones hasta que reeduquemos nuestros sentidos cinestésicos conforme a criterios comprobados en la práctica. ¿Cómo se consigue esta reeducación? Antes que nada, debemos conocer sus beneficios con el fin de dedicarle todo tiempo que sea necesario. No obstante, hasta que se percibe un progreso es imposible imaginar los beneficios, así que en principio tendremos que intentarlo por pura curiosidad. Las personas cuya vitalidad se encuentre en su punto más bajo no lo probarán, y ni siquiera Dios podrá ayudarlas.

El cuerpo debería estar organizado de manera que pudiera iniciar cualquier movimiento (hacia atrás, hacia delante, hacia la derecha, hacia la izquierda, hacia arriba y hacia abajo, giros a derecha e izquierda) sin tener que ordenar previamente los diferentes segmentos corporales, sin modificar súbitamente el ritmo respiratorio, sin apretar la mandíbula inferior ni tensar la lengua y sin contraer los músculos del cuello ni fijar la mirada en un punto determinado. Cuando el cuerpo está organizado de este modo, la cabeza no adopta una postura rígida sino que está libre para moverse suavemente en todas direcciones sin previo aviso. Si estas condiciones se mantienen durante una acción determinada, ni siquiera el hecho de levantar por completo el cuerpo se percibe como un esfuerzo. Para demostrarlo, dobla el índice de la mano derecha pausadamente y observa la sensación de no realizar esfuerzo alguno. A continuación, flexiona con suavidad la muñeca. El esfuerzo es el mismo que se requiere para doblar el dedo. Ahora flexiona el codo o levanta suavemente el brazo, o baja y levanta la cabeza o el tronco. En todos los casos la sensación de esfuerzo es la misma que se percibe al levantar el índice. Sin embargo, el trabajo realizado para levantar el dedo es aproximadamente 100 g/cm, el de la muñeca, 1.000 g/cm y el del tronco, 500.000 g/cm.* Cuando se realizan los movimientos, la sensación de esfuerzo no aumenta proporcionalmente al trabajo realizado, ni siquiera en esos límites tan extremos como de 1 a 5.000, e incluso de 1 a 1.000.000. Esto se debe a que la sensación de esfuerzo no mide el trabajo realizado sino que indica el grado de organización que produce el esfuerzo. Esta organización corresponde a la estructura corporal. El tamaño y la fuerza de los músculos aumentan desde la periferia (como, por ejemplo,

---

* g/cm corresponde a gramos x centímetro; aquí se refiere al trabajo realizado (cantidad de fuerza utilizada) y se puede considerar en términos de peso x brazo de palanca. Por ejemplo, a un dedo le corresponde un peso pequeño (en torno a 33 g) y un brazo de palanca corto (3 cm) pues la longitud del brazo de palanca se mide desde la articulación hasta el centro de masa del dedo (es decir, el punto medio del dedo o la mitad de su longitud). Por tanto, el trabajo en este caso es aproximadamente de 100 g/cm.

los dedos) hasta el centro el cuerpo. Por lo tanto, la tasa de esfuerzo muscular es igual en todas las partes que intervienen en la acción. En comparación con los músculos que se utilizan para mover los dedos, para levantar o bajar el tronco necesitamos los músculos de la pelvis (como los glúteos en las nalgas y los músculos de los muslos, con su enorme sección transversal).

Finalmente, el objetivo de la reeducación es el conocimiento de sí mismo a través de la autoconciencia. A medida que somos conscientes de lo que realmente estamos haciendo (y no de lo que decimos o pensamos que estamos haciendo), se abre ante nosotros un camino que nos permitirá mejorar el rendimiento motriz.

En el reino del cuerpo y de la mente hay todavía un campo muy amplio sin explorar. No obstante, se ha iniciado un camino útil que ofrece los medios para modificar considerablemente la conducta. No puede haber mejoría sin cambio. A pesar de que es posible brindar ayuda cuando las cosas van mal, no podemos cesar en nuestro empeño antes de que los educadores de todo el mundo aprendan a desarrollar la conciencia de la unidad cuerpo-mente de sus alumnos para que puedan conseguir logros más importantes que el mero hecho de corregir errores. La reeducación corporal destinada a perfeccionar todas las formas y configuraciones posibles de las diferentes partes del cuerpo modifica la fuerza y la flexibilidad del esqueleto y de los músculos y, además, genera un cambio profundo y favorable de la propia imagen y de la calidad de la orientación.

3
Sobre la primacía de la función auditiva

Tres de los artículos más importantes de esta colección se publicaron por primera vez en inglés en 1976 en la revista *Somatics*, editada por el doctor Thomas Hanna (1928-1990). Hanna fue una de las primeras personas en apoyar las ideas del doctor Feldenkrais y también uno de sus primeros discípulos. Es conocido también porque en la década de los setenta acuñó el término «somático» para referirse al campo emergente de los enfoques cuerpo-mente. Fue el fundador de *Somatics: Magazine-Journal of the Bodily Arts and Sciences*, una contribución fundamental para el campo de la somática, y editor de la revista hasta su muerte, que tuvo lugar en 1990.

Hay pocas probabilidades de que en la oscuridad de la vida intrauterina, el feto humano tenga capacidad de ver; sin embargo, puede oír. Oye los latidos del corazón de su madre, los sonidos de su tracto digestivo y su respiración, el borboteo de sus gases, los trastornos enfisematosos de su aparato respiratorio, la tos, los estornudos y otros ruidos procedentes de su cuerpo. Aunque es indudable que todos estos sonidos son estímulos que recibe el feto, no podemos asegurar que los «oiga» del mismo modo que un adulto: la respuesta simple a la estimulación orgánica es muy diferente a la forma de oír de una persona adulta, que está basada en su desarrollo y experiencia personal.

La inervación del oído se produce por estímulos que llegan al feto desde el «exterior», tal como sucede posteriormente cuando el bebé «ve» el mundo. Pero en el momento de nacer el neonato no es realmente capaz de ver el mundo exterior. A diferencia de los oídos, los ojos no han recibido ningún estímulo previo ni han realizado ningún aprendizaje. En realidad, sabemos que el bebé no puede ver durante las primeras semanas de vida, aunque sí existe cierta respuesta frente a la luz. Por consiguiente, no cabe duda de que la audición es una función anterior a la visión en todos los individuos, como también lo es en el desarrollo de las estructuras evolutivas.

La función auditiva evolucionó como una respuesta a vibraciones mecánicas. La capacidad para responder a vibraciones más sutiles, tal como las oscilaciones en el aire, se transforma en audición una vez que se han desarrollado las estructuras complejas y sutiles del oído y del sistema nervioso; la función y la estructura progresan y colaboran mutuamente a lo largo del desarrollo evolutivo.

Por tanto, un bebé es predominantemente un animal que oye. La primera experiencia del mundo circundante es sensorial y poco después auditiva, aunque es muy probable que esta pequeña prioridad no sea demasiado relevante. En los primeros años de vida, un niño dedica más tiempo a aprender a hablar y a caminar que a ver, es decir, su orientación es en gran parte sensorial y auditiva. La memoria de un niño, su capacidad para imitar todo lo que oye y para aprender a hablar, depende de dicha orientación. El hecho de que más adelante sea capaz de aprender un segundo idioma refleja que la visión desempeña un papel más importante.

Muchas personas crecen y se desarrollan sin que la vista sea el sentido dominante en su relación con el mundo externo; su seguridad interna se basa más en el sentido del oído. Son personas especialmente sensibles a las inflexiones de la voz. Cuando escuchan una palabra, su contenido emocional significa más para ellas que su significado. De un modo similar, la mayoría de nosotros preferimos escuchar la exposición de un profesor antes que leer el texto que él nos explica. Aunque es mejor estudiarlo, la función auditiva contribuye a que todo lo que vemos resulte más concreto y más fácil de recordar y, por consiguiente, de comprender. Esto es lo que sucede con nuestra memoria a corto plazo, sin la cual no seríamos capaces de relacionar el final de una oración con su inicio.

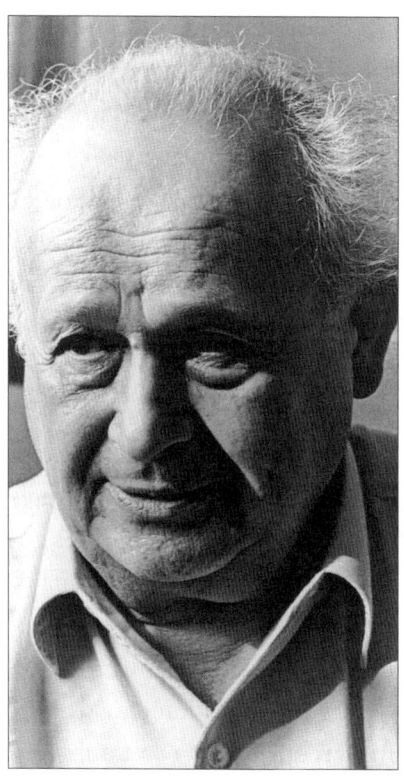

Moshe Feldenkrais.

A medida que un niño empieza a aprender a leer y escribir, la audición comienza gradualmente a ocupar un segundo lugar en el espacio circundante. El niño aprende a prestar más atención (en algunas ocasiones una atención exclusiva) a lo que está viendo. En general, solo vemos una pequeña parte del espacio que nos rodea pero somos capaces de oír todos los sonidos que se producen en él.

Observamos aquí un caso particular de algo muy general y fundamental: mientras aprende a concentrar su atención en lo que ven sus ojos, el niño abandona su vigilancia general y se abstrae de la mayor parte del espacio circundante.

Más tarde aprenderá a registrar la información que recibe tanto a través de sus oídos como de sus ojos, e incluso acaso sea capaz de gestionar una cantidad considerable de estímulos auditivos y visuales. No obstante, tendrá que aprender muchas cosas más antes de desarrollar una atención plena que le permita detectar cambios mínimos o prácticamente imperceptibles. Pero también en este caso imperará la función auditiva mientras que los ojos se encargarán de comprobar la exactitud y los detalles del estímulo.

Al nacer no tenemos el menor indicio de cómo es el mundo. Esto se debe al hecho de que la única información que nos ofrece inicialmente la estimulación sensorial es que los órganos de los sentidos reciben los estímulos. Nuestra relación con el mundo externo empieza siendo sensorial y completamente subjetiva. Durante mucho tiempo solo conocemos una realidad sensorial y subjetiva. Sin embargo, no estamos solos, pues nos comunicamos permanentemente con otras personas (nuestros padres, nuestros maestros, etc.). Sin detenernos a pensar en ello, nos comportamos como si todas esas personas compartieran con nosotros la misma realidad subjetiva.

No obstante, existen tantas realidades subjetivas como individuos. El único factor común a todas ellas es la única realidad que usamos para comunicarnos: la única realidad «objetiva» para todos nosotros.

Pero, obviamente, hay una tercera realidad. Es la Realidad con mayúsculas, que existe independientemente de que tú y yo estemos vivos o de que la conozcamos o ignoremos. Esta es la Realidad que debe existir y estar presente, con independencia de que los hombres existan o no. Cuando recurrimos a nuestro pensamiento y no solamente a nuestra percepción sensorial, advertimos que es más que probable que esta tercera Realidad sea la primera.

A pesar de que esta Realidad es inmensamente compleja, solo la conocemos de una forma muy superficial a través de la ciencia o la filosofía, la música o la poesía. Pero nuestra vanidad nos hace creer que nuestra realidad subjetiva es tan válida como ella.

La realidad «objetiva» es, finalmente, esa parte de nuestra realidad subjetiva que estamos dispuestos a conceder a nuestros semejantes. Yo advierto que tú eres capaz de ver y leer, pero no puedo creer que veas igual que yo ni que entiendas lo que estás leyendo tal como lo entiendo yo, aunque la lógica me obligue a reconocer que debo de estar equivocado y que no tengo ningún motivo para pensar de este modo.

Mi realidad subjetiva es completamente mía y satisface todos mis antojos. La realidad «objetiva» es menos caprichosa: es la realidad que experimentan todas las personas; circunscribe mi realidad subjetiva, y la tuya, a la realidad con la que todos estamos de acuerdo. La realidad subjetiva está muy arraigada en cada uno de nosotros y es tan real como nuestro propio cuerpo. La realidad objetiva es la medida de nuestra cordura. Pero la Realidad nunca se ha percibido en su totalidad. Creer que la conocemos es una ilusión, es *maya*, es una medida de nuestra ignorancia.

Eso sí, nuestra conciencia puede evolucionar. A medida que comencemos a comprender y desarrollar correctamente estas funciones, seremos capaces de morder, masticar y asimilar un pedazo más grande de Realidad. Esto es posible porque desde el inicio mismo de la vida nuestro sistema nervioso no está sujeto a ninguna realidad: cuando llegamos al mundo, es una tabla rasa. En una pizarra limpia puedes escribir cualquier cosa, pero para que una nueva inscripción en el sistema nervioso sea significativa y superior a la anterior, debe basarse en nuestras decisiones en lugar de depender del azar.

Cada uno de nosotros llega al mundo con un sistema nervioso completo, con todas las funciones necesarias para que el sistema evolucione y aprenda actividades cada vez más complejas: las funciones digestivas, la respiración, los mecanismos de eliminación, la recuperación del equilibrio, la regulación de la temperatura, los latidos del corazón, la capacidad de mantener constante la presión de los líquidos corporales (como la sangre, la linfa, el líquido cerebroespinal), la composición química, la curación y la regulación de cualquier cambio que resulte excesivo hasta conseguir las condiciones homeostáticas óptimas. Para decirlo en pocas palabras, todo lo que incluye el sistema nervioso de cualquier animal que está organizado para funcionar y recuperarse de los cambios accidentales que afectan a las funciones orgánicas.

El sistema nervioso de muchos de mis clientes tiene secciones carentes por completo de organización. Existe la estructura pero no las conexiones necesarias para hacerla funcionar. A este estado inicial de la estructura neuronal, capaz de funcionar solamente sobre la base de la experiencia personal de la realidad, la hemos denominado tabla rasa. La realidad contribuye a que la estructura se autoorganice para ajustarse al medio en el cual tiene que vivir. Al principio no podíamos hablar ninguna lengua ni tampoco caminar, leer, escribir, cantar, silbar o hacer falsetes. No teníamos la capacidad de ver un objeto tridimensional sobre un papel de dos dimensiones y tampoco sabíamos contar. Solo teníamos esta tabla rasa capaz de organizarse con una facilidad prodigiosa para poder hacer muchas cosas más.

En los inicios podíamos haber utilizado nuestro sistema nervioso, la boca y sus músculos, las cuerdas vocales, la información que la cavidad bucal transmite a los oídos y a la corteza auditiva, para adaptarnos con la misma facilidad a cualquiera de los dos mil idiomas y casi el mismo número de dialectos que existen.

La humanidad comenzó siendo una especie animal y terminó convirtiéndose en el animal *Homo sapiens*. El resto de los animales llegan al mundo con estructuras mucho más organizadas que han de funcionar conforme a patrones prácticamente rígidos. Sus sistemas nerviosos son más completos y todas las conexiones que dirigen las actividades tienen modelos casi fijos e inalterables pero adecuados para las acciones tempranas. Gran parte del sistema nervioso del animal *Homo sapiens* no está estructurada ni conectada, de manera que cada individuo puede organizar su cerebro de acuerdo con los requisitos del mundo exterior, dependiendo del ambiente en que haya nacido. Eso es precisamente lo que su cerebro aprende a hacer. Su parte animal, presente desde el nacimiento, únicamente puede hacer lo mismo que el resto de los animales. Su cerebro solo tiene una forma de aprender lo que los demás hacen; sin embargo, es capaz de aprender muchas maneras diferentes de hacerlo.

La libertad para aprender es una gran responsabilidad; inicialmente, es también una limitación. No existe libertad de elección ni libre albedrío cuando hay una sola forma de actuar. El aprendizaje hace posible que tengamos alternativas para todo lo que hacemos. La capacidad de aprender es sinónimo de libre albedrío y libre elección. Una vez que hemos aprendido, la decisión está tomada, la suerte está echada y la tabla rasa ya no existe. En ello reside la responsabilidad y también la limitación.

Así como la conciencia de ser un *Homo sapiens* evolucionó progresivamente, la forma habitual de aprender del hombre también se desarrolló de forma gradual y, por así decirlo, natural. Tradicionalmente, el proceso educativo no se planificaba y los métodos para cuidar a los bebés, que surgieron de forma espontánea y natural, siguen siendo prácticamente los mismos. Considerando que a los dos años de edad nuestro sistema nervioso tiene las cuatro quintas partes de su tamaño y peso final, podemos decir que está básicamente estructurado. El aprendizaje se desarrollará de acuerdo con estas configuraciones preestablecidas que, en la mayoría de los casos, limitan la libertad de aprender y elegir.

❖❖❖

La mayor parte de las personas con trastornos neurológicos no son conscientes de que las funciones que han perdido eran aprendidas, y no heredadas como la digestión o la regulación de la temperatura. La pérdida de estas últimas causaría rápidamente la muerte. Estas desafortunadas personas han perdido la organización neurológica adquirida y, al igual que todos, no ven ninguna diferencia entre su parte animal y su parte *Homo sapiens*. No pueden evitarlo, como tampoco puede hacerlo nadie que no sea consciente de esta diferencia. Muchos de los demonios que nos atormentan se basan en la creencia errónea de que la educación humana consiste en entrenar a un ser completo para que haga esto o aquello, como si utilizáramos un ordenador para realizar una actividad determinada.

A pesar de que el futuro de los hombres parece ser bastante negro, creo que todavía no hemos llegado a alcanzar nuestras capacidades de aprendizaje de *Homo sapiens*; es demasiado pronto para condenar al hombre afirmando que ha adquirido su pequeña conciencia por azar y no por su extraordinaria capacidad para reducir algo muy complejo a algo muy sencillo y conocido, en otras palabras, su capacidad para aprender. No hemos utilizado aún nuestra libertad de elección esencial y apenas hemos sido realmente capaces de aprender a aprender. Es difícil elegir un ejemplo idóneo para ilustrarlo pero recurriré a uno muy simple para demostrar, en primer lugar, hasta qué punto la responsabilidad y las limitaciones constituyen el nivel de aprendizaje que hemos adquirido y, en segundo lugar, que no nos beneficiamos de aquello que nos revela la conciencia.

Cuando estés en tu casa, o en algún sitio conocido, ponte una venda sobre los ojos y oriéntate a través de los oídos. Para empezar, pruébalo tan solo durante media hora. Pronto advertirás que tu conciencia está principalmente limitada por lo que puedes ver. Ninguna criatura conseguiría sobrevivir salvaguardando su seguridad personal si no tuviera conciencia de dos tercios de su espacio circundante.

Cuando prestamos atención a lo que vemos, no podemos evitar desentendernos de la mayor parte del espacio que nos rodea. Un animal salvaje que no tiene la conciencia de un samurái para saber lo que sucede a su alrededor ni por encima de él no puede subsistir demasiado tiempo. Tú y yo somos capaces de hacer lo mismo que hace un samurái entrenado: podemos reeducarnos y ampliar nuestra conciencia para ajustarla a la Realidad que nos rodea. Esto es precisamente lo que hacían los oídos antes de que empezáramos a negar o ignorar parcialmente la información que nos ofrecen, y antes de que la visión se convirtiera en el sentido dominador en lugar del dominante.

Si permaneces con los ojos vendados durante algunas horas guiándote exclusivamente por los oídos, advertirás que les hacemos poco caso mientras tenemos los ojos abiertos. No solo observarás que eres capaz de prestar más atención; también experimentarás una sensación de optimismo y frescura. Algunas disciplinas esotéricas creen que en este estado anímico la conciencia se eleva a un nivel superior en el que tu memoria se parece más a lo que era en la infancia, antes de que aprendieras a leer. Y, además, conseguirás mejorar tu capacidad para leer y retener.

4
Sobre la salud

Este sugerente artículo se publicó en la revista *Dromenon* en 1979. *Dromenon* era una publicación relacionada con los doctores Jean Houston y Robert Masters, cofundadores de la Fundación para la Investigación Mental. Ambos eran líderes en el campo de investigación de la conciencia y fundaron el Movimiento del Potencial Humano; eran amigos del doctor Feldenkrais y dos de las primeras personas que apoyaron sus ideas. Escribieron juntos varios libros, entre ellos *Mind Games, The Varieties of Psychodelic Experience* y, en 1978, *Listening to the Body: The Psychophysical Way to Health and Awareness*. Este último se basa en el trabajo del doctor Feldenkrais, quien se encargó personalmente de escribir el prólogo.

Una persona sana es aquella que puede vivir
plenamente sus sueños inconfesados.

Unos años antes de la Segunda Guerra Mundial, enseñaba judo para ganarme la vida y, al mismo tiempo, trabajaba en la Sorbona con Joliot-Curie[1] para obtener mi diplomatura en Ciencias. En cierta ocasión uno de mis alumnos me invitó a su casa; era cazador de animales salvajes en África. Cuando fui a verle, me dejó solo durante algunos minutos y cuál no sería mi sorpresa al ver que un león se acercaba a mí y comenzaba a lamerme. Lo habían traído a París cuando era un cachorro y se había convertido en un verdadero león.

Unos meses más tarde la policía lo encerró en el zoológico de París. El animal se había escapado y una anciana con graves problemas de visión que estaba paseando a su pekinés lo confundió con un perro de gran tamaño y lo persiguió, intentando atizarle con su paraguas. El león murió en su jaula después de haberse negado a beber y comer durante aproximadamente diez días. He omitido algunos detalles para abreviar la historia.

Ahora bien, estamos hablando de un animal sano que murió obviamente debido a un trauma emocional. Pero ¿qué es un animal sano? Si un león sano muere diez días después de que se produzca un cambio abrupto en su vida, ¿qué es la salud?

Alguien que no necesita atención médica durante años ni sufre dolores ni ningún tipo de afecciones, ¿es una persona sana? Si, por otro lado, esa misma persona tiene una vida monótona y poco interesante además de dificultades matrimoniales que pueden llevarla al suicidio, ¿es una persona sana? Y un individuo que de una u otra forma se las arregla para no terminar nunca con sus tareas y cambia constantemente de empleo con el único objetivo de evitar sus obligaciones, ¿es una persona sana?

Como es evidente, no resulta fácil definir la salud. El hecho de no necesitar los servicios de un médico o de un psiquiatra no es prueba suficiente de buena salud.

Entonces, ¿qué es la salud?

La vida es un proceso. Esto significa que todo lo que nos sucede mientras permanecemos vivos está ligado al tiempo. Todos lo sabemos aunque a nadie se le ocurra pensarlo ni decirlo. Ningún proceso orgánico se puede detener durante un periodo de tiempo prolongado; y todos somos conscientes de que se interrumpirá definitivamente si el cerebro no recibe oxígeno durante diez o quince segundos. Si, por casualidad, uno consigue restablecerlo, será un proceso nuevo y la persona implicada jamás volverá a ser lo que era. Si alguien sangra profusamente, puede llegar a desangrarse hasta morir, y no será fácil conseguir que vuelva a funcionar un corazón que se ha parado por este motivo. En resumen, ningún proceso que se haya interrumpido se puede reactivar de forma espontánea. Esto es aplicable a cualquier proceso químico irreversible o a cualquier reacción.

Por lo tanto, la salud implica principalmente que las funciones esenciales no se interrumpan durante periodos prolongados. La conciencia, el sistema nervioso central, el corazón, etc., deben continuar funcionando de manera uniforme. Hasta aquí no he dicho nada nuevo.

Los grandes sistemas se definen también como procesos que dependen del tiempo. Cualquiera de las multinacionales de cualquier país sirve como ejemplo: Ford, ICI, Phillips, etc. Estas empresas siguen funcionando independientemente de que deje de existir una fábrica, una mina o una ciudad en particular. Un gran sistema se puede medir por el nivel de impacto que es capaz de tolerar sin que se interrumpan sus procesos.

El sistema nervioso humano tiene como mínimo 3.10 (10)* partes. Es lo suficientemente grande como para que sus funciones cumplan las leyes de las grandes organizaciones. La salud de un sistema semejante se puede medir por el impacto que es capaz de tolerar sin que se interrumpa su proceso. En síntesis, la salud se mide por el impacto que puede asumir una persona sin que resulte afectada su forma de vida habitual.

Por consiguiente, el estilo de vida se convierte en el criterio para definir la salud. El sueño, la comida, la respiración, los cambios de clima, el frío, el calor, el trabajo... están sujetos a grandes variaciones —impactos repentinos—. Cuanto más saludable sea una persona, más fácilmente habrá de recuperar su vida después de los impactos producidos por los cambios de sus necesidades vitales.

Pero acaso nos sorprenda descubrir a dónde nos conduce. Cuando llegamos al mundo, nuestro sistema nervioso no es como el de los adultos; necesita del mundo exterior para llegar a funcionar tal como lo hace. Por ejemplo, la luz tiene diferentes intensidades y colores, los objetos están cerca o lejos, y así sucesivamente. Por lo tanto, los ojos deben aprender primero a ver, incluso deben ser capaces de ver un objeto tridimensional en una representación de dos dimensiones. En resumen, nuestro sistema necesita una parte especial del mundo para aprender un idioma.

Pero hay otros asuntos más fundamentales. El sistema está conectado al mundo externo a través de sus órganos

---

* En el texto original no queda claro qué cifra se pretendía indicar. Se utilizan cifras muy grandes para intentar expresar la complejidad del sistema nervioso. Una estimación actual es que el cerebro humano contiene cien mil millones de neuronas y cien trillones de sinapsis.

cinestésicos y sensoriales. Un sistema nervioso indiferenciado evoluciona hasta llegar a un estado de diferenciación que resulta suficiente para gestionar correctamente los objetos exteriores. ¿Qué significa esto en la práctica? Significa que debemos aprender a separar funcionalmente (es decir, diferenciar) nuestras sensaciones de nuestros sentimientos.

Un bebé que ve un objeto rojo tiene la sensación del rojo, ya que el objeto carece de sentido a menos que seas un adulto y sepas de qué objeto se trata. Oír un tambor por primera vez produce un sentimiento de asombro, un sobresalto cinestésico. Solo después de haber experimentado varios sobresaltos similares, la capacidad para diferenciar el sentimiento de la percepción acústica permitirá oír y percibir un tambor. El mismo tipo de diferenciación se desarrollará gradualmente entre la sensibilidad cinestésica y los objetos externos; puede afectar al sentido del gusto, las experiencias táctiles, el olfato y los demás sentidos que ya he mencionado.

Estas diferenciaciones no afectan a todos los sentidos por igual y cada bebé tiene un desarrollo completamente individual. Por ello, hay personas que conciben el mundo externo de una forma predominantemente visual mientras que en otras prevalece la audición, el sentido del tacto o las sensaciones cinestésicas. En realidad, la mayoría de los individuos son capaces de diferenciar hasta cierto grado sus sensaciones de sus sentimientos. Lo que tal vez no sea tan evidente es que todos podemos visualizar u oír un objeto cuando lo imaginamos o cuando recordamos las experiencias que produjeron la diferenciación. Lo mismo se puede aplicar a los demás sentidos.

En última instancia, este aprendizaje para conocer el mundo exterior a través de nuestros sentidos es lo que constituye nuestro sistema nervioso. Un proceso de aprendizaje tan largo y complicado no puede estar exento de errores. Así como en el mar hay toda clase de peces, en el mundo hay todo tipo de personas. Algunas crecerán y crearán su propia forma de relacionarse con el mundo en condiciones de seguridad, con una buena herencia y en periodos diferentes del desarrollo de la civilización y la cultura humanas. Hay quienes tienen menos fortuna.

Una parte de nuestras tendencias se mantendrán a lo largo de nuestra vida. Nunca se han distinguido por ser prácticas a la hora de actuar y reaccionar en el mundo que nos rodea... todos tenemos sueños no confesados. Nuestra cultura, nuestros padres y la escolarización nos obligan a descartarlos por considerarlos actitudes infantiles que no benefician a un adulto realista. No solo los suprimimos paulatinamente sino que incluso llegamos a sentirnos un poco avergonzados por haberlos tomado en serio. Pero, por suerte, no todos renunciamos a ellos. Algunos afortunados consiguen convertirlos en realidad; otros simplemente evitan tomar en serio sus sueños y buscan inspiración en otras ocupaciones.

No sé si he sido lo suficientemente claro. Desearía agregar que una persona sana es aquella que puede vivir plenamente sus sueños inconfesados. Entre nosotros hay personas sanas, pero no son muchas.

En nuestra cultura el proceso de la vida (que comienza por una diferenciación cada vez mayor del sistema nervioso con el fin de alcanzar una variedad más completa y sutil de experiencias en el mundo exterior y una mayor habilidad

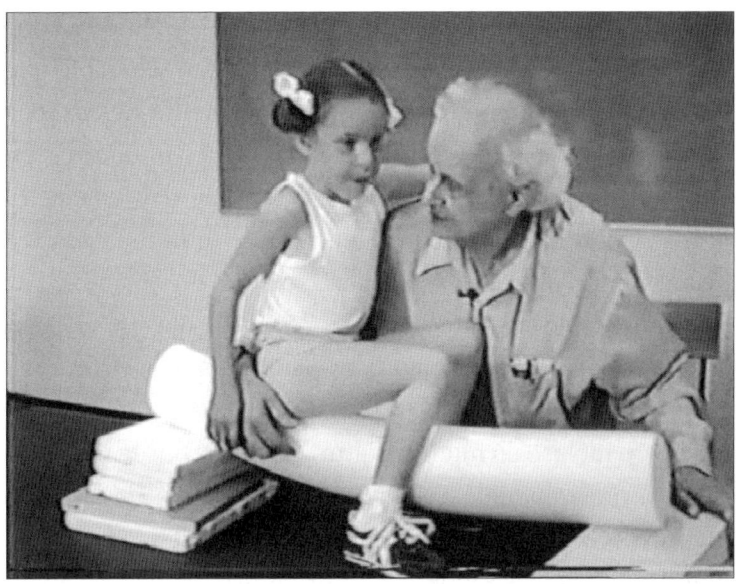
Feldenkrais ayudando a una niña para que aprenda a caminar.

para cambiar dicha diferenciación mediante la acción intencional) es más lento y tiene un ámbito menor al llegar a la madurez sexual. Más tarde, el sistema nervioso reduce sus lazos con el mundo exterior como totalidad y se especializa en un aspecto particular de los fenómenos externos. Así nos convertimos en expertos de una estrecha franja de actividades y experiencias. Somos poetas, boxeadores, científicos, políticos, pintores, músicos, economistas, cirujanos o bailarines (las posibilidades son interminables). Ahora nuestro aprendizaje ya no consiste en continuar la diferenciación esencial del sistema nervioso a través de una relación más amplia con el mundo exterior.

Llega un momento en que nuestra educación, tal como se ha desarrollado, ya no nos ayuda; por el contrario, a menudo nos limita y nos dirige por canales que no conducen hacia la salud. Tenemos una vida tan poco saludable que debemos jubilarnos antes de ser biológicamente viejos. Sencillamente, no estamos sanos. Algunas partes implicadas en el desarrollo máximo de la actividad se han desgastado. El proceso vital ha menguado. La actividad se limita cada vez más al campo o área de especialización que dominamos. Por así decirlo, solo subsisten aquellas partes de nuestro sistema nervioso que son fundamentales para mantener el proceso biológico de la existencia.

Pero incluso en nuestra cultura algunos conseguimos tener una vida saludable hasta una edad avanzada; el resto está un poco «chalado» o enfermo. Algunos de nuestros mejores hombres y los más sanos (que, por cierto, pueden ser jorobados o tener cualquier otra deformidad) son aquellos a los que llamamos artistas. La mayoría, sean zapateros o escultores, virtuosos o compositores, poetas o científicos, mejoran con los años como el buen vino. La diferencia esencial entre estas personas sanas y las demás es que han descubierto por intuición, por genio o por la fortuna de haber tenido un maestro sano que aprender es el don de la vida. Conocerse es un aprendizaje especial. Estas personas aprenden a reconocer «cómo» actúan y, en consecuencia, son capaces de saber «qué» quieren hacer –vivir intensamente sus sueños no confesados y, a veces, expresados.

5
El hombre y el mundo

Este artículo está basado en una ponencia ofrecida en la Conferencia Exploradores de la Humanidad, celebrada en Los Ángeles en 1978, en la que también participaron Alexander Lowen, Ida Rolf, Charlotte Selver, Charles Brooks, Carl Rogers, Karl Pribram y Margaret Mead. En 1979 Thomas Hanna editó un libro sobre este evento e incluyó este artículo, que ese mismo año se publicó en la revista *Somatics*.

El sistema nervioso humano, formado por un número astonómico de células, está estructurado para vivir y funcionar en una gran variedad de mundos físicos.

Tal como ha demostrado la experiencia de muchos astronautas, nuestro sistema nervioso es capaz de tolerar la falta de gravedad y la ausencia de estímulos auditivos y visuales. La ejecución de actividades en las que un número idóneo de indicaciones o señales sucesivas se producían en intervalos cortos de tiempo fue suficiente para que los astronautas conservaran su estado normal de conciencia.

Creo que nuestro sistema nervioso funcionaría correctamente en miles de diferentes mundos posibles. Evolucionaría y se adaptaría o, mejor aún, aprendería a actuar y a reaccionar frente a cualquier tipo de condiciones favorables para la vida. Nuestro sistema nervioso requiere orden y estabilidad, dos características que le permiten establecer las conexiones necesarias para adaptarse fácilmente a cualquiera de los dos mil idiomas (y a una cifra similar de dialectos) que existen en el mundo.

El cosmos (que en griego significa «orden») no es muy predecible, excepto para algunos sucesos como el día y la noche, las fases lunares y las estaciones. No estoy seguro de que sistemas nerviosos más simples tengan conciencia de estos fenómenos organizados. Por lo demás, la aleatoriedad es la regla. La caída de los meteoritos se produce de forma fortuita. Nadie puede predecir qué átomo se desintegrará en un momento determinado en un material radioactivo, ni tampoco cuándo lloverá en un lugar concreto y un periodo de tiempo específico. Lo mismo sucede con los terremotos, el viento, los tifones, los soles y las galaxias y, a nivel microscópico, con los sólidos, gases o líquidos. Podemos analizar cualquiera de estos fenómenos y descubrir que hay muy pocos elementos previsibles, ordenados, estables e invariables. En la mayoría de ellos participan demasiados parámetros como para que sea posible detectar la relación causa-efecto que para nosotros significa orden.

Sin embargo, las estructuras nerviosas buscan el orden y lo encuentran donde y cuando sea posible hallarlo o hacerlo valer. Los únicos sistemas nerviosos que necesitan que el entorno sea consistente y constante son los que están compuestos por grandes cantidades de unidades, como es el caso de la mayoría de las criaturas vivientes. Para formar un ser, para encontrar pareja, para vivir en un rebaño, en una manada o en la sociedad, es imperativo tener una organización que sea reiterativa pues nos permite aprender a afrontar el mundo. Para las formas de vida más complejas (monos que saltan de una rama a otra que está a diez metros de distancia, personas que juegan al tenis o tocan el violín), es fundamental crear series de invariantes[*] que facilitan el aprendizaje a lo largo del desarrollo. Este tipo de aprendizaje difiere sustancialmente del aprendizaje académico.

En el momento del nacimiento, todas las criaturas vivientes son más pequeñas y más débiles que sus padres, algunas durante un breve periodo de tiempo y otras durante intervalos prolongados. Los organismos más débiles necesitan un mundo consistente y constante para llegar a ser adultos fuertes. Como sabemos, un organismo es un mundo de microorganismos que, a su vez, precisan un mundo externo estable para que en el mundo interno existan la homeostasis, el orden y la estabilidad. Es preciso mantener esta condición para que el organismo sobreviva durante un tiempo determinado.

En resumen, el sistema nervioso de un ser vivo ordena los estímulos aleatorios y en constante cambio que llegan a él a través de los sentidos y afectan a sus funciones. Y como el mismo organismo se mueve incesantemente, para que esta confusión, este caos, cobre sentido el sistema nervioso debe poner orden tanto en el mundo externo, móvil y variable, como en su propia movilidad.

Lo sorprendente es que la forma más eficaz para conseguir este desafío hercúleo es el movimiento. El movimiento

---

[*] N. de la T.: magnitud o expresión matemática que no cambia de valor al sufrir determinadas transformaciones.

de un organismo vivo es esencial para que se produzcan eventos estáticos en un entorno que cambia incesantemente y en el mismo organismo que no deja de moverse. Aunque estemos observando materia inerte, nuestros sentidos siguen percibiendo impresiones en movimiento; un organismo vivo solo está completamente inmóvil cuando muere.

El profesor Heinz von Foerster,[1] del Laboratorio de Computación Biológica, un especialista en cibernética con ideas afines, ha señalado que el matemático francés Henri Poincaré[2] escribió en 1887 que la visión tridimensional es posible no solo porque tenemos dos ojos sino también por el movimiento de la cabeza. Los ojos se adaptan al giro de la cabeza; no seríamos capaces de percibir imágenes tridimensionales si permanecieran fijos en el espacio.

Von Foerster oyó hablar de un instructor de esquí suizo llamado Köhler,[3] que convenció a algunos de sus alumnos para participar en un experimento fascinante. Su objetivo era descubrir qué sucedería si nuestro cerebro viera el mundo externo tal como se refleja en la retina y no como realmente es. Como todo el mundo sabe, la lente del ojo, como cualquier otra lente, invierte la imagen en la retina. Cuando vemos a una persona de pie, su cabeza ocupa la parte inferior de la retina y sus pies están en la parte superior. Köhler dio a todos los participantes un par de gafas que invertían la imagen de la retina. Según lo previsto, tanto él como sus alumnos vieron todas las imágenes invertidas. Las primeras horas fueron muy difíciles; ninguno de ellos lograba moverse con libertad y se desplazaban lentamente por el espacio mientras intentaban descifrar lo que veían y darle sentido. Hasta que sucedió algo inesperado: todos descubrieron que veían con absoluta

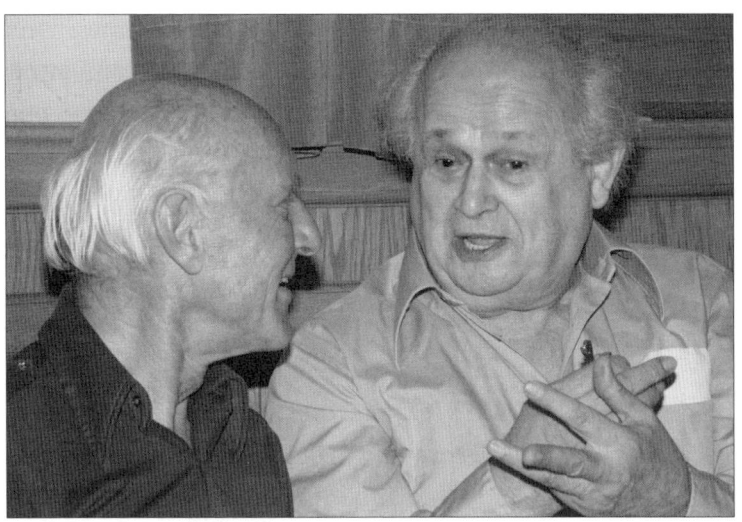
Feldenkrais con Heinz von Foerster (1977).

normalidad las partes de su cuerpo y del entorno inmediato que tocaban, aunque seguían viendo la imagen invertida de todo aquello que no podían palpar. Mientras deambulaban para satisfacer sus necesidades, tanteando y tocando lo que había a su alrededor, comenzaron paulatinamente a ver los objetos más lejanos de la forma habitual. Al cabo de pocas semanas, todos veían con normalidad y se desenvolvían sin prestar excesiva atención ni tener ningún cuidado especial. En un momento determinado del experimento, comenzó a nevar. Köhler miró a través de la ventana y vio los copos elevándose desde la tierra en dirección al cielo. Salió de la casa, estiró los brazos con las palmas hacia arriba y sintió la nieve cayendo sobre sus manos. Al cabo de unos instantes comenzó a ver que los copos caían en lugar de elevarse.

Sabemos que se han realizado otros experimentos con este tipo de gafas que invierten imágenes. Uno de ellos se llevó a cabo en Estados Unidos con dos participantes. Uno de los sujetos estaba sentado en una silla de ruedas mientras el otro lo empujaba. Ambos llevaban gafas. El individuo que se movía por el espacio empujando la silla de ruedas empezó a ver normalmente y en el transcurso de unas pocas horas consiguió no andar a tientas. El que permaneció sentado a lo largo del experimento en ningún momento dejó de ver las imágenes invertidas.

¿Un bebé recién nacido ve las cosas correctamente desde que llega al mundo? ¿O tiene que moverse y tocarlo todo para ser capaz de interpretar y ordenar las impresiones que recibe? Presumo que el movimiento desempeña una función central en la constitución de nuestro mundo objetivo. Y si mi hipótesis no es errada, el movimiento puede ser necesario para que todas las criaturas vivientes creen un mundo exterior ordenado y objetivo, y acaso también su imagen interna del mundo.

Una cosa es segura: no somos únicamente la realización del programa previsto en nuestro código genético específico. Sabemos que la ejecución de este programa no puede producirse sin el desarrollo del organismo portador de ese código genético. Además, el nacimiento y el desarrollo requieren, al menos, un observador o testigo –la persona que da a luz al nuevo organismo–. Y, por otra parte, ningún organismo vivo puede existir fuera de un campo gravitacional.

En suma, un programa genético se incorpora a un cuerpo que se forma a partir de dos células y se desarrolla en un entorno situado inevitablemente en un campo gravitacional donde siempre hay testigos. En modo alguno estos elementos (el código genético, los testigos y el campo gravitacional) pueden crear por sí mismos un ser vivo capaz de crecer y convertirse en un adulto.

Todos los mamíferos están formados por el esqueleto, los músculos y el sistema nervioso, tienen padres, y la Tierra ejerce sobre ellos la misma fuerza gravitatoria que nunca se interrumpe y no se puede controlar. El ser humano es un mamífero y, por tanto, comparte estas condiciones. Sin embargo, existen diferencias importantes. El esqueleto humano tiene los pulgares estructurados de forma que las personas pueden tocarse las puntas de todos los dedos. Los grandes músculos de los brazos de un orangután o un chimpancé son más fuertes que los del hombre, pero la musculatura fina de la mano humana permite realizar una amplia gama de movimientos sutiles. Pensemos en acciones como escribir, interpretar música, fabricar relojes, etc. Las diferencias funcionales del sistema nervioso del hombre lo distinguen de todos los demás mamíferos. La paternidad entre los seres humanos es también una función muy distinta a la de los animales. Normalmente, un bebé tiene padre, madre, dos abuelos y dos abuelas. El entorno humano incluye el ser y la autoimagen, así como también la sexualidad, el contexto sociocultural y los aspectos espaciales y temporales.

Los movimientos que participan en toda acción producen un desplazamiento de todo el organismo y, en consecuencia, cambios en su configuración que afectan a distintos aspectos del entorno con el propósito de garantizar sus necesidades. Por lo tanto, mientras exista vida habrá un entorno y un organismo (ambos en constante cambio) interactuando sin cesar. Entornos diferentes alteran el organismo y el sistema nervioso con el fin de que aprendan a actuar y reaccionar eficazmente frente a estos cambios.

Por lo tanto, desde que nacemos hasta que morimos contamos con un sistema de bucle cerrado* de cuatro elementos: esqueleto, músculos, sistema nervioso y entorno. En realidad, son sistemas muy complejos que interactúan con numerosas reacciones y compensaciones a lo largo de todo el circuito. Podemos representar el bucle como un cuadrilátero con sus cuatro lados y sus cuatro vértices. Yo trabajo principalmente con los vértices. Observo cómo se articulan los sistemas en los vértices donde los elementos interactúan entre sí y dónde se ve más claramente el hábito adquirido mediante el aprendizaje. La actividad intencional y la reacción se pueden modificar más fácilmente a través del aprendizaje que por medio de estructuras más rígidas que están representadas por los lados del cuadrilátero (es decir, los huesos, los músculos, el sistema nervioso, el espacio-tiempo, la cultura, etc.). Por otra parte, es más conveniente perfeccionar la forma que tenemos de hacer las cosas que mejorar todo lo que hacemos, porque a menudo es más importante «cómo» hacemos las cosas que «qué» es lo que hacemos.

Estos cuatro elementos complejos se pueden estudiar desde el inicio de la vida hasta el final. El vínculo que existe entre el organismo y el medio ambiente en el momento del nacimiento es primordialmente pasivo. Poco a poco, la pasividad se reemplaza por una acción cada vez más intencional. Todo el esquema sería radicalmente diferente si no existiera la gravedad. La función de los huesos no consistiría

---

* N. de la T.: los sistemas de bucle o lazo cerrado son aquellos que utilizan la retroalimentación desde un resultado final para ajustar la acción de control en consecuencia.

en soportar las fuerzas de compresión. La velocidad y la potencia de los movimientos serían tan diferentes que ni siquiera somos capaces de imaginarlo. Tal como es ahora, el movimiento es el mejor indicio de vida. Desde que el hombre aprendió a hablar, ha clasificado todo lo que conoce de acuerdo con su forma de moverse en el campo de la gravedad. La vegetación se define como aquello que se mueve pasivamente de lado a lado siguiendo el flujo del agua o del aire y que crece en sentido vertical. Todos los seres vivos se clasifican por la forma en que se mueven. Los peces nadan, las aves vuelan, las serpientes reptan y las lombrices se contonean. Hay criaturas que saltan, otras que andan a cuatro patas y nosotros, bípedos sin plumas, caminamos erguidos. El movimiento parece haber preocupado al hombre desde que tiene memoria de sí mismo.

El movimiento es esencial para cualquier célula del organismo, y todo el sistema (esqueleto, músculos y sistema nervioso) está pendiente de él. La organización motriz es tan compleja que la mayoría de los seres vivos necesitan un aprendizaje individual y personal, sean peces, aves, monos u hombres. El tiempo de aprendizaje varía de unos pocos segundos o minutos a varios años. Algunos animales de rebaño, especialmente el ganado vacuno, los caballos, las cebras y otros similares, son capaces de seguir a la manada inmediatamente después de nacer. La cría recién nacida intenta ponerse de pie poco después de que la madre corte el cordón umbilical y comience a lamerla, y solo necesitará dos o tres intentos para conseguirlo. Luego seguirá a su madre sobre la arena, la grava, o incluso sobre la hierba húmeda y resbaladiza, a través de un terreno uniforme o de una pendiente

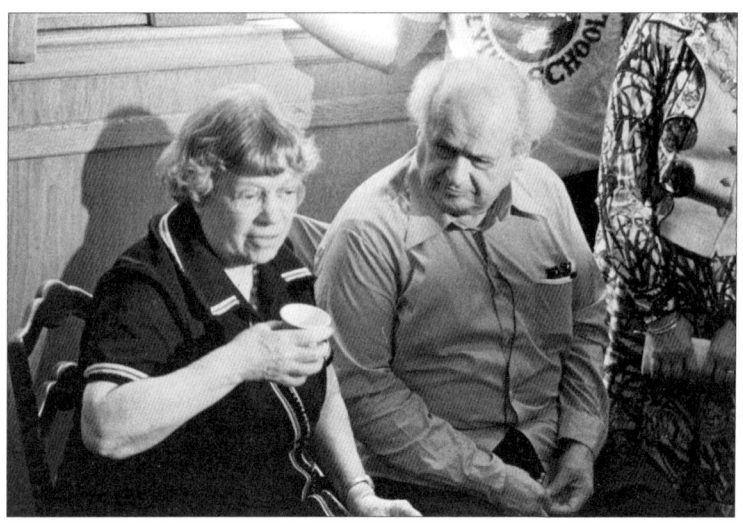
Feldenkrais con la antropóloga Margaret Mead (1977).

ascendente o descendente. Y no solamente es capaz de hacer todo lo que sea necesario para unirse al rebaño; también puede incorporarse sin ayuda si tropieza o se resbala. Si pensamos en la complejidad y el ingenio que se requieren para construir una máquina que sea igualmente eficaz, comprenderemos la importancia de esta extraordinaria habilidad para moverse sin experiencia previa y con tan poco tiempo de aprendizaje.

Pensemos ahora en las cabras montesas que paren a sus crías en los acantilados. Estas se sostienen sobre sus patas y comienzan a saltar de un risco a otro sin que nadie les haya enseñado a hacerlo. Como es evidente, todas las conexiones del sistema nervioso de estos animales deben estar completas antes de nacer. En resumen, el aprendizaje, la evolución, la organización refleja, el instinto que les permite sobrevivir en condiciones precarias se trasmiten a través de la especie.

Sin embargo, la mayoría de las aves, los perros, los gatos de todo tipo, incluso los cachorros de tigres, necesitan que sus padres los entrenen para completar las conexiones, instaurando así los patrones funcionales de su sistema nervioso. Solo necesitan unas pocas semanas de aprendizaje para que estos patrones sean fiables, autónomos o automáticos.

Cuando examinamos las distintas especies, observamos que cuanto más bajo es el puesto que ocupan en la escala evolutiva, más completas son las conexiones de su sistema nervioso en el momento de nacer. La conexión de las neuronas, las sinapsis y demás elementos ya están establecidos y el aprendizaje es más corto. El ser humano se encuentra en el extremo opuesto. El aprendizaje más largo de todas las especies es el del bebé humano. A pesar de que los sistemas nervioso y glandular del neonato ya cuentan con todas las condiciones necesarias para mantener la vida y el desarrollo, las funciones específicas humanas aún no están «conectadas». Ningún bebé recién nacido puede hablar, cantar, silbar, gatear, caminar erguido, componer música, contar o pensar en términos matemáticos, ni conocer la hora del día o de la noche. Ninguna de estas funciones puede evolucionar sin un largo aprendizaje que dura varios años. En lo que se refiere a estas funciones o actividades específicamente humanas, las conexiones de las estructuras neuronales no existen en el momento del nacimiento. El bebé necesita un aprendizaje individual y una experiencia personal, sin los cuales no sería un ser humano. Los animales «inferiores» tienen un aprendizaje filogenético, una organización heredada de su especie. El animal «superior» aprende a través de su propia experiencia individual ontogenética. Los términos «inferior» y «superior» no son muy representativos, salvo para indicar que nuestra forma de elaborar la escala evolutiva es muy compleja. Casi todos los animales inferiores pueden llevar a cabo acciones que los superiores jamás podrían realizar sin un aprendizaje prolongado y que, por otra parte, solo pueden lograr por imitación y recurriendo, normalmente, a una gran variedad de instrumentos o estructuras auxiliares.

La tendencia a la repetición conduce en última instancia a una constancia y un orden repetitivos. La mayoría de los acontecimientos ocurren de una forma aleatoria y son tan desordenados que casi todos los movimientos son imprevisibles. Establecemos las leyes de la naturaleza escogiendo las partes de los sucesos a las que podemos añadir lo que consideramos orden. Newton puso orden en un conjunto impresionante de cuerpos en caída libre promoviendo la gravitación al estado del ser. Los sistemas y tejidos nerviosos son los únicos que tienen capacidad para concebir y realizar. En los seres humanos, las sustancias químicas cerebrales se encargan de organizar sus propias funciones y de poner orden en su entorno; esto, a su vez, mejora el orden de lo humano, y así sucesivamente.

Las sustancias neuronales se organizan por sí mismas para seleccionar y modificar los mensajes que llegan del mundo exterior hasta convertirlos en series invariables, haciendo posible la repetición. Desde el entorno llegan muchos mensajes que cambian continuamente antes de que el organismo pueda percibirlos como objetos inmodificables. La función del sistema nervioso es tan extraordinaria que es capaz de crear orden allí donde cualquier instrumento fabricado con diferentes tipos de materiales solo registraría datos difusos o variaciones constantes.

Pongamos por ejemplo que queremos tomar una foto de un galgo que se acerca corriendo mientras cabalgamos al galope. O imaginemos que estamos hablando con otra persona en una habitación donde un ventilador o un aparato de aire acondicionado hacen tanto ruido que ninguna grabadora podría reproducir de forma inteligible lo que estamos diciendo. Sin embargo, ambos nos entendemos perfectamente, no tenemos ninguna dificultad para imponer un orden fijo en presencia de diversas interferencias. Frente a todo lo que vemos, oímos, olemos o sentimos, nos organizamos activamente para dejarnos guiar por esas series invariables que nos permiten gestionar el desorden interior o exterior (en el entorno), sea en un plano interpersonal, social o temporal.

Para decirlo simplemente, algo está vivo si tiene un límite que lo separa del resto del mundo, si puede reproducirse, subsistir (es decir, obtener energía de lo que existe más allá de sus límites) y preservarse. Ninguna de estas funciones puede tener lugar sin autorregulación, es decir, el movimiento. La ampliación de la toma de conciencia a través del movimiento es un proceso de aprendizaje que se ha utilizado desde que la primera célula se desarrolló hasta convertirse en un individuo que necesita autorregularse.

Autoconciencia a través del Movimiento es un método de aprendizaje que fomenta una autorregulación más fácil y placentera porque se asemeja al aprendizaje que tiene lugar durante el proceso evolutivo. Los dos métodos que utilizo, Autoconciencia a través del Movimiento e Integración Funcional, son esencialmente una forma general, breve y eficaz de aprender a aprender. En el aprendizaje tradicional lo importante es qué aprendemos. Sin embargo, la función superior de aprender a aprender carece de esas restricciones. Aprender a aprender implica mejorar las funciones cerebrales hasta superar su potencial latente.

Para facilitar el aprendizaje, es necesario separar el objetivo del proceso. Lo importante es el proceso; el adulto no debería plantearse ninguna meta, tal como hace un bebé durante su aprendizaje. El bebé no está sujeto a ningún horario ni tiene necesidad de basarse en la fuerza. Los métodos tradicionales que se aplican en las escuelas, y en la enseñanza académica en general, han desvirtuado la reeducación de los adultos. En ambos casos, se asume que el profesor es superior al alumno y representa un ejemplo que se debe seguir e imitar. El objetivo son los resultados (y no el aprendizaje) y se establecen plazos determinados para logros específicos. Este tipo de aprendizaje no tiene nada que ver con el desarrollo: se puede demorar a voluntad o incluso abandonar definitivamente.

Sin embargo, el aprendizaje que depende del proceso evolutivo no se puede aplazar de un modo arbitrario, así como tampoco puede ir más rápido que el ritmo normal del desarrollo. Creo que la posibilidad de que exista un futuro mejor para la humanidad está más cerca de lo que nos indica el enfoque pesimista de la autodestrucción que muchos defienden. La forma final de una sociedad no es aquella en la que sus miembros solo son meras unidades que la componen. Considero que hombres y mujeres con mayor conciencia de sí mismos podrían crear una sociedad que trabajara en pro de la dignidad humana de sus miembros, en lugar de centrarse primordialmente en el concepto abstracto y colectivo de sociedad humana.

6

Autoconciencia a través del movimiento

Este artículo breve y conciso incluye tanto la teoría como las descripciones concretas del enfoque pedagógico de Feldenkrais. Se utilizó como guía en su instituto de Tel Aviv. Esta versión, publicada en el *Manual Anual para Facilitadores de Grupo* en 1975, es ligeramente diferente del artículo que se utilizaba en el instituto.

El hombre es un animal debido a su estructura. No obstante, es el animal superior y un ser humano gracias a las funciones de su sistema nervioso. La ligera diferencia que existe entre la mano humana y la del mono reside en el movimiento y la posición del pulgar. El sistema nervioso humano permite usar los músculos y huesos de la mano para hacer cosas que un mono es incapaz de realizar. Los movimientos sutiles y precisos de la mano, necesarios para escribir, tocar un instrumento musical, contar billetes, reparar un reloj, enfocar un microscopio, etc., son específicamente humanos.

DOS MANERAS DE APRENDER

Existen dos modelos diferentes para aprender a usar la mano. Los movimientos comunes de las manos son espontáneos y mejoran con el desarrollo de todo animal normal, sea mono u hombre. No obstante, cada persona debe aprender a dominar la motricidad fina de la mano de un modo determinado y en el momento oportuno.

El aprendizaje específico (quizás la característica más importante del sistema nervioso humano) se pone de manifiesto no solamente en las manos del hombre sino en todas sus funciones. La postura erecta, el modo de andar y el habla son cualidades aprendidas que requieren varios años de aprendizaje y muchos más para perfeccionarlas.

La capacidad de emitir sonidos (es decir, la parte animal del habla) mejora con el desarrollo tanto en el hombre como en otros mamíferos, pero una persona que llega al estado adulto aislada de la sociedad quizás nunca alcance la destreza de un ser humano criado en condiciones normales. El instinto animal es un aprendizaje filogenético o, lo que es lo mismo, el aprendizaje de la especie. El aprendizaje humano es ontogénico, es decir, requiere de la experiencia personal. En resumen, el aprendizaje es al sistema nervioso humano lo que el instinto es a los animales.

Los perros, por ejemplo, aprenden espontáneamente todas las lenguas caninas y por eso un perro chino se puede comunicar con un perro americano y también con otro de origen persa. Pero las conexiones del sistema nervioso humano se establecen a través de la experiencia personal e individual; por esta razón una persona puede hablar solamente una lengua y el resto de los idiomas, que superan los dos mil, seguirán siendo incomprensibles a menos que se embarque en un nuevo aprendizaje.

El instinto tiene ciertas desventajas, como también las tiene el aprendizaje humano. El instinto es inútil en un entorno que cambia de improviso o en una situación totalmente nueva. El valor del aprendizaje depende de la elección y la calidad de lo aprendido. No obstante, el sistema nervioso humano, cuyos patrones de acción no son heredados (como los instintos) sino que se conectan durante el proceso de aprendizaje, tiene una ventaja esencial: resulta comparativamente más fácil afrontar un nuevo aprendizaje o una reeducación.

EL MOVIMIENTO

El movimiento es el mejor indicio de la actividad del sistema nervioso humano. Por lo general, los temblores, la parálisis, la ataxia, las dificultades del lenguaje y el control muscular ineficaz son manifestaciones de una lesión cerebral o de un trastorno de las funciones del tronco encefálico o de otras partes del sistema nervioso. El movimiento, o su ausencia, revela el estado del sistema nervioso, sus factores hereditarios y su grado de desarrollo. El movimiento se produce únicamente cuando el sistema nervioso envía los impulsos necesarios para contraer los músculos correspondientes por medio de secuencias y esquemas correctos en el momento oportuno.

Al nacer podemos realizar muy pocos movimientos voluntarios, además de llorar y contraer todos los músculos flexores mediante un esfuerzo indiferenciado. A través de la experiencia aprendemos a rodar, gatear, sentarnos, hablar, correr, saltar, balancearnos, girar y todo aquello que somos capaces de hacer en la edad adulta.

Nuestra conciencia se adapta gradualmente al medio que nos rodea. Los primeros contactos con el mundo exterior se realizan a través de la piel y de la boca. Más tarde, aprendemos a utilizar las diferentes partes de nuestro cuerpo por separado y a regularlas por medio de la vista. La mayor dificultad es la diferenciación de los movimientos. Por ejemplo, el dedo anular seguirá siendo torpe a menos que toquemos un instrumento musical o pongamos un interés especial en aprender a moverlo a voluntad. No obstante, logramos habitualmente convertir la respuesta de «todo o nada» de la contracción muscular primitiva en una actividad voluntaria más o menos clara y diferenciada. Por lo general, llegamos a hacerlo de forma natural, es decir, sin tener conciencia del proceso implicado ni del estado o grado de perfección alcanzado a través del aprendizaje. La mayoría de nosotros llegamos a alcanzar una mediocridad despreocupada, que resulta suficiente para convertirnos en uno del montón.

EL MÉTODO FELDENKRAIS

Mi técnica para propiciar una mejor maduración del sistema nervioso utiliza la relación reversible de los sistemas muscular y nervioso. Ambos han evolucionado en el campo gravitacional que establece las pautas para el desarrollo y el aprendizaje de cada individuo y también para la evolución de la especie.

El extraordinario desarrollo de los lóbulos frontales humanos demuestra que sus funciones representan un avance evolutivo y contribuye a la supervivencia de los más adaptados. El desarrollo del cerebro humano se inicia en el momento del nacimiento y evoluciona con el paso del tiempo, dirigido y moldeado por la experiencia personal.

Oportunidad y vulnerabilidad

Como resultado, el ser humano tiene la extraordinaria oportunidad de desarrollar un repertorio de respuestas aprendidas (de las que carecen los demás animales) y una vulnerabilidad especial para cometer errores. Las respuestas del resto de los animales a la mayoría de los estímulos se organizan en su sistema nervioso en forma de patrones instintivos, razón por la cual se equivocan con menor frecuencia.

Y aún más irritante es el hecho de que tenemos pocas oportunidades para tomar conciencia de nuestros errores. Como somos aprendices a la vez que jueces, nuestro juicio depende de los logros alcanzados durante el aprendizaje y, al mismo tiempo, está limitado por ellos.

Ciertamente, para evolucionar tenemos que afinar nuestro juicio. Sin embargo, el juicio es el resultado de un aprendizaje que ya se ha completado.

Aumentar la sensibilidad

Para romper este círculo vicioso, debemos utilizar la función básica de la región supralímbica del cerebro, que es capaz de percibir y abstraer, y a menudo incluso expresar en palabras lo que está sucediendo en nuestro cuerpo. Al reducir todos los estímulos al mínimo, reducimos también a su mínima expresión cualquier cambio que tenga lugar en nuestro sistema muscular y en nuestros sentidos. De este modo, nuestra sensibilidad aumenta considerablemente y, en consecuencia, podemos apreciar los detalles más ínfimos de los que no habíamos sido conscientes hasta ese momento. Somos como una persona daltónica que ha recuperado la capacidad para diferenciar el rojo del verde.

En cuanto mejora la capacidad de diferenciar, se aprecian mejor los detalles del ser y del entorno; tomamos conciencia de lo que hacemos y no de lo que decimos o pensamos que hacemos.

La práctica del Método

Para empezar explicaré que durante las lecciones el sujeto está tumbado en el suelo, en posición prona o supina, pues así resulta más fácil desestructurar los patrones musculares. De este modo, se suprime la presión habitual en las plantas de los pies y la consecuente disposición de las articulaciones del esqueleto. El sistema nervioso no recibe los estímulos aferentes habituales causados por la gravedad, y los impulsos eferentes no se organizan de acuerdo con los patrones usuales. Cuando se reciben de nuevo los estímulos habituales una vez concluidas las lecciones, sorprende descubrir que provocan una respuesta diferente.

Las lecciones se realizan tan lenta y placenteramente como sea posible, sin sentir tensión ni dolor. El objeto principal no es entrenarse en lo que uno ya conoce, sino descubrir reacciones desconocidas para aprender una forma de actuar más adecuada y agradable.

Los movimientos son ligeros, de modo que después de quince o veinte repeticiones el esfuerzo inicial disminuye hasta no ser prácticamente nada más que un pensamiento. Esto produce una sensibilidad máxima que permite a la

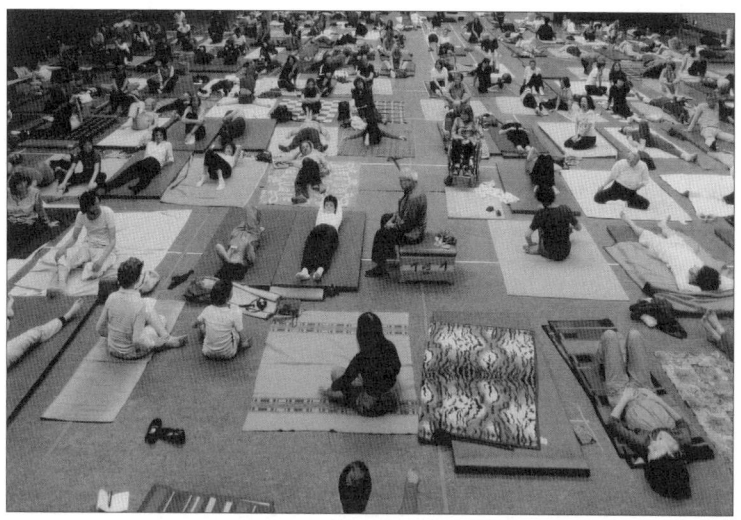
Seminario en 1981, Friburgo, Breisgau (Alemania).

persona detectar los cambios mínimos del tono eferente, así como también una nueva alineación de las distintas partes del cuerpo.

Al final de las lecciones, el sujeto tiene la sensación de que el cuerpo pende ligeramente de la cabeza y se desliza al moverse, de que los pies no se apoyan pesadamente sobre el suelo.

La cabeza, que es portadora de todos los teleceptores (ojos, oídos, fosas nasales y boca) y que gira a derecha e izquierda prácticamente con cada movimiento en función de los cambios del entorno, debería moverse con una suavidad que ni siquiera el más perfecto de los robots conseguiría igualar. De todos los teleceptores, los ojos también se desplazan a derecha e izquierda en relación con la cabeza, y sus movimientos deberían ser fáciles y delicados, sea en la misma dirección de rotación de la cabeza o en la dirección opuesta.

Resultados

Al reeducar un cuerpo para perfeccionar todas las formas y configuraciones posibles de sus miembros, no solamente se modifica la fuerza y la flexibilidad del esqueleto y de los músculos; también se produce un cambio profundo de la autoimagen y la calidad de la regulación del propio ser.

LAS DOS TÉCNICAS PRINCIPALES

El Método emplea una técnica manipulativa y otra grupal. La primera es necesariamente individual y se ajusta a las necesidades particulares de cada persona. Se trabaja con unas treinta posiciones corporales diferentes. Históricamente, la primera técnica que se desarrolló fue la manipulativa.

La técnica grupal se creó para producir el mismo efecto de la enseñanza de la técnica manipulativa en el mayor número posible de personas a la vez (la palabra «enseñanza» indica que los cambios en la autoimagen del alumno se producen porque este toma conciencia de sus cambios corporales). Las lecciones se emitieron por Swiss Radio Zurich durante dos años. Hasta la fecha, hay alrededor de mil lecciones de cuarenta y cinco minutos, cada una en hebreo, y algunos centenares en inglés, francés y alemán.

APLICACIONES DEL MÉTODO

El Método Feldenkrais considera que todas las funciones son una manifestación del sistema nervioso; por ello tiene una aplicación universal.

He enseñado a músicos, violinistas y pianistas mundialmente famosos, como el prestigioso Igor Markevitch,[1] que solicitó mis servicios en el curso internacional para directores de orquesta realizado en Salzburgo y en la ópera de Montecarlo durante varios años. En los últimos tiempos, he impartido clases anuales para Peter Brook[2] en su Centro Internacional para la Investigación Teatral en París, así como en San Juan Bautista (donde Brook trabajó con El Teatro Campesino) y en la Academia de Música de Brooklyn, entre otros. La Escuela de Teatro de la Universidad Carnegie-Mellon, la Universidad de Pittsburg, la Universidad de Nueva York y muchas otras instituciones han utilizado mis técnicas.

Además, he tratado a personas con deficiencias y dolores crónicos.

Referencias

Darwin, C. R., *Expressions of the Emotions in Man and Animals*. Nueva York: AMS Press, 1972.
Feldenkrais, M., *Body and Mature Behavior*. Nueva York: International Universities Press, 1970.
——, *Awareness Through Movement: Health Exercises for Personal Growth*. Nueva York: Harper & Row, 1972.
Pribram, K. H., *Languages of the Brain* (serie de Psicología Experimental), Englewood Cliffs, NJ: Prentice Hall, 1971.
Young, J. Z., *An Introduction to the Study of Man*. Nueva York: Oxford University Press, 1974.

7

La realización personal a través del aprendizaje orgánico

Editado por Mark Reese

El doctor Feldenkrais presentó este trabajo en la Conferencia Mandala celebrada en San Diego en 1981, que aquel año se centró en el tema de la salud holística y la longevidad. Mark Reese (1951-2006), que formaba parte del grupo original de alumnos del doctor Feldenkrais en Estados Unidos, lo invitó a participar en la conferencia y más tarde editó su presentación con el propósito de publicarla. Reese era una persona muy elocuente y llegó a ser uno de los profesores del Método más influyentes de su generación; formó a un gran número de instructores en todo el mundo. Escribió la biografía de Feldenkrais, que lleva por título *Moshe Feldenkrais: A Life in Movement* y se publicó en 2011.

Dar conferencias no es nada habitual para mí. Yo me dedico a hablar con la gente y tengo la sensación de estar hablando con amigos. No soy un orador, simplemente converso con personas que tienen interés en aprender algo. Tampoco soy un profesor corriente, más bien uno peculiar a quien lo que realmente le importa es lo que la gente aprende y no su enseñanza. Por consiguiente, jamás he escrito ni preparado una conferencia en mi vida. Hay aquí muchas personas del

Feldenkrais GUILD® que me conocen muy bien y pueden dar fe de que durante los años que me he dedicado a la enseñanza jamás he preparado una ponencia. En esta ocasión he tomado algunos apuntes aunque, por supuesto, no los necesito. Lo hice porque no estaba muy seguro de a qué me había comprometido; ni siquiera sabía que el título de mi exposición sería «La realización personal a través del aprendizaje orgánico». No necesito preparar el tema para hablar sobre el «aprendizaje orgánico», pero «realización personal»... ¿Qué es la realización personal? Lo que me sucede con los conceptos abstractos es que puedo estar hablando durante días sin llegar a ninguna parte. Preciso algo concreto que sea creíble para cualquier persona, algo que todos podamos comprender y también tocar, ver u oír. Así tendremos una experiencia común, podremos entendernos mediante el uso del lenguaje. De otra forma es imposible. Yo puedo decir la palabra «holístico», y a saber qué entendéis. ¿Qué quiere decir? Yo aprendí el término «holístico» de la misma forma que nos contó ayer el doctor Lomas, gracias al libro del mariscal de campo Smuts.[1] Desde entonces, el término se ha popularizado, y debo decir que se utiliza incorrectamente en innumerables ocasiones, de modo que ya no sé qué es lo que significa.

Para empezar, me referiré a cuestiones muy concretas. ¿Qué es un ser? ¿Qué es la realización? ¿Qué es el aprendizaje orgánico? Si no sabemos de qué estamos hablando, no llegaremos a ninguna parte.

Vamos a ocuparnos de la primera pregunta: ¿qué es un ser? Hay cuatro mil millones y medio de seres y ninguno es igual a otro, ni en sus huellas dactilares ni en su sistema inmunitario. No podemos trasladar atributos de una persona a otra; cada individuo es absolutamente singular. Eso es un ser. Hasta aquí, todo es muy simple. En el mundo hay probablemente alrededor de doscientos mil millones de seres, porque los animales también lo son. Todos ellos tienen en común cantidades o cualidades biológicas fundamentales.

En primer lugar, la reproducción. Sin ella no puede subsistir ninguna especie. Todas las especies, incluido el hombre, deben ser capaces de reproducirse. La siguiente cualidad es la capacidad de subsistencia. No existe ningún animal, bacteria ni ninguna otra criatura en el mundo que sea capaz de vivir sin inhalar oxígeno o nitrógeno (como es el caso de las bacterias anaeróbicas), sin beber agua ni consumir alimentos. Sin la capacidad de subsistencia, sería inconcebible que una especie perdurara mucho tiempo.

En realidad, la capacidad de subsistencia es más decisiva que la reproducción; la mayoría de los mamíferos se reproduce una o dos veces al año, pero si no respiramos durante dos o tres minutos, ya no conseguiremos volver a hacerlo. Sin embargo, el instinto de conservación es aún más radical: consiste, por ejemplo, en eludir el ataque de un león o de una boa constrictor, o evitar caernos de una roca, de una montaña muy alta o por un precipicio. En cuestión de segundos, puede que ya no estemos aquí. Estas tres cualidades no son exclusivamente humanas, son comunes a todos los animales. No pueden ponerse en práctica sin la autopropulsión, el movimiento o la acción. Nada es posible sin movimiento. No podemos reproducirnos si no nos movemos. Si permanecemos quietos, no podemos obtener el alimento, el aire o el agua necesarios para vivir. No podemos evitar los peligros y preservar la vida si no somos capaces de huir, atacar o movernos con cautela, es decir, todo lo que hemos aprendido para poder sobrevivir.

Aunque estas características son comunes a todos los seres vivos que existen sobre la Tierra, el ser humano es un organismo mucho más complejo debido a sus cualidades extraordinarias, como el pensamiento, el sentimiento, la percepción a través de los sentidos, la conciencia y la toma de conciencia. ¿Qué significa todo esto? ¿De qué voy a hablar? De la conciencia y de la toma de conciencia. La conciencia es también una cualidad común a la mayoría de los animales, aunque en mucho menor grado. La diferencia es tan grande que podríamos decir que son de calidad diferente. Cuando pregunto a la mayoría de las personas para qué es necesaria la conciencia, me responden que es suficiente con estar despierto. Vosotros dormís, despertáis, ¿para qué queréis tener conciencia? Y de hecho, ¿qué es lo que hacéis con la conciencia? ¿Qué es? ¿No es suficiente con estar despierto? Bien, como se puede comprobar a través de la propia experiencia personal, parece ser que no lo es. Por ejemplo, una persona puede despertarse y no saber dónde se encuentra, acaso ni siquiera se dé cuenta de si está despierta o dormida. Otro ejemplo: se puede despertar a un niño para que vaya a orinar y evitar así que moje la cama. El niño se levanta y, como es obvio, percibe lo que está haciendo. Está despierto, está haciendo algo y luego volverá a la cama; sin embargo, no es consciente de lo que hace. No se entera de lo que está ocurriendo y al día siguiente ni siquiera recordará que lo han despertado.

De manera que estar despierto no es lo mismo que estar consciente. Entonces, ¿qué es estar consciente? Si perdemos la conciencia (por ejemplo, después de un accidente de coche) o despertamos en la cama de un hospital sin saber dónde nos encontramos, lo primero que nos preguntamos es: «¿Dónde estoy?». Este es uno de los rasgos esenciales de la conciencia. Antes de estar orientados en el campo gravitacional (lo que nos permite reconocer si estamos sentados o de pie y de que los ojos vean el horizonte desde una perspectiva normal, no sabemos si estamos dormidos o soñando, sentados o de pie, ni tampoco si tenemos los brazos cruzados. Este es uno de los problemas principales de la conciencia: saber dónde estamos y qué estamos haciendo.

Así pues, ¿cuál es la diferencia entre la conciencia y la toma de conciencia? Lo repito, la conciencia tiene que ver con la orientación en el campo gravitacional. Sin ella no sabríais dónde estáis, quiénes sois, qué estáis haciendo ni qué os está ocurriendo. La toma de conciencia implica ser consciente y saber de qué eres consciente. Por ejemplo, os miro y sé que estáis aquí y quiénes sois, pero si me preguntáis cuántas personas hay aquí, no puedo contestar. Tengo que contarlas. ¿Y qué hago para contarlas? Recurro a una actividad interna. Dejo de miraros y empiezo a contar uno, dos, tres; cuento todas las veces que mi atención cambia de objeto. A continuación, deseo saber cuántas mujeres y cuántos hombres hay. Entonces, cambio el foco de mi atención otra vez. Si quiero contar guisantes en lugar de personas, aplico el mismo procedimiento. En otras palabras, contar es una actividad interna. Es muy curioso. Pensamos que contamos naranjas pero, independientemente de que contemos naranjas, guisantes, seres humanos o cualquier otra cosa, en realidad contamos el número de veces que cambiamos el foco de atención de los ojos o de los oídos. En cuanto comprendáis a dónde quiero llegar, os revelaré algunas cosas muy interesantes, casi increíbles. La toma de conciencia implica conocimiento, saber lo que estás haciendo, saber de qué eres consciente. Al inicio de esta disertación empecé hablando muy brevemente del «ser» como una primera aproximación al tema. Si queréis saber qué es realmente el ser, existen muchas corrientes psicológicas y muchas teorías. Mi enfoque personal difiere considerablemente de lo que dicen y hacen otras personas.

Y ahora nos ocuparemos del otro término. ¿Qué es la realización? ¿Realizar qué? Solo puedo comprender qué es la realización si conozco cuáles son sus limitaciones. Por otra parte, ¿realización de qué? ¿Realización de la conciencia de cuatro mil, o cuatro mil millones de personas? ¿O de qué? ¿Qué es lo que quieren esas personas? Cada una de ellas quiere algo diferente. ¿Cómo es que él o ella quieren algo diferente? Como acabo de afirmar, únicamente podemos entenderlo a través de las limitaciones, de modo que vamos a ver cómo se originan.

Al nacer, el ser humano es una tabla rasa. Las pequeñas habilidades que ha traído al mundo son prácticamente insignificantes. No puede realizar ninguna de las cosas que la mayoría de los animales es capaz de hacer a los pocos días o semanas de nacer. Para el cachorro humano, todo pasa por el aprendizaje. ¿Qué es lo que puede hacer? Cuando tiene un día o dos de vida, puede llevar a cabo relativamente bien la mayoría de las funciones comunes a todos los animales (como por ejemplo, sudar); sin embargo, todavía no existe nada relacionado con la vida humana y la realización. No es capaz de hablar, andar, cantar, silbar ni desempeñar ninguna otra función específicamente humana. De hecho, no puede interpretar música ni realizar operaciones matemáticas, ni ninguna otra cosa por el estilo. Pero llegará a hacerlo. ¿Cómo? Gracias a su sistema nervioso altamente evolucionado. Ese sistema nervioso tiene una sola cualidad innata, la curiosidad. Y la curiosidad es innata en todos los animales; de lo contrario, no conseguirían regresar a casa ni evitar un peligro. La única cualidad innata real de los seres humanos es la curiosidad. Gracias a ella se aprende a conocer el tiempo y el ritmo, a cantar e interpretar música, a hablar, andar, correr, saltar o nadar —es imposible mencionar todas las funciones que puede realizar un ser humano—. Todas estas habilidades son aprendidas. Existe una gran cantidad de procesos de aprendizaje, pero nadie sabe realmente cómo aprendemos a hablar ni cómo llegamos a gatear y, más adelante, a andar. Cuando llega el momento de relacionarnos con seres humanos, como Piaget, el general Smuts o cualquier otro, tratamos con personas adultas y damos por hecho que así es un ser humano. En realidad, no hay ni un solo individuo que no haya pasado por un periodo extraordinariamente largo de aprendizaje orgánico, un proceso completamente diferente al aprendizaje académico. Este último no tiene nada que ver con el desarrollo personal; cualquier relación posible se produce solo ocasionalmente y por azar.

El aprendizaje académico no está vinculado en absoluto con el tiempo; es un evento social y una necesidad social. Estudiamos arquitectura porque la arquitectura es necesaria. Aprendemos arqueología, ingeniería, química o computación porque la sociedad no puede existir sin ellas, o porque es mucho mejor cuando existen. Pero ninguna de ellas depende del tiempo ni está asociada a él. Hace mucho el doctor Trager[2] fue otra persona antes de ser médico. Podría no haberlo conseguido. Podría haberlo postergado otros cincuenta años. Podría haberlo hecho cincuenta años atrás. No está escrito que haya que estudiar medicina. Yo deseaba estudiar esa carrera y, no obstante, nunca asistí a la facultad de medicina.

De modo que podéis hacer lo que os apetezca. Podéis interrumpirlo, postergarlo, no hacerlo nunca o hacerlo en cualquier momento de la vida, cuando lo creáis conveniente. Sin embargo, intentad patinar antes de haber aprendido a andar. ¿Podríais conseguirlo? Tratad de caminar antes de haber gateado. Cualquiera que haya aprendido a andar sin haber gateado antes suele tener problemas y es probable que necesite la ayuda del doctor Trager o de cualquier otra persona. Considerando todo lo mencionado, podemos empezar a percibir que la realización no es algo simple. No hay más que pensar en cómo un bebé se convierte en un ser humano maduro. Hay un periodo de aprendizaje orgánico en el que es imposible alterar el tiempo, la secuencia o la duración del proceso. Prácticamente, no tienes ningún poder de decisión. Por el contrario, en el aprendizaje académico tú eres el jefe, es una cuestión social.

Pero volvamos a la realización. Analicemos todo lo que hemos aprendido a hacer: hablar, andar, mantenernos erguidos, escribir, leer, interpretar música, comprender las matemáticas y operar con ellas. Estas son la mayoría de nuestras ocupaciones, y alcanzar la satisfacción o la realización personal a través de ellas es una necesidad. Pensemos, por ejemplo, en un adulto que no es capaz de andar, probablemente a causa de una parálisis cerebral, una distonía, una distrofia muscular o Dios sabe qué. Hay cientos de enfermedades que pueden afectar a la marcha. La realización personal para cada uno de nosotros puede residir en nuestra capacidad de andar, de mantenernos de pie sin apoyos o de movernos sin necesitar una silla de ruedas. Esto nos reporta satisfacción.

Si no puedo hablar, si tartamudeo, llegar a adquirir la capacidad de hablar con claridad constituiría una satisfacción personal. Algunas personas pueden realizarse en la vida a través del canto. Por ejemplo, a lo largo de mi infancia no tuve ninguna relación con el canto ni la música porque mi padre era un hombre culto que pensaba que cantar o silbar eran actividades inútiles y que yo debía dedicarme por entero a las matemáticas, a estudiar. Y, por supuesto, eso fue precisamente lo que hice.

Cuando cumplí setenta años, decidí hacerme un regalo porque hasta ese momento había recibido alrededor de doscientas corbatas por mi cumpleaños y el caso es que ya no las uso. El primer obsequio que me hice fue asistir a clases de piano durante dos años. Mi profesor era uno de mis alumnos, un compositor llamado Lockner. Más tarde aprendí canto durante tres años. El hecho de haber empezado las clases cuando ya tenía prácticamente setenta y cinco años me hizo recapacitar en todo lo que me había perdido. Todavía lamento no haber empezado a los quince o veinte años. Como veis, la satisfacción y la realización personal están presentes en todo lo que aprendemos. La satisfacción está en juego tanto si no eres capaz de andar como si puedes hacerlo. Si tienes parálisis cerebral con atetosis, puede ser muy satisfactorio llegar a ser más o menos igual que los demás —que nunca es igual a ser tú mismo—. Como veis, en estas limitaciones del aprendizaje orgánico intervienen la satisfacción y la realización personal.

Ahora avancemos un poco más. El canto, la música, las matemáticas, silbar, andar, nadar (todas las acciones que es capaz de realizar un ser humano y la habilidad para eliminar todos los obstáculos con los que puede tropezar) pueden constituir la realización personal. Conozco algunos ejemplos extraordinarios de personas que se sienten satisfechas con su vida. Yo defino la salud de una forma curiosa, como seguramente no lo hace ninguno de vosotros. Es posible que me equivoque al decir «seguramente», porque en la vida siempre suceden cosas inesperadas. Creo que mis criterios para definir la salud son, cuando menos, curiosos; y no porque intente ser original sino porque hago las cosas de una forma muy concreta. Enseguida comprenderéis hasta qué punto es concreta: mi primera definición de salud corresponde a una persona que es capaz de materializar sus sueños no confesados.

Durante la niñez o la adolescencia, la mayoría de la gente se dedica a organizar su vida pero, con el paso del tiempo, sus intenciones y proyectos se diluyen. Estos sueños inconfesados permanecen activos y ocurre que algunas personas pueden ser infelices y estar insatisfechas con su propia vida a pesar de poseer todo lo que desean. Por ejemplo, alguien quiere aprender a pintar y cree que tiene aptitudes, pero no tiene ninguna oportunidad de hacerlo debido a las condiciones imperantes en su vida. Mi propia madre es un ejemplo de ello. Comenzó a pintar a los ochenta años porque hasta ese momento nunca había tenido tiempo para hacerlo.

Siguió pintando hasta los noventa y tres, y creó una serie de cuadros admirados por muchos pintores. Muchas personas tienen sueños no confesados; en realidad, todos los tenemos. Salvador Dalí cuenta que cuando tenía cinco años quería ser bombero (tal vez hayáis leído su biografía). Un año más tarde decidió que preferiría ser Napoleón. Desde entonces, sus ambiciones no dejaron de crecer. Como veis, hay muchos ejemplos semejantes.

Después de haber definido la salud en estos términos, me gustaría compartir con vosotros una ocasión extraordinaria que se me presentó en la ciudad de Nueva York hace apenas unas semanas. Organizamos un taller de una semana de duración en el hotel Statler Hilton, al que asistieron alrededor de trescientos cincuenta participantes. Entre los asistentes había algunos discapacitados, muchos en silla de ruedas, y entre ellos una mujer que se movía apoyándose en un andador ortopédico de cuatro patas. Me pregunté por qué estaría allí, qué aspiraría obtener de mis lecciones de Autoconciencia a través del Movimiento, cómo podría mejorar su estado —aunque, por lo general, todos lo consiguen—. Se le brindó ayuda para tumbarse sobre el suelo y también para incorporarse. En un momento determinado, una persona se dirigió a mí: «Usted nos está enseñando Autoconciencia a través del Movimiento, pero también hemos oído hablar de Integración Funcional (el contacto individual no verbal con una persona). ¿Podría enseñarnos qué es? Nos gustaría conocer la técnica y tener una experiencia concreta». «Muy bien —respondí. Miré a mi alrededor y pregunté—: ¿Hay alguien aquí que sea realmente discapacitado? Porque si trabajo durante media hora y la persona no está verdaderamente imposibilitada, cuando se incorpore, los demás no podrán decir si ha sido hipnotizada o qué es lo que ha sucedido exactamente después de haberla zarandeado un poco por aquí y por allí». Quería trabajar con alguien cuya condición física sugiriera que no sería factible lograr una diferencia sustancial al cabo de tan solo una hora.

Recorrí la sala con la mirada y escogí a la mujer del andador. Tenía cuarenta y nueve años y sufría parálisis cerebral. Como muchos paralíticos cerebrales, era una mujer inteligente. Trabajaba como bibliotecaria en la biblioteca La Rochelle de Nueva York. Le pedí que se acercara, improvisamos una mesa y la ayudé a tumbarse sobre ella. Informé a los otros participantes que trabajaría en silencio durante cinco minutos para no influirla con mis palabras. Luego les comunicaría todo lo que había hecho, y el orden que había seguido, para que pudieran comprender mi trabajo. El orden es importante, como también lo es el número de movimientos que haces y todo lo demás. Finalmente, trabajé con ella mucho más tiempo del que había previsto; la sesión duró alrededor de tres cuartos de hora.

Cuando di por terminado el trabajo, ella reía y lloraba al mismo tiempo. Un centenar de participantes lloraron, literalmente, al comprobar los cambios que se habían producido durante la sesión. La ayudé a bajar de la mesa, la tomé de la mano y mientras me preparaba para bailar con ella, le dije: «Déjese llevar simplemente por lo que siente, sin hacer nada en especial». La ayudé a moverse con mucha suavidad y al cabo de un minuto estábamos bailando un vals; ¡ella bailaba un vals! Y luego se alejó, dejando olvidado su andador junto a la mesa.

Poco tiempo después vino a Amherst, donde estábamos formando a doscientas treinta y cinco personas para aumentar el número de instructores del Feldenkrais GUILD®. Llevaba un andador en la mano; sí, efectivamente, no se apoyaba en él, lo llevaba en la mano. Se acercó y permaneció de pie junto a mí mientras la presentaba a los asistentes. Se valió por sus propios medios a lo largo de toda la jornada, sin utilizar el andador. Comentó que siempre había tenido un sueño inconfesado: mantenerse de pie sin ayuda. En Nueva York ya me había dicho: «Ahora que ya he cumplido este sueño, ofrézcame otro».

En otras palabras, cuando hablamos de satisfacción o de realización personal, estamos hablando de algo muy complejo. Si lo enfocáis de un modo concreto, dispondréis de medios concretos para brindar ayuda, pero no podréis contar con ellos a menos que comprendáis cómo un bebé que no es capaz de hablar, andar, silbar ni cantar, que no conoce las matemáticas, el tiempo ni los ritmos, puede llegar a aprender todo eso. ¿Cómo consigue el bebé llegar al estado adulto? Evidentemente, no es posible enseñárselo todo a todos los niños. No podéis enseñar a un niño todo lo que queráis, porque el que aprende es él. El niño aprende y su aprendizaje es un proceso sensorio-motriz.

En el primer año y medio de vida no interviene el pensamiento. Solo podemos llegar a entender lo que significa la realización si comprendemos de qué forma ese desarrollo, ese aprendizaje sensorio-motriz inicial, da lugar a lo que somos cuando maduramos. Entonces podemos ayudar a algunas personas, enseñándoles a utilizar sus propios recursos. Yo no tengo ningún medio para ofrecer, solo puedo crear las

LA SABIDURÍA del CUERPO

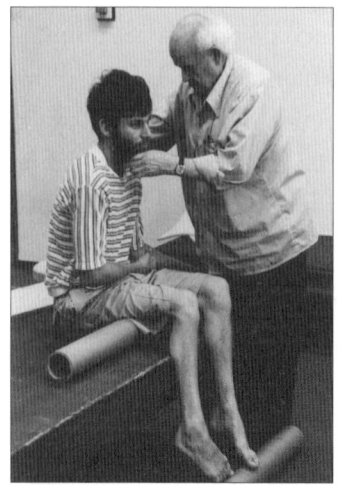
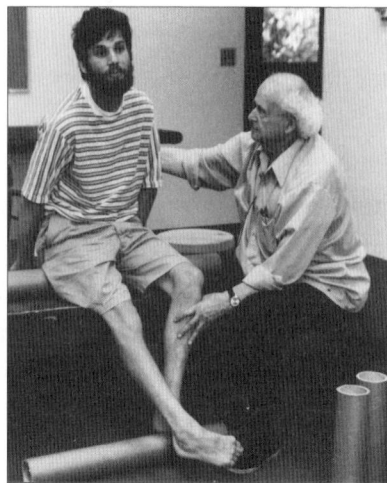
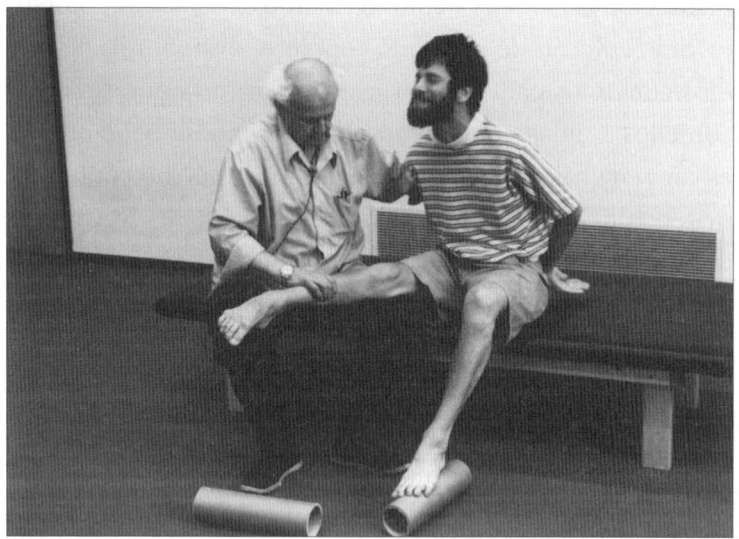

Feldenkrais trabajando con Neil Marcus (1981).

condiciones para que cada uno sea capaz de conocer su sueño no expresado, ahondar en él y encontrar dentro de sí misma los medios para materializarlo, para hacerlo realidad. Todas las personas sanas lo hacen. Creo que alguien que nunca ha revelado sus sueños en algún lugar de su inconsciente siente que ha malgastado su vida y se dará cuenta plenamente de ello cuando llegue a la vejez. De manera que la realización personal es una necesidad vital.

Si consideramos el aprendizaje orgánico desde la misma perspectiva (de qué forma tuvo lugar el aprendizaje y cuál fue su efecto sobre la persona, cómo se realiza y qué significa), descubrimos que es algo completamente diferente a lo que en general imaginamos, y que es extraordinariamente efectivo. Ahora mismo puedo revelaros algunos datos que acaso os hagan pensar por qué no los habéis descubierto por vuestros propios medios —y podríais haberlo hecho—. ¿Cuál es la velocidad de la lectura? La velocidad del habla. ¿Y cuántas palabras por minuto podemos pronunciar? Aproximadamente trescientas. ¿Cuántas palabras podemos leer? Trescientas palabras por minuto. Esto parece ser una cualidad humana. Tonterías, no lo es. Y no lo es porque nuestra forma de aprender a leer y escribir es usando nuestras manos. Hay que copiar la «A» cien mil veces y, además, alguien tiene que decirnos que esa es una «A». Necesitamos cierta cantidad de tiempo para aprender a leer y escribir. Ambas actividades están asociadas a la capacidad de oír las palabras, de pronunciarlas más lentamente, y al movimiento de las manos al hablar. Por lo tanto, están relacionadas. La lectura está vinculada con el ritmo del habla y de la escritura. Está conectada con nuestro sistema nervioso debido a su capacidad para aprender. No es algo que le sucede al sistema nervioso; tampoco es algo que cae del cielo. Necesitamos varios años para aprender a hablar, leer y escribir. Todas estas actividades están interrelacionadas y su velocidad está determinada por los hábitos adquiridos durante el proceso de aprendizaje; pero estos hábitos están completamente separados de nuestras capacidades biológicas y fisiológicas.

Todo el mundo sabe que actualmente hay personas que han aprendido a leer tres mil palabras por minuto. Kennedy era una de ellas. No creo que exista ninguna ciudad estadounidense donde no se impartan lecciones de lectura rápida. ¿Qué es lo que enseñan? Algo que yo llevo haciendo desde 1947 pero sin saber que se llamaba de ese modo. Para mí era, sencillamente, llegar a ser normal. La cuestión reside en separar el habla del pensamiento. Y esto significa aprender a no utilizar el aparato fonador, que es común a todos nosotros y nos limita por igual. Si pensáis en imágenes, en modelos visuales, auditivos, olfativos o cinestésicos y no pronunciáis las palabras (ni siquiera de forma subliminal), podéis aprender a leer y a oír al doble de vuestra velocidad normal al cabo de unos pocos minutos. Si separáis el habla del pensamiento, seréis capaces de leer prácticamente dos o tres líneas de un solo vistazo.

Hay personas que han aprendido a leer a una velocidad diez veces superior a la normal. Ven el contenido más claramente y, en consecuencia, tienen un mayor grado de retención y comprensión. Yo conozco a una persona que tiene esa habilidad, el doctor Frank. Le di un libro y observé que pasaba una página cada diez segundos. Le pregunté: «¿Qué está haciendo?», y él respondió: «Estoy leyendo el libro». «¿Ya ha terminado?». «Sí». «¿De qué trata?». Y me contó todo lo que había leído. Él había aprendido a hacerlo por sus propios medios. Si lo probáis en casa, os sorprenderéis. El método consiste en desplazar el dedo por la primera línea de una página, sin intención de leer. Hay que repetir el procedimiento cinco o seis veces solo para la primera línea. Luego hay que hacerlo más lentamente y, a continuación, un poco más rápido. En un momento determinado, descubriréis con asombro que ya conocéis todo el contenido de esa línea. Si repetís el movimiento con el dedo entre diez y quince veces sin pronunciar las palabras, pronto conoceréis el texto escrito en esa línea. Cuando paséis a la segunda línea, el procedimiento será mucho más rápido. En la tercera, se acelerará todavía más. Después de invertir un cuarto de hora en la primera página desplazando la mano sobre el texto sin intención de leer, solo mirando y siguiendo la mano, descubriréis que sois capaces de leer a la velocidad con que se mueve la mano.

En cuanto hayáis aprendido a separar el habla de la vista, seréis capaces de leer sin pronunciar las palabras y a una velocidad diez veces superior y, además, comprobaréis que vuestro pensamiento era prácticamente nulo antes de conseguirlo. Cuando penséis tal como lo estáis haciendo ahora mientras me escucháis hablar, ¿qué estáis haciendo? ¿Con qué se conectan las palabras? Cuando habláis, ¿cómo se articula lo que decís? Hay un orden sintáctico que está constituido por frases. ¿Qué poeta, pintor, inventor o creador ha concebido sus ideas utilizando un lenguaje estructurado sintácticamente? Es imposible, porque lo que está haciendo, lo que está creando, no existe. Por lo tanto, no hay palabras ni frases para nombrarlo; no puede haber una sintaxis para ello. De hecho, sería necesario crear una nueva palabra para expresarlo, como hizo Freud con el inconsciente o algunos matemáticos con los números imaginarios. ¿Cómo podríais hacer operaciones matemáticas con palabras? Cuando hablo tal como lo estoy haciendo ahora, solo puedo expresar cosas que he pensado en una etapa anterior de mi vida —algo que he leído, aprendido o soñado, o algo que me han comunicado otras personas—. Pero nada de esto tiene que ver con mi realización personal porque estoy actuando sobre la base de mi memoria, reviviendo, repitiendo cosas que ya había hecho. ¿Qué tipo de pensamiento es ese? ¿Cómo se podría pensar algo nuevo, creativo? Eso puede suceder durante un par de segundos en tu vida, como máximo, si es que sucede alguna vez. Si leéis *Los Angeles Times*, el *New York Times*, el *Financial News* del Reino Unido y el *London Times* durante veinticinco años, ¿qué seréis capaces de hacer después de veinticinco años de lectura? ¿En qué habréis mejorado?

A través de mi forma de trabajar, ofrezco a mis alumnos las condiciones favorables para que puedan aprender a pensar. Tienen que aprender a hacerlo sin palabras, a través de imágenes, modelos y conexiones. Este tipo de pensamiento siempre origina una nueva forma de actuar. Con la manera atropellada de pensar y hablar que tenemos ahora, podemos seguir hablando durante siglos sin que nada se modifique. Pero si se piensa de un modo que elimina la conexión con las palabras durante apenas un segundo, solo se podrá pensar en modelos, en disciplinas conectadas entre sí. Será imposible pensar de forma diferente a Edison, Gauss o Laplace.[3] Se estará reflexionando con los elementos del pensamiento. Quizás alguna persona ya haya inventado todo lo que vosotros hacéis, pero también lo habéis inventado vosotros. Lo habéis creado. De modo que cuando aprendéis técnicas de lectura rápida (es decir, os entrenáis para separar el habla del pensamiento), comenzáis realmente a pensar de una forma original y creativa por primera vez en vuestra vida. Os sorprenderá descubrir todo lo que sois capaces de hacer. Es lo que me sucedió a mí.

Toda mi vida trabajé como físico. Colaboré con Joliot-Curie[4] durante diez años y trabajé como científico en el Ministerio de Marina británico y en muchos otros sitios. Fui científico hasta los cincuenta años. Entonces comencé a pensar en todo esto que os estoy explicando y, hasta el momento, he creado y grabado más de diez mil horas de movimientos humanos, dos combinaciones de movimientos humanos. Únicamente las personas que han estado en contacto conmigo son capaces de realizarlos. Son movimientos simples que se hacen con las manos y la boca, las dos partes del cuerpo de las que más conscientes somos. He creado alrededor de diez mil horas y he grabado treinta variaciones de cada uno de dichos movimientos. En otras palabras, he compuesto más música que Beethoven y Bach juntos. Y sin saberlo.

Ahora me gustaría enseñaros un ejercicio muy simple: se trata de extender el brazo derecho hacia el frente y girarlo hasta que la palma de la mano esté orientada hacia la derecha. Luego debéis cruzar el brazo izquierdo sobre el derecho y entrelazar los dedos de la mano izquierda con los de la derecha. Por último, hay que acercar los dedos entrelazados hacia el cuerpo y, a continuación, colocar la cabeza en el espacio que hay entre los brazos. Cada persona realiza el ejercicio con su modo habitual de entrelazar los dedos. Pero ¿y si los cruzamos al revés, de la forma no acostumbrada? En general, ni siquiera sabemos que somos capaces de hacerlo. Si creéis que es sencillo, puedo aseguraros que no lo es. Cuando lo hagáis de la forma habitual, os resultará fácil y cómodo, pero al cruzar los brazos en el otro sentido percibiréis algo extraño en el espacio circundante. Obviamente, esta sensación se puede adjudicar al hecho de que el sistema ha aprendido algo nuevo. Es posible comprobarlo exagerando el movimiento. Si entrelazáis los dedos de la forma habitual, la mano, el hombro y la cabeza se encargan de realizar el movimiento; pero si queréis hacerlo en el sentido inverso, tendréis que reorientar considerablemente la cabeza, los ojos y la columna. Si os tumbáis sobre el suelo, os sorprenderá descubrir una gran diferencia: los omóplatos, el pecho y el resto del cuerpo se mueven de un modo distinto. Como veis, estos son movimientos que nadie ha aprendido a realizar.

¿Para qué necesitamos un sistema nervioso? Hasta hace unos pocos cientos de años la humanidad ni siquiera conocía su existencia. Si no sabes que existe, es porque probablemente no necesitas saberlo. Creo que esto es realmente esencial. ¿Saben los animales que tienen un sistema nervioso? ¿Acaso un león o un guepardo no corren más rápido que cualquier ser humano a pesar de ignorar que poseen un sistema nervioso? ¿Cuántas personas pueden decir dónde se encuentra el sistema nervioso? ¿Qué sabéis vosotros de él? ¿En qué condiciones está? Lo ignoráis, y yo también. En realidad, el sistema nervioso se manifiesta a través del aprendizaje y del desarrollo; un buen sistema nervioso es aquel que ni siquiera sabemos que tenemos. Comienzas a interesarte por él en cuanto empieza a fallar (cuando, por ejemplo, te das cuenta de que quieres tocarte l-l-la n-n-n-nariz pero no lo c-c-consigues). El sistema nervioso es lo más preciado que hay sobre la Tierra. Si eliminamos el agua, que es el noventa por ciento del cerebro, el tejido cerebral es la organización más extraordinaria. Existe en menor cantidad que el cobalto, el uranio o cualquier otro elemento valioso de este mundo. Es tan preciado que Dios, la naturaleza, o quienquiera que lo haya creado, se aseguró de que ninguno de nosotros tuviera acceso a él y lo colocó en un lugar seguro, en nuestro interior. La naturaleza y la evolución piensan que somos demasiado tontos. Si pudiéramos meter un dedo dentro de él, no volvería a funcionar. [Si] funciona mal en alguna persona, alguien tiene que abrirlo para echar una mirada; sería mejor que nunca nos sucediera algo así. En otras palabras, un sistema nervioso sano no se parece al sistema nervioso en el que pensamos cuando hablamos de holismo —es mucho más—. En realidad, el general Smuts lo entendía prácticamente igual que yo. Hay mucho por conocer sobre este sistema extraordinariamente complejo e importante y también sobre su uso.

Antes hablé de la lectura. Ahora me ocuparé de algo que es todavía más sorprendente: el sentido del oído y la música. Normalmente, recordamos melodías. A través de la técnica de la melodía podemos recordar las notas, pero también podemos acordarnos de muchas notas sueltas. Estamos acostumbrados a leer y hablar a una velocidad de trescientas palabras por minuto. Si utilizo una grabadora para reproducir todo lo que habéis oído, es evidente que podréis oírlo. Os aconsejo que hagáis una prueba en casa con una grabadora. Consiste en oír una frase a la velocidad normal, rebobinar la grabación y pulsar luego el botón de avance rápido.

Descubriréis con sorpresa que sois capaces de entender cada palabra de la frase a pesar de que se ha duplicado la velocidad de reproducción. El siguiente paso es rebobinar dos frases, incluyendo la frase anterior que nunca habéis oído, y conseguiréis oír la otra frase al doble de velocidad. Os aseguro que si repetís el procedimiento durante diez minutos, llegaréis a entender cada una de las palabras. La edad no tiene ninguna importancia, es igual tener cien años que veinte. Este experimento pone de manifiesto todo lo que sucede cuando se investiga y se llega a comprender el cerebro humano, tal como hacemos en Integración Funcional...

Nunca usamos más del diez por ciento de nuestras habilidades, excepto en aquello sobre lo que construimos y basamos nuestra vida. En ello sí empleamos, prácticamente, toda nuestra plena capacidad. Sin embargo, no hay ningún motivo que os impida hacerlo en todas las áreas de vuestra existencia.

Espero que seáis capaces de materializar todos vuestros sueños inconfesados.

2ª parte

ENTREVISTAS

8

La imagen, el movimiento y el actor: recuperación de la potencialidad

Entrevista de Richard y Helen Schechner,
traducida y editada por Kelly Morris

Richard Schechner es un conocido profesor de teatro, director y dramaturgo. Trabaja en la Escuela de Arte Tisch, de la Universidad de Nueva York, y es editor de *TDR: The Drama Review* y un director de teatro muy activo. Posiblemente sea más conocido por sus numerosos artículos y libros sobre la teoría de la interpretación, traducidos a varios idiomas y con gran repercusión internacional.

En la época en que tuvo lugar esta entrevista, Kelly Morris acababa de graduarse en el Departamento de Teatro de la Universidad de Tulane. La entrevista se realizó en inglés y en ella Morris también incluyó parte de un artículo redactado en francés que ella misma tradujo al inglés.

Esta presentación de las ideas y técnicas de Feldenkrais sobre la reeducación del movimiento está basada en dos de sus ensayos, «La expresión corporal» y «Cuerpo y mente». Este material se ha intercalado con fragmentos seleccionados de una entrevista que Richard y Helen Schechner hicieron a Feldenkrais en junio de 1965 en Tel Aviv.

Feldenkrais utiliza indistintamente los términos «imagen corporal» y «autoimagen». Afirma que no hay ninguna diferencia válida entre el «ser» y la «unidad cuerpo-mente». He respetado el uso que hace de los términos, que no es arbitrario. Sin lugar a dudas, esta entrevista es demasiado breve. En ningún momento se ofrece un argumento, una información o una demostración (sustancial) que respalde las opiniones de Feldenkrais. Sus ideas y su práctica se pueden aplicar perfectamente a la formación de actores. Feldenkrais trabajó con el Teatro Habima en Israel, aunque no lo menciona en la entrevista.

LA UNIDAD CUERPO-MENTE

FELDENKRAIS: Considero básicamente que la unidad cuerpo-mente es una realidad objetiva. Cuerpo y mente no son partes que están relacionadas de algún modo entre sí; constituyen una unidad funcional inseparable. Para decirlo más claramente, sostengo que un cerebro no podría pensar sin las funciones motoras. La ordenación consecutiva del lenguaje es, probablemente, lo que determina la génesis secuencial de nuestros pensamientos. Voy a demostrarlo: primero, se necesita más tiempo para pensar los números del veinte al treinta que para pensar los números del uno al diez, a pesar de que los intervalos numéricos son idénticos para ambas series. La diferencia reside en el hecho de que los intervalos son proporcionales al tiempo que se necesita para pronunciar en voz alta los números correspondientes. Esto sugiere que el mero hecho de pensar los números moviliza realmente el aparato fonador. Por lo tanto, una de las abstracciones más puras está íntimamente relacionada con la actividad muscular. La mayoría de las personas no puede pensar claramente sin activar la función motora del cerebro lo suficiente como para tomar conciencia de los patrones verbales que representan el pensamiento. Segundo, la visión clara y definida solo puede abarcar una zona muy pequeña cada vez. Los músculos de los ojos necesitan un poco de tiempo para explorar la zona antes de que seamos capaces de percibir claramente el contenido del texto que leemos. Una vez más, comprobamos que la percepción y la función motora forman una unidad funcional. Tercero, consideremos ahora detalladamente los sentimientos. Si estoy alegre, enfadado, asustado o disgustado, cualquier persona que me vea puede darse cuenta de lo que siento. ¿Qué está primero, el patrón motriz o el sentimiento? Me gustaría destacar la idea de que son básicamente lo mismo. No podemos ser conscientes de un sentimiento antes de que se exprese mediante la motricidad y, por consiguiente, no existe sentimiento en tanto no haya una actitud corporal.

SCHECHNER: La idea de dualidad está tan profundamente arraigada en el teatro y en la teoría de la interpretación que es difícil separarla. Me pregunto si podría explicarnos en qué basa su concepto de unidad, y también sus fuentes y sus consecuencias.

F: ¡Claro que sí! Es una historia muy larga. He escrito diez conferencias sobre este tema y he demostrado que no tenemos una base real para pensar la dualidad, a excepción de la forma habitual de pensar. Usted nunca conseguirá analizar el subconsciente ni el consciente sin que intervenga el cuerpo. No puede hacer un análisis satisfactorio sin modificar la expresión de su rostro; eso significa que tiene algo que ver con los músculos.

S: Sin embargo, sobre la dualidad... se suele decir que existe una relación pero no una identidad.

F: Yo también creo que no hay identidad. Afirmo que existe una sola cosa: el funcionamiento del sistema nervioso. Y dicho funcionamiento tiene dos aspectos. Cuando escucha a alguien, usted ve el aspecto motor además de percibir el aspecto mental (el contenido de sus palabras). Me gustaría reiterar que se puede ver y comprender el estado de la corteza cerebral a través de la actitud, la postura y la configuración muscular, que están interrelacionadas. Cualquier modificación que tenga lugar en el sistema nervioso se pone claramente de manifiesto a través de un cambio de la actitud, la postura o la configuración muscular. No se trata de dos estados sino de dos aspectos del mismo estado.

S: ¿Cómo llegó a crear su técnica?

F: En mi juventud jugaba al fútbol y en cierta ocasión me lesioné un ligamento cruzado. Mucho después, en los momentos difíciles que viví durante la invasión alemana de Francia, la rodilla comenzó a darme problemas, se inflamaba cada dos días y me impedía andar. Algunos años más tarde decidí consultar con un cirujano que, tras examinarme la rodilla y tomar radiografías, me informó que tenía que someterme a una operación. Le pregunté si había alguna posibilidad de que la intervención quirúrgica no solucionara el problema y su respuesta fue que las probabilidades eran del cincuenta por ciento. Le comuniqué que no pensaba operarme. «Pero su rodilla está en muy mal estado, no puede seguir así», me respondió.

S: ¿Y qué hizo?

F: Antes de tener problemas con la rodilla la había utilizado normalmente durante treinta años; sin embargo, había llegado a olvidar la forma correcta de hacerlo.

S: ¿Entonces se dedicó a reconstruir cuidadosamente sus movimientos?

F: Así es, y fue un verdadero descubrimiento. Me percaté de que tenía miedo de caerme por causa de la rodilla y por eso pisaba el suelo como si quisiera aferrarme a él. No era consciente de que, en realidad, mi actitud favorecía lo que tanto temía. Comencé a usar correctamente la rodilla otra vez y descubrí que me resultaba mucho más fácil andar.

S: ¿Y esto fue lo que originó la idea de la imagen corporal?

F: No, al principio no pensé en la imagen corporal.

S: ¿Cuándo surgió la idea?

F: Cuando la rodilla ya se había curado, me resbalé con una piel de plátano y todo el trabajo que había realizado se fue al garete. Eso me afectó sobremanera porque, hasta ese momento, creía que estaba haciendo únicamente lo que había decidido hacer. No obstante, descubrí que en el momento de la caída me había olvidado por completo de mi teoría y había hecho exactamente lo que no debía hacer. Me resbalé tal como lo hubiera hecho cualquier otra persona. Era completamente novedoso que me estuviera ocurriendo todo aquello a pesar de mi autoconciencia, de mis propias decisiones. Me di cuenta de que me movía sin saber qué estaba haciendo. Luego observé que la mayoría de las personas ignoran lo que están haciendo; simplemente desconocen que no saben. Me interesé por el tema y me dediqué a leer muchos libros de fisiología y psicología y, para mi sorpresa, descubrí que hay mucha ignorancia, superstición y tontería respecto del hecho de que en toda acción participa el ser humano en su conjunto. No encontré ni un solo libro que explicara cómo funcionamos.

LA AUTOIMAGEN Y LA REALIDAD

F: Cada persona percibe su propia manera de hablar, caminar y moverse como si fuera personal e inalterable, y se identifica con esta imagen. Su forma de considerar las relaciones espaciales y sus movimientos corporales parece innata, y cree que lo único que puede modificar es su vitalidad, intensidad y habilidad. No obstante, todo lo que es importante para las relaciones sociales se adquiere a través de un largo aprendizaje: uno aprende a andar, hablar, ver la tercera dimensión en un cuadro o en una fotografía, etc. Las circunstancias azarosas imperantes en el lugar de nacimiento y el entorno determinan la adquisición de movimientos y actitudes específicos, el aprendizaje de un idioma en particular, etc. La dificultad que supone cambiar un hábito mental o físico se debe en parte a la herencia y a la individualidad, pero principalmente a la necesidad de reemplazar un hábito ya adquirido.

En este punto, no estaría mal realizar un ejercicio simple para poder percibir realmente las condiciones y posibilidades que estoy describiendo. Consiste en tumbarse sobre la espalda y recorrer mentalmente todas las partes del cuerpo. Al hacerlo descubrirá que puede concentrarse mejor y más fácilmente en determinadas partes que en otras y, además, que rara vez tiene conciencia de estas últimas cuando está en movimiento. De hecho, algunas partes del cuerpo no figuran nunca en la autoimagen durante la acción.

Por ejemplo, cierre los ojos e intente indicar el ancho de su boca con los dedos índices. Es muy común equivocarse y exagerar o subestimar el tamaño de la boca, algunas veces hasta en un trescientos por ciento. Con los ojos cerrados, intente representar con las manos el grosor de su pecho, primero colocando una mano sobre la parte anterior y la otra sobre la parte posterior del cuerpo, luego separándolas lateralmente y, por último, colocándolas en sentido vertical. Descubrirá con asombro que su juicio varía según la posición de las manos y, por otra parte, que el resultado es diferente en cada uno de los intentos. La diferencia puede llegar a ser de hasta un cien por cien.

Por lo general, cuando la desviación entre la percepción de la autoimagen y los hechos objetivos (o «reales») alcanza prácticamente el cien por cien, el comportamiento de esa parte del cuerpo suele ser defectuoso. Tomemos como ejemplo a una persona que mantiene el pecho en una posición que nos recuerda a una exhalación exagerada. Basándose en su autoimagen, esa persona estimará que su pecho es dos o tres veces más ancho de lo que en realidad es. Y a la inversa, alguien cuyo pecho sugiere una postura de inhalación extrema subestimará el grosor de su pecho de acuerdo con lo que le dicta su autoimagen. Un examen detallado de todo el cuerpo, particularmente de las regiones pélvica y ano-genital, revelará sorpresas aún mayores. Si consideramos nuestra actitud habitual como una mera forma alternativa de designar la «autoimagen», podemos comprender la dificultad que entraña el hecho de perfeccionar una acción determinada.

La configuración habitual de la autoimagen es hasta cierto punto compulsiva; esto significa que la persona no puede actuar de otra manera y se limita a sustituir una acción habitual por el ejercicio propuesto sin ser consciente de que no está haciendo lo que pretendía hacer.

Por lo tanto, la dificultad no está asociada con la parte esencial del hábito sino con el orden temporal, es decir, la prioridad del patrón formado que, en sí mismo, no es más que un producto de la casualidad. La cuestión es la siguiente: sin tener en cuenta la vida pasada de una persona, ¿es posible modificar su actitud corporal de modo que las nuevas condiciones, diferentes por elección, sean tan personales como las que ya ha adquirido? Es importante comprender que no se trata de sustituir una acción por otra (ya que esto sería un cambio meramente «estático») sino de transformar el modo de acción, y esto se consigue a través de la «dinámica» de la actividad en general.

MOVIMIENTO Y POSTURA CORPORAL

F: ¿Puede usted definir qué es un buen movimiento?

S: No, excepto sobre el escenario. En este caso yo diría que un buen movimiento es el que se adapta al papel; no obstante, es más fácil reconocer un mal movimiento que indicar qué hay de bueno en un buen movimiento.

F: Sí, pero decir que un buen movimiento «se debe adaptar al papel», no es una definición, y usted no puede enseñar a sus alumnos a realizar un buen movimiento con una noción tan poco precisa.

S: ¿Y qué es un buen movimiento?

F: Un buen movimiento es mucho más complejo de lo que parece. En primer lugar, debe ser reversible. Por ejemplo, un movimiento que realice con la mano es bueno, consciente, claro y voluntario si en cualquier punto del trayecto se puede detener, invertir, continuar o cambiar por otro movimiento.

S: ¿Y piensa usted que una definición básica de la interpretación es el carácter reversible de los gestos?

F: No solamente de los gestos sino de toda la actitud. El actor debe poder detenerse, empezar otra vez o hacer algo completamente diferente. Solo entonces es capaz de actuar diez noches seguidas y hacer lo mismo. La reversibilidad es tan solo una parte. Otro aspecto importante es que el cuerpo debe mantener un estado desde el que pueda iniciar una acción sin tener que realizar movimientos preliminares. Por ejemplo, supongamos que tengo por costumbre estar de pie con las piernas muy separadas. En esta postura tengo estabilidad pero no puedo echarme a andar sin antes cambiar completamente de posición. Aunque esta es la «mejor» postura por definición, no puedo desplazarme hacia delante ni hacia atrás. Este es el caso extremo de una mala postura. Por el contrario, cuando estoy de pie con una pierna delante y la de atrás flexionada, puedo moverme fácilmente hacia delante o hacia atrás; pero si alguien me pide que salte, no conseguiré hacerlo a menos que modifique mi postura. Sin embargo, cuando adopto una posición de pie desde la que puedo elevarme, detenerme, moverme hacia delante y hacia atrás, a izquierda y derecha, y girar sin necesidad de efectuar movimientos preliminares, se cumplen los requisitos elementales de una buena postura corporal. Esto también se puede aplicar a la voz y la respiración.

S: De manera que cuando habla de movimiento, se refiere a trabajar con la voz, la respiración, el movimiento, los ojos, los oídos, a trabajar con todo el cuerpo físico. Y también a los procesos mentales.

F: ¡Absolutamente! Son una unidad. Yo trabajo con el organismo humano.

CONCIENCIA Y RENACIMIENTO A TRAVÉS DE LA REVERSIBILIDAD

S: ¿Está implícita la conciencia en la reversibilidad?

F: Claro que sí. Cuando existe conciencia plena de un movimiento, es posible modificar su intensidad, velocidad, ritmo y tono. Un acto puede ser reflexivo, inconsciente, automático o completamente consciente. Adquirir una nueva forma de hacer las cosas requiere una conciencia ontogenética individual. Una vez consumado el aprendizaje, la acción puede tornarse automática o incluso inconsciente. Una acción aprendida filogenéticamente es reflexiva. Por consiguiente, «conciencia» o «toma de conciencia» son sencillamente una mera descripción o calificación de la actividad.

S: ¿Cómo se relaciona la toma de conciencia con la imagen corporal?

F: Un actor que no percibe sus cambios de posición en relación con sus compañeros no tiene una verdadera conciencia espacial —es incapaz de responder—. Espera que el otro actor se detenga y luego empieza a interpretar su papel.

S: El actor que está interpretando un personaje se relaciona con su imagen corporal de un modo diferente a como lo hace cualquier persona en su vida cotidiana. Está interpretando la imagen corporal de otro. En un sentido, tiene que conocer esa imagen de antemano pero, además, tiene que parecer espontáneo. No sé si podría preguntarle específicamente de qué forma este trabajo podría ayudar a un actor que está representando a Don Juan o a Hamlet.

F: Debe entrenarse para adquirir la soltura necesaria para actuar y constatar qué significa en realidad esa acción. No solo debe ser capaz de interpretar a Hamlet sino también a una mujer.
S: ¿Por qué esta toma de conciencia aumenta la capacidad de un actor para relacionarse con otro actor?
F: Ayuda a que el actor escuche y preste atención a la otra persona.
S: ¿Cómo enseña esta toma de conciencia?
F: Somos conscientes por primera vez del mundo exterior a través de la boca. La mayoría de las personas son más conscientes de su boca, sus labios y su lengua que de otras partes de su cuerpo. En nuestra cultura el hecho de ser conscientes del resto del cuerpo es fruto del azar. Por ejemplo, algunos son completamente inconscientes de sus oídos y de su función auditiva. El problema no reside en que no oigan sino en que no son conscientes de la relación que existe entre el oído y la boca, entre oír y hablar. En consecuencia, cuando oyen por primera vez una grabación de su voz, se quedan completamente atónitos porque nunca se han escuchado a sí mismos.

El trabajo fundamental consiste en fomentar la toma de conciencia durante la acción, o la capacidad para tomar contacto con el propio esqueleto y los músculos y, prácticamente al mismo tiempo, con el entorno. Esto no quiere decir relajarse, porque la verdadera relajación solo se puede alcanzar en la inacción. El objetivo es una acción sana, fácil, placentera y fuerte (eutonía).* Es necesario reducir

---

* «Eutonía» es una palabra que proviene del griego y se podría traducir como «tono equilibrado». Es el nombre que Gerda Alexander (1908-1994) dio a su enfola tensión porque un movimiento eficaz es aquel que se realiza sin esfuerzo. La ineficacia se percibe como esfuerzo e impide que hagamos más y mejor.

Es necesario disminuir gradualmente los esfuerzos inútiles para aumentar la sensibilidad cinestésica, sin la cual una persona no puede autorregularse. La ley de Weber-Fechner demuestra claramente que en una determinada gama de sensaciones y actividades humanas, un cambio en el estímulo (I) que produce la mínima diferencia detectable en la sensación (S) es siempre proporcional a la magnitud del estímulo total: cambio en $S = K$ (cambio en I/I) o $S = \log I +$ constante.[*]

Para explicarlo en términos simples, digamos que si lleva un piano sobre la espalda y una mosca aterriza sobre el piano, no percibirá el peso adicional. Como es evidente, notaría de inmediato la diferencia si se tratara de un perro en lugar de una mosca. La pregunta es la siguiente: ¿qué cantidad hay que sumar o restar para percibir el peso adicional?

S: La proporción siempre será la misma.

F: En efecto, para la sensación cinestésica el peso debe ser aproximadamente la cuadragésima parte. De manera que si quiere percibir la diferencia (sentir la mosca), debe reducir la cantidad de estímulos presentes (y llevar a cuestas algo más ligero que un piano). Por este motivo cuando

---

que somático del método de autodesarrollo que enseñó en Dinamarca. Lo describió como «tonicidad armoniosa en constante adaptación al estado o a la actividad del momento». A lo largo de esta entrevista, Feldenkrais utiliza el término de una forma semejante. Feldenkrais conocía muy bien a Gerda Alexander. Sus ideas y enfoques son muy similares y al utilizar el término «eutonía» se inspira claramente en ella.

[*] Para tener más información sobre la ley Weber-Fechner, ver el prólogo y la nota de la página 84.

trabajo solicito a mis alumnos que se tumben sobre el suelo; es preciso reducir la tensión muscular necesaria para permanecer de pie con el fin de que sean capaces de detectar cualquier cambio.

Si analiza detenidamente qué sucede cuando trabaja con la cabeza –bajándola, elevándola y girándola lentamente, concentrando la atención en la orientación espacial y en las relaciones entre las diferentes partes del lado izquierdo del cuerpo (la cabeza con el hombro izquierdo, la clavícula, la columna, etc.)–, comprobará que el tono latente cambia por igual en toda la mitad izquierda del cuerpo. De ello se pueden extraer tres importantes conclusiones: en primer lugar, cuando los dos lados participan de forma simétrica en los movimientos que bajan y elevan la cabeza, el cambio de tono, la sensación de bienestar y la facilidad de control se experimentan únicamente en el lado donde las relaciones espaciales son claras y conscientes. Ambos lados participan por igual, pero solo uno de ellos se beneficia del movimiento. En segundo lugar, el cambio se produce solamente en una parte del sistema nervioso central puesto que solo resultó afectado uno de los lados del cuerpo, exclusivamente el lado con el que hemos trabajado. Y en tercer lugar, el cambio no desaparece de inmediato, sino que puede persistir varias horas o días dependiendo de lo claramente que se conciban las relaciones espaciales y de los recursos mnemotécnicos disponibles para retener la diferencia que hay entre ambos lados.

La importancia de lo que ha sucedido en el sistema nervioso se acentúa por el hecho de que se puede lograr el mismo efecto en el otro lado del cuerpo a través de un trabajo predominantemente mental. El primer efecto se produjo al cabo de treinta minutos o una hora. No obstante, solo se necesitan dos o tres minutos para concentrar diligentemente nuestra atención en las diferentes sensaciones cinestésicas que experimentan los dos lados del cuerpo (desde los dedos de los pies hasta la parte superior de la cabeza); el procedimiento concluye cuando se experimenta la misma sensación en ambos lados.

Independientemente de que estemos o no satisfechos con nuestra forma habitual de mover la cabeza o los pies al comienzo del ejercicio, acaso lo más relevante sea que a través del trabajo se produce un contraste que obliga a apreciar la distancia que hay entre nuestra autoorganización habitual y lo que podría realmente llegar a ser.

Los ejercicios adecuados y una elección sensata nos permiten descartar las limitaciones habituales de ciertas configuraciones motrices. La repetición mecánica de una acción no sirve para ampliar y explorar la imagen; no es más que un esfuerzo muscular. Para que un ejercicio contribuya al desarrollo y al esclarecimiento de la autoimagen, es preciso concentrarse en cada parte de la acción en sí misma, en lo que se siente durante la ejecución de la acción y, finalmente, en la imagen corporal total y el efecto de la acción sobre la autoimagen. Solo a través de esta atención y reevaluación constantes se puede progresar para producir nuevas acciones, orientaciones y ajustes.

Una aplicación escrupulosa de la teoría de la reversibilidad arroja los siguientes resultados:

> La configuración y las relaciones del esqueleto se hacen conscientes.
> La tensión latente se reduce y se equipara en toda la estructura muscular.
> Un menor esfuerzo en todas las áreas de actividad.
> El movimiento se simplifica y, en consecuencia, la acción es más fácil.
> Una mejor capacidad de orientación.
> Un menor cansancio y, por tanto, mayor capacidad de trabajo y perseverancia.
> Una mejor postura y respiración, mejoría general del vigor y de la salud.
> Un mayor coordinación de todas las acciones.
> Se facilita el aprendizaje en todas las áreas, sean físicas o mentales.
> Un autoconocimiento más profundo.

EUTONÍA

F: La mayoría de las personas no son conscientes de la tensión innecesaria que tienen en los ojos, la boca, las piernas o el estómago. Esa tensión es dañina, principalmente porque la habilidad para alcanzar la realización personal depende de la cantidad de tensión existente.

S: En otras palabras, la verdadera concentración requiere reducir el esfuerzo. Creo que esto tiene relación con las teorías de Stanislavsky* sobre la relajación. Él afirma que para concentrarse primero hay que saber relajarse.

---

* Constantin Stanislavski (1863–1938) desarrolló un enfoque naturalista para entrenar actores que ha tenido mucha influencia en el mundo teatral internacional. Destacó la importancia del entrenamiento psicofísico y de la relajación en la for-

F: Pero no solamente relajarse, porque si te relajas de verdad, no puedes hacer absolutamente nada. Una persona que se encuentra en un estado de relajación profunda tiene dificultad para poner en movimiento sus extremidades con el fin de incorporarse. No, lo que buscamos es la eutonía, que no significa ausencia de tensión sino una tensión dirigida y controlada en la que se ha eliminado el esfuerzo excesivo. Y esto no quiere decir debilidad ni flojedad, sino una tensión muscular equivalente a las exigencias de la gravedad.

S: ¿Y cómo trabaja para conseguir este equilibrio perfecto?

F: Tenemos una serie inagotable de técnicas. En primer lugar, los movimientos muy pequeños. Si usted se tumba en el suelo e intenta levantar la cabeza, digamos, una centésima parte de dos centímetros y medio, luego vuelve a bajarla y repite el procedimiento rápidamente entre treinta y cuarenta veces, al finalizar le sorprenderá descubrir que es mucho más consciente de lo que está sucediendo. Otro ejercicio: póngase de pie con las plantas de los pies bien apoyadas sobre el suelo, luego eleve los talones y, por último, baje suavemente el cuerpo. Después de hacer cincuenta pequeños movimientos como este, será capaz de detectar si su postura es incorrecta. Vamos, pruébelo. Ahora intente caminar. ¿Qué siente? ¿Se siente más conectado a la tierra?

S: Es una sensación realmente extraña. Me siento mucho más ligero.

---

mación de un actor, afirmando que «la tensión muscular entorpece la experiencia emocional interior».

F: Algunas personas tienen una pierna más corta que otra y no lo descubren hasta que hacen este ejercicio. Entonces advierten cuál es la pierna más corta y qué es lo que pueden hacer para remediarlo. Si usted contrae la columna vertebral durante unos treinta segundos y luego la relaja, comprobará que su postura se modifica mucho más que después de un mes de entrenamiento, y esto se debe a que cambian las relaciones de los músculos en toda la extensión de la columna.

S: ¿Y finalmente se llega a aprender a hacerlo sin un estímulo físico?

F: Claro que sí. Es posible restablecer la misma organización corporal sin hacer nada.

S: Supongamos que un actor aprende a desarrollar su conciencia, la percepción de su autoimagen. Los actores suelen tener la sensación de que si pierden su espontaneidad, pierden su arte.

F: Si lo analizamos correctamente, lo que entendemos por espontaneidad no es más que una tontería. ¿Cómo podría ser espontáneo un actor?

S: Bueno, ellos desean conservar la «ilusión de la primera vez». Tal como lo expresan, quieren sentirse libres.

F: Pero no pueden hacerlo si no son conscientes de lo que están haciendo. Esos actores que dicen haberlo conseguido, un día hacen una pésima interpretación y al día siguiente su actuación es perfecta.

S: ¿Conoce usted el trabajo de Lee Strasberg?*

---

* Lee Strasberg (1901-1982) fue una de las personas que desarrollaron «el Método», y fundó el Actors Studio en Nueva York, una prestigiosa e influyente escuela de interpretación. En el Método los actores se basan en sus propias emociones y recuerdos para interpretar un personaje.

F: Claro que sí.

S: ¿Cuál es su opinión?

F: Strasberg me comentó que abriría una escuela de teatro en Israel si yo estaba dispuesto a dar clases en ella. Fui al Actors Studio, me presentó a todas las personas que allí trabajaban y conversamos mucho sobre el proyecto. Las perspectivas eran muy favorables.

S: ¿Cuánto tiempo hace de esto?

F: Cuatro años.

S: ¿Y finalmente el proyecto no prosperó?

F: Así es.

S: El trabajo que Strasberg hace en el Studio parece oponerse al suyo.

F: He visto muchas veces el trabajo que se hace en el Studio, y me gusta. Desde mi punto de vista, no creo que sea ideal, pero el Método de Strasberg me parece interesante.

S: Sin embargo, al menos en Estados Unidos, no ha producido un estilo de interpretación realmente fiable. Un actor puede hacer una interpretación excelente una noche y, sin embargo, actuar muy mal la noche siguiente. Me sorprende que a usted le guste Strasberg porque creo que su trabajo no favorece la toma de conciencia sino, por lo contrario, la falta de conciencia.

F: Soy una persona atípica. He dicho que me gusta su trabajo pero eso no significa que esté de acuerdo con él. Su técnica es deficiente; creo que obtendría mejores resultados si la corrigiera basándose en mi propio enfoque. Su manera de trabajar no exige mucho de los actores. Sin embargo, cuando un actor ha tenido una buena formación, cuando es consciente de su cuerpo, de sus ojos, de su boca y de sus intenciones, cuando existe un contacto pleno entre el interior y el exterior, ese actor es capaz de escoger su propio camino.

S: Lo que usted hace es un entrenamiento básico del ser humano.

F: En efecto. Algunas partes de la corteza cerebral están continuamente movilizadas. Se trata de reducir esta estimulación constante. La ley Weber-Fechner es aplicable al sonido, a la luz, al olor, al tacto y a cualquier cosa. El índice para la luz es de aproximadamente 1 en 180; para el sonido, 1 en 200. Esto significa que si usted enciende cien bombillas y una de ellas se apaga, probablemente lo percibiría. Pero si hubiera encendido mil bombillas, no echaría en falta la bombilla apagada. De modo que equilibrar la corteza cerebral significa reducir todos los puntos de excitación a la actividad normal. En este empeño, usted descubrirá que no existe ningún punto de excitación posible sin una inhibición. Cuando equilibra la corteza, la coloca en un estado que algunos denominan nirvana, y nosotros eutonía. En un momento determinado su cerebro empieza a calmarse y usted comienza a ver cosas que jamás había visto. Se restablece la posibilidad de hacer nuevas combinaciones que antes estaban inhibidas. El gran valor de esta técnica es que el hecho de reducir la tensión de un grupo particular de músculos permite hacer un estudio metódico de la autoimagen completa; a su vez, dicho estudio fomenta el perfeccionamiento de la imagen corporal. Esta técnica demuestra claramente que los fallos en la autoorganización se deben a un estancamiento o una interrupción en el autodesarrollo. La corrección de estos fallos no se considera un tratamiento para cura una enfermedad sino un restablecimiento general del desarrollo en todos los niveles.

S: ¿Y estas nuevas combinaciones son tan legítimas y reales como las antiguas?

F: Sí, tal vez lo sean todavía más. Usted se descubre a sí mismo; mejor dicho, vuelve a descubrirse a medida que su estructura responde por usted hasta los límites de su cuerpo. Y puede renacer.

LA RECUPERACIÓN DE LA POTENCIALIDAD

La mejoría generalizada del esqueleto favorece la utilización plena de las posibilidades anatómicas. Las limitaciones que se suelen adjudicar a una falta de flexibilidad o de agilidad se deben frecuentemente a la contracción y al acortamiento de los músculos por causa de los hábitos y la falta de conciencia. Dichos hábitos producen deformaciones y movimientos desequilibrados. La degeneración de las articulaciones del esqueleto limita automáticamente los músculos, que responderán evitando los movimientos incómodos y dolorosos. Así comienza el círculo vicioso que da lugar a una deformación del esqueleto, de la columna y de los discos intervertebrales; el cuerpo envejece prematuramente y se reduce el alcance y la variedad de los movimientos. La experiencia nos ha demostrado, por una parte, que la edad tiene una mínima incidencia en dichas limitaciones y, por otra, que es posible restablecer todos los movimientos que nos permiten realizar la estructura anatómica y la organización del esqueleto.

Hasta los sesenta años las personas razonablemente sanas (que no padecen ninguna enfermedad grave) pueden alcanzar este estado extraordinario al cabo de una hora de trabajo por cada año de edad. Más adelante, la inteligencia y el deseo determinan la cantidad de tiempo necesaria para lograrlo.

S: Todo esto abre posibilidades muy estimulantes porque el teatro es el único arte que requiere la «re-creación» de seres humanos, quiero decir, de seres humanos completos.
F: Así es.
S: Usted afirmó que con algunos de estos ejercicios es posible volver a la forma de caminar básica, y que únicamente las peculiaridades del andar de una persona la diferencian de otra. Después de un entrenamiento de esas características, un actor podría alcanzar un estado de neutralidad. Sin esta neutralidad, no es posible tener la conciencia suficiente como para asimilar las singularidades del personaje. Entiendo que su idea es conseguir una especie de neutralidad desde la cual cualquier dirección es posible.
F: Efectivamente, y usted descubre que puede hacerlo.
S: Hay muchas investigaciones sobre la ampliación de la conciencia y, según parece, se trata de un enfoque mucho más sistemático del mismo tema. Quizás la palabra correcta no sea «neutralidad» y deberíamos hablar de una conciencia más amplia que transforma de verdad, en lugar de limitarse a retrotraer al ser humano a la neutralidad
F: En realidad, es muy diferente a la idea de neutralidad. Esa generalidad a la que me estoy refiriendo consiste en lograr que la corteza motora, que ha evolucionado sin entrenamiento, alcance un estado uniforme de excitación. Si pensamos en una corteza normal que ha progresado sin

entrenamiento, observamos que ha escogido solo una de todas las posibilidades del cuerpo humano, una de las setenta lenguas que hubiera podido elegir. ¿Y dónde están las demás combinaciones? En la corteza motora hay conexiones y patrones fijos, pero ahora la gran variedad de posibilidades que había en ella se encuentra circunscrita y limitada. Lo que ha sucedido es que usted las ha asociado y las ha agrupado en patrones fijos.

S: De modo que, en realidad, estamos hablando de potencialidad.

F: Precisamente. Yo recurro a la neutralidad con el único fin de liberarlo de la inhibición que implica tener una especialidad.

S: Y al ser humano normal de la vida cotidiana, ¿le permitirá «ser más él mismo»?

F: Definitivamente.

S: ¿Y esto permitirá que el actor o el bailarín adopte cualquier rasgo o característica que desee para interpretar su personaje?

F: Claro que sí, y de una forma muy clara y fácil. Actualmente usted puede encontrar un actor que interpreta a un jorobado, pero habla como un gigoló porque no se siente vinculado al personaje. Él quiere que la voz «suene bien». La mayoría de los actores hablan siempre del mismo modo, independientemente del papel que interpreten. Si los graba y luego rebobina la grabación, oirá siempre el mismo ritmo, más allá del personaje que interprete. Lo encuentro muy aburrido.

S: ¿Preguntó a Aharon Meskin* qué quería decir cuando afirmó que Vakhtangov** y Stanislavski tenían las mismas intenciones que usted?

F: Sí. Me respondió que se ha dado cuenta recientemente de lo que querían decir. Ellos solían ofrecer ejemplos, pero no eran capaces de enseñar lo que querían.

S: ¿Y eso se debe a que no tenían un enfoque sistemático?

F: Se debe a que ellos mismos no tenían ninguna conciencia corporal. No sabían cómo hacerlo. Si yo comienzo diciéndoles a los alumnos que el movimiento es incorrecto, intentaré convencerlos recurriendo a normas, aspectos o definiciones que todo el mundo intentará aplicar. Cien, mil personas estarían de acuerdo en que eso es correcto y aquello es erróneo. Pero cuando Stanislavski, y también otros, decía que algo era correcto o incorrecto, en realidad se trataba de su propia impresión. Y muchas veces estaba en lo cierto porque era un hombre perspicaz.

S: ¿Trabajará para alguna escuela de teatro? Sería muy interesante ver una generación de actores —diez, quince o veinte— formados completamente en esta técnica.

F: Verá, en este momento estoy trabajando en tantas cosas que a menos que haya una demanda desde el exterior...

---

* Aharon Meskin (1897-1974) fue un conocido actor israelí que trabajó en Israel y en el extranjero. En los años cuarenta, cincuenta y sesenta actuaba con frecuencia en Broadway. Él y Moshe Feldenkrais eran muy buenos amigos. Una de las razones por las que Feldenkrais decidió residir en Tel Aviv fue para vivir cerca de Meskin.
** Yevgeny Bagrationovich Vakhtangov (1883-1922) fue un legendario director de teatro ruso que usaba las técnicas de Stanislavski de una forma muy creativa e integrándolas con otros enfoques.

LA SABIDURÍA *del* CUERPO

> Me puse en contacto con Richard Schechner para preguntarle sobre sus recuerdos de Feldenkrais y de esta entrevista. Esto fue lo que me respondió el 10 de abril de 2010.

Creo que conocí a Moshe en 1965, cuando viajé a Israel por primera vez (aunque quizás me falle la memoria). Lo recuerdo como un hombre robusto, no muy alto, sonriente y seguro; hablaba rápida y animadamente con un optimismo contagioso —sobre sí mismo y sobre la vida.

Parecía conocer a todo el mundo en Israel. Yo tenía problemas de espalda desde hacía mucho tiempo y en algunas ocasiones mis dolores lumbares eran tan fuertes que me impedían andar. Durante mi estancia en Israel, sufrí uno de esos ataques y estaba prácticamente inmovilizado. Alguien me sugirió que consultara con Moshe Feldenkrais. «Él puede ayudarte. Es un experto en este tipo de problemas», me dijeron.

De modo que pedí una cita. Cuando acudí a su consulta conversamos un rato, me observó caminar y luego me indicó que me pusiera a cuatro patas apoyándome sobre las manos y los pies (y no sobre las rodillas), con el trasero elevado. A continuación me pidió que anduviera de esa forma, como los animales. «Esto te ayudará», afirmó. Recuerdo que hablaba en inglés pero con acento europeo, posiblemente alemán —el hecho de que hoy diga que su acento era alemán y no hebreo probablemente se deba a que supuse que su apellido era de origen germánico.

Bien, el caso es que después de deambular por la habitación durante algunos minutos tal como me había indicado Moshe, el dolor disminuyó notoriamente hasta casi desaparecer. Me pareció un milagro. Feldenkrais dijo: «Haz esto cada mañana inmediatamente después de levantarte». Y así lo hice. Jamás volví a tener un dolor de espalda tan intenso en toda mi vida. De vez en cuando, camino con las manos y los pies tal como hacen los animales aunque, en general, ya no lo hago como Feldenkrais me enseñó. En 1971 fui a la India por primera vez y estudié yoga con el gran maestro Krishnamacharya. Desde entonces practico yoga y ya no he vuelto a tener problemas de espalda.

Después de conocer a Moshe y de que me ayudara a resolver mis problemas de espalda, comenzamos a encontrarnos para conversar. No recuerdo exactamente si viajamos juntos de Tel Aviv a Jerusalén después de esa ocasión o tras haberlo entrevistado para la TDR. Lo que sí creo recordar es que él me preguntó si quería acompañarlo; o quizás fui yo el que le comunicó que tenía que ir a Jerusalén y él decidió venir conmigo. De cualquier modo, acepté su propuesta de buen grado; me encantaba la idea de ir juntos. Es posible que yo tuviera que viajar a Jerusalén porque allí era donde se celebraban las reuniones que eran el motivo principal de mi estancia en aquel país. Si no recuerdo mal, se trataba de la reunión del Instituto de Teatro Internacional.

Cuando le pregunté a Moshe cómo viajaríamos de Tel Aviv a Jerusalén, me contestó: «Iremos andando». «Pero es muy lejos», respondí. «No hay nada de qué preocuparse», dijo alegre y confiadamente con una amplia sonrisa. De modo que salimos a la calle y comenzamos a andar.

Jamás olvidaré lo que sucedió a continuación. A cada momento un coche se detenía al costado de la carretera y su conductor hablaba con Moshe. Creo que le preguntaban si quería que lo llevaran a algún sitio. Todos lo conocían. Era famoso en todo Israel o, al menos, en Tel Aviv, y conocido por sus largas caminatas. Caminamos y caminamos durante mucho tiempo, quizás media hora o cuarenta y cinco minutos, tal vez más. A cada rato un coche se detenía junto a Moshe y la persona que estaba al volante le ofrecía llevarlo hasta su destino. Finalmente, decidió aceptar y alguien nos llevó hasta Jerusalén. Yo estaba muy impresionado por la cantidad de gente que lo conocía y también por la solidaridad que sentí en Israel, por la sensación de pertenecer a una comunidad, incluso a una familia.

A modo de conclusión, diré que congeniamos profundamente. Entonces, yo era un joven de treinta y un años; no sé exactamente qué edad tendría Moshe en aquella época, pero para mí era un hombre viejo y sabio. Me ayudó mucho. Mi relación con él fue muy intensa. Y lo sigue siendo a pesar del tiempo que ha pasado... Creo que él debía de tener sesenta y un años cuando nos conocimos; prácticamente me doblaba en edad.

9

Una nueva aproximación al Método Feldenkrais: tensión, talento y legado de la infancia

Entrevista de Joanna Rotté

La doctora Joanna Rotté es profesora de teatro y entrevistó a Feldenkrais en la década de los ochenta en Amherst, Massachusetts. La entrevista se publicó en 1998 en el *New Theatre Quarterly*. La doctora Rotté desarrolla una intensa actividad como escritora, actriz y directora. Da clases de Análisis de Guión y Movimiento en la Universidad de Villanova.

En 1985 entrevisté a Moshe Feldenkrais en el campus del Hampshire College de Amherst, Massachusetts, pocos años antes de que falleciera a los ochenta años de edad. En aquel momento él estaba realizando un programa de formación de profesores del Método Feldenkrais de nueve semanas de duración. Al conocerlo observé que parecía sentirse cómodo con su postura corporal. Sus hombros estaban relajados y su forma de andar era suave, como si barriera el suelo con sus pasos. Llevaba unos pantalones de algodón de los que se usan para practicar artes marciales y una camisa blanca de estilo hindú. No era alto pero su cuerpo era robusto. Llevaba unas zapatillas chinas de tela negra. Su propia persona reflejaba sus enseñanzas: restablecer la dignidad humana de cada individuo.

Le pedí que me hablara sobre su práctica de llegar a la mente a través del cuerpo: ¿por qué pone énfasis en utilizar el movimiento para enseñar al cuerpo a reprogramar el cerebro?

FELDENKRAIS: Todos los actores saben que el movimiento es esencial. Lo importante sobre el movimiento es: ¿esta persona puede andar? ¿Puede mantenerse de pie por sí misma? ¿Puede ir al servicio por sus propios medios? ¿Puede mirar hacia derecha e izquierda? ¿Puede oír? En otras palabras, cómo se puede concebir la vida sin movimiento? Evidentemente, es la capacidad más importante de las personas. Alguien que no se mueve (no respira, su corazón no late, no regurgita ni defeca) está muerto.

JOANNA: Su enseñanza está dirigida a personas normales y tiene por objetivo aumentar o mejorar la autoconciencia a través del movimiento. Pero cualquier persona normal puede andar, estar de pie y girarse...

F: ¡O eso es lo que cree!

J: ...Vale, quizás no puedan hacerlo bien.

F: No es cuestión de hacerlo «bien». Yo no estoy interesado en que alguien camine bien. Lo que me interesa es la persona. Cuando alguien me consulta, suele decir: «Tengo una mala postura» o «Respiro mal». La gente viene a mí, yo nunca sugiero que lo hagan. Jamás le he dicho a nadie: «Tienes una mala postura, tienes estrabismo o tu cabeza está inclinada»; eso no es asunto mío. Una persona normal que considera que su postura es correcta puede

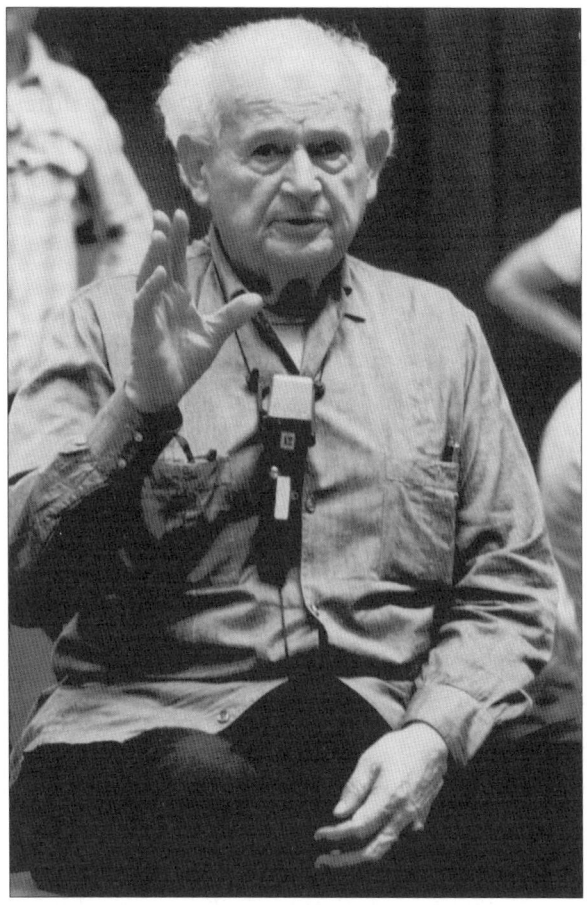

Feldenkrais durante una de sus clases (1981).

trabajar para mejorar la sensación que tiene sobre su postura. Únicamente la sensación. La postura corporal debe cambiar hasta generar una buena sensación. ¿Cree usted que su respiración es tan perfecta como le gustaría que fuera? ¿Tiene buena vista?

J: Mi vista no es tan buena, pero no tengo problemas con la respiración.

F: Bien, a eso quería llegar. En general, las personas se quejan. Cuando les haces este tipo de preguntas, te responden: «Mi voz no es tan buena». Si la gente se sintiera a gusto consigo misma no practicaría *jogging*. Y hay millones de personas haciendo *jogging* en Estados Unidos. ¿Por qué lo hacen?

J: Para sentirse mejor.

F: Porque se sienten mal. Se sienten torpes. Y, por cierto, hacer *jogging* tampoco es lo ideal. Son muy pocas las personas que lo practican y se sienten mejor. De modo que es un ejercicio cuestionable. ¿Nada usted bien? ¿Puede hacerlo tan bien como Mark Spitz?

J: No.

F: ¿Por qué no? Usted es una persona normal.

J: Poco entrenamiento.

F: ¿Solo entrenamiento? Hay muchos que se entrenan y sin embargo ninguno puede nadar como Mark Spitz.

J: Poco interés.

F: ¡Las personas normales renuncian a hacerlo! Y, en realidad, ellas son realmente las más interesantes porque ninguna (o muy pocas) de los cuatro mil millones y medio de personas que existen está satisfecha consigo misma. Pero, en términos generales, los hombres y las mujeres normales son demasiado tontos como para comprender todos sus problemas. Tienen disgustos y conflictos pero prefieren no hablar de ellos o hacer psicoterapia. O se dedican a leer libros sobre salud holística e intentan hacer algo por sí mismos, o van de consulta en consulta probando docenas de métodos de sanación diferentes. De manera que el común de las personas es realmente consciente de que no hace justicia a su propia constitución, a su potencial, y siente que podría mejorar muchas cosas. Por tanto, no soy yo quien quiere el bienestar de las personas, no soy yo el que pretende que su postura sea recta. Y, por otro lado, no sé qué quiere decir «recta» para la persona en cuestión. Si yo corrijo su postura a mi gusto, a usted le parecerá horrible. Yo tengo que conseguir una postura que coincida con la que desea.

J: ¿Es eso lo que quiere decir cuando habla de una autoimagen correcta para cada persona?

F: En efecto; cada persona tiene su propia constitución.

J: ¿Y la imagen correcta no puede provenir del exterior?

F: De ninguna manera. Si fuera así, cualquier persona la tendría.

J: ¿Existirá siempre un conflicto interior entre la imagen social de lo que debería ser una persona y la propia imagen correcta?

F: En nuestra sociedad, en nuestra cultura, es inevitable. Sin embargo, algunos antropólogos han descubierto unas pocas comunidades muy pequeñas en las que las cosas no son así. No tienen los enormes problemas de los grandes países donde las soluciones no son simples.

J: Entonces, ¿su propuesta es que una persona puede llegar a tener una autoimagen correcta a través de la acción?

F: Sí, porque sin acción no podemos saber cómo nos gustaría sentirnos.

J: Y enseña que la experiencia del dolor es uno de los factores cruciales que contribuyen a que una persona se aleje de su autoimagen correcta.

F: Efectivamente. Muchos de los problemas que sufren las personas tienen su origen en el dolor, sea dolor de muelas, de ojos, de cuello, de oídos o de estómago.

J: ¿O un dolor social? ¿O el dolor que sentimos por nuestros padres?

F: Sí, el dolor emocional. Por ejemplo, un niño que ha sido insultado o amenazado pierde la confianza en sí mismo y no se considera digno de mantenerse erguido sobre sus propios pies.

J: Pero ¿cómo puedo saber si la imagen que tengo de mí misma es correcta?

F: En realidad, no es adecuado usar la palabra «correcta». ¿Entiende? El mero hecho de saberlo ya le ayuda a comprender que no se trata de que le den una serie de pautas (sostener la cabeza de esta o aquella manera, la mano de esta forma y los pies de esta otra) para que se encuentre a gusto. Eso sería una locura, ¿no le parece?

Si yo quiero ayudarla a que se sienta a gusto, debo conducirla a un estado que sea correcto para usted. Y en ese estado puede actuar más eficientemente y en consonancia con sus intenciones. Necesita ayuda para alcanzar un estado en el que pueda contar con un buen sistema nervioso, pero en el cual no es necesario saber que lo tiene.

Por ejemplo, si quiere mirarme detenidamente, no vacilará en hacerlo. Y para eso no necesita saber que tiene un sistema nervioso, solo debe concentrarse y pulsar el botón que corresponde a la vista. Pero si otra persona quiere mirarme del mismo modo pero sufre de temblores en el cuello, esa persona sabe que el temblor existe y, a través de él, también sabe que existe su sistema nervioso. En

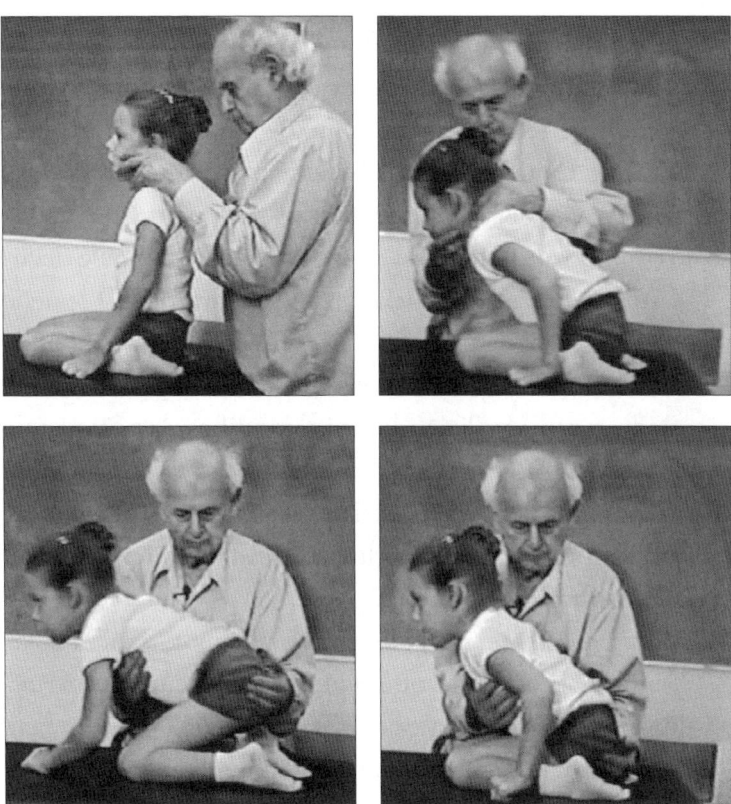

Feldenkrais trabajando con una niña (1981).

consecuencia, consultará a un neurólogo para descubrir qué es lo que le ocurre. En otras palabras, un sistema nervioso bien organizado es aquel que usted ignora tener.
Un sistema nervioso sano permite que pueda realizar de una forma fácil, cómoda y elegante todo lo que quiera hacer a consecuencia de un impulso interno o como reacción frente a algo que sucede en el exterior, y que no sean necesarios cinco movimientos para ejecutar una acción. Mi objetivo es educar a la persona de manera que ya no se encuentre defectos o fallos. Pero si alguien se sienta así

(desplomado sobre la silla), no conseguirá sentarse recto aunque se lo diga una y otra vez durante diez años porque no comprendería lo que intento decirle.

¿Y cómo toma conciencia? Puede empezar estirando los brazos hacia delante para observar su longitud. ¿Cuál de los dos brazos es más largo? Entonces, usted puede decir: «Este es el más largo». ¿Le gustaría acortarlo? O ¿puede acortar el brazo más largo? Si yo modifico la posición de su cabeza, conseguirá que el brazo más corto se alargue. Y puedo continuar diciendo: «Si al modificar la posición de la cabeza hemos conseguido alargar el brazo más corto, es posible que el brazo de ese lado sea más largo porque usted mantiene la cabeza inclinada constantemente hacia el lado contrario».

Por consiguiente, descubrirá que inclina la cabeza solamente hacia un lado y que el otro lado del cuello está rígido y no se mueve en absoluto. Y, siendo una persona sana y normal, ¿cómo ha llegado a aprender a mover la cabeza hacia un lado y no hacia el otro? Puede responder: «Siempre he tenido mejor vista en un ojo». Y yo le diría: «Si el problema reside en los ojos, ciérrelos y veamos qué sucede». Y descubrirá que si mueve lentamente los ojos hacia el lado rígido, el cuello se moverá a pesar de la tensión.

Ahora consideremos qué haría esta misma persona si le pidiera que se levantara de una silla. Se incorporaría recurriendo al mismo lado, porque ese es el lado sobre el que se sienta. Solo puede ponerse de pie utilizando la pierna de ese mismo lado. Entonces le preguntaría: «¿Y cómo se incorporaría usando el otro lado? Muéstreme cómo lo haría». Cuando esta persona intentara levantarse apoyándose sobre el otro lado, descubriría que no llega a apoyarse sobre la otra cadera mientras está sentada porque su cabeza está inclinada o girada. Ignora que puedo colocar este libro debajo del lado sobre el que no se apoya cuando está sentada, pero que no puedo deslizar el libro debajo de la cadera que soporta su peso.

En otras palabras, las personas normales suelen tener un problema menor, mantienen los hombros elevados. Cuando lo analizas, descubres que fue necesaria una máquina extraordinaria (un cerebro humano), combinada con determinadas circunstancias infantiles a las que hay que sumar la incomprensión de padres y maestros, para que un niño haya llegado a la conclusión de que era más fácil hacer el ridículo. Cuando ese niño descubre que su postura no es buena, advierte el daño que se ha estado infligiendo. Su mala postura se debe a que no es consciente de su forma de estar de pie, de sentarse, de andar ni de sostener su cuerpo, y esto se debe a un hábito arraigado desde hace mucho tiempo.

J: Digamos, por ejemplo, que si un lado de la pelvis está elevado, el hombro opuesto también se eleva con el fin de mantener el equilibrio.

F: Sí, no puede ser de otra forma.

J: ¿Es importante para usted saber si el desequilibrio se inició en la pelvis o en el hombro?

F: Nunca empieza en la pelvis ni en el hombro. Empieza en el cerebro, dondequiera que esté, o sea lo que sea.

J: Entonces, ¿su objetivo no es corregir esta o aquella parte del cuerpo?

F: No estoy interesado en corregir a ninguna persona ni ninguna parte de su cuerpo. Le diré algo [con la punta del pulgar toca la punta del dedo meñique]: esta es una característica humana peculiar. No hay ningún animal que pueda hacerlo. Ni siquiera los monos, porque la posición de su pulgar es diferente. Ahora intente separar mis dedos. Si no puede juntar estos dedos, no está utilizando su capacidad humana plena, su habilidad para poner en práctica sus propósitos o intenciones. Si va a un psiquiátrico y conoce personas que sufren esquizofrenia desde hace años, podrá comprobar que hay muy pocos que sean capaces de unir estos dedos. Solo pueden hacerlo aquellos que tienen la capacidad de intentarlo y de lograrlo, es decir, de actuar normalmente. Si yo deseo incorporarme de la silla, puedo hacerlo. Pero si alguien lo intenta y tarda media hora en conseguirlo, ¿qué sucede con su sistema nervioso?

J: Está debilitado.

F: Las personas normales usan alrededor del diez por ciento de sus capacidades.

J: ¿Cree usted que la dieta puede contribuir al desarrollo de la autoconciencia de una persona?

F: Por supuesto. Si tomo veneno, claro que contribuye.

J: ¿El veneno es diferente para cada persona?

F: Hay algunos venenos que matarían a cualquier persona, como por ejemplo unas pocas gotas de cianuro. Es indudable que la dieta tiene importancia.

J: ¿Cantidad? ¿Calidad?

F: Ambas. Consuma tomates podridos durante una semana y comprobará que la calidad marca la diferencia.

J: En China existe un refrán que dice que el momento del nacimiento ya es muy tarde para comenzar a educar a los niños.

F: Eso es verdad. Cuando llegan al mundo, los niños pueden oír. A los pocos días son capaces de ver. Pueden sudar y llorar. ¿Dónde han aprendido a hacerlo? Lo han aprendido en el vientre de su madre. ¿Y cómo es posible que un bebé pueda respirar nada más nacer. Estaba en una bolsa de agua y en cuanto entra en contacto con el aire llora por primera vez y comienza a respirar. Es evidente que ha tenido algún tipo de entrenamiento para poder hacerlo.
De hecho, sabemos que los bebés pueden tener líquido amniótico en los pulmones y regurgitarlo. Cuando nacen expulsan el agua e inhalan oxígeno y así se inicia la respiración. Los pulmones han aprendido a ser elásticos, todo su organismo está formado, hay hemoglobina y la sangre circula absorbiendo oxígeno y expulsando dióxido de carbono.

J: ¿Y qué ocurre con la conciencia artística? ¿Cómo se desarrolla?

F: Como sabe, los eunucos eran conocidos por tener voces potentes pero femeninas. Eran sopranos y formaban coros maravillosos. Sus composiciones musicales nunca se publicaron porque eran propiedad del Vaticano, nadie conocía su música. No obstante, sabemos que Liszt la escuchó en el Vaticano y la puso por escrito en cuanto regresó a su casa. Se dice que Mozart hizo exactamente lo mismo. No son muchas las personas que pueden escuchar un himno, un servicio religioso o una composición musical interminable y luego ir a su casa y escribirlo en notación musical. Muchas ni siquiera son capaces de reproducir un tono, o solo pueden recordar el da-da-da-dan de la *Novena sinfonía*. Beethoven tenía una conciencia musical extraordinaria que le permitió componer música a pesar de su sordera. Conciencia, autoconciencia y estar despierto son tres cosas diferentes.

J: ¿Qué papel desempeña el talento en todo esto? ¿Considera que el talento es una evidencia de una inclinación innata o de una habilidad adquirida?

F: Si puede descubrir el talento a los tres días de nacer y decirme que este bebé va a ser general y aquel va a ser matemático, comprenderé qué quiere decir talento. Hablamos del talento cuando ya existe, pero nunca antes. Hace cincuenta años, o incluso veinte, nadie podía decir que yo estaría trabajando con Autoconciencia a través del movimiento o dando conferencias. ¿Esto es talento? ¿Qué queremos decir cuando hablamos de talento? Podemos asegurar que un músico es talentoso, pero ¿en qué momento llegó a serlo?

No estoy muy seguro. Quizás siempre se ha sentido atraído por la música. Un músico con talento puede haberse acercado originalmente a la música buscando una forma de expresión. Puede haberse aficionado a la música y haber desarrollado cierta facilidad para interpretarla.

J: ¿Cuándo se descubre eso?

F: ¿En qué momento se considera talento? Parece que debe haber un reconocimiento que venga del exterior. Una persona entendida que lo descubra.

J: ¿Es posible arruinarlo?

F: Yo diría que no totalmente. Para los adultos, «talento» es una palabra que sirve para describir una cualidad que ya existe y que todo el mundo sabe que existe. Por lo tanto, el talento no es algo innato.

J: ¿Quiere decir que el talento es el resultado de todo aquello a lo que está expuesto el niño en su entorno?

F: No es algo innato. Lo único innato son los tejidos y un cerebro que es capaz de aprender. El talento se inculca. Usted no puede ser una pianista virtuosa sin haber estudiado piano durante diez o veinte años. Solo se puede tener talento en algo que despierta mucho interés. Si no le interesa la música, no tendrá la paciencia necesaria ni encontrará el tiempo para practicar diez horas al día como deben hacer muchos pianistas virtuosos.

J: ¿Es concebible que alguien que ha nacido en un país subdesarrollado, sin ningún instrumento musical a su alrededor, a los dieciséis años quiera tocar el piano? ¿O acaso piensa que para que un niño se convierta en músico tiene que haber un piano en su casa?

F: Si alguien no aprende chino antes de los dieciséis años, no será capaz de aprenderlo a menos que viva en China o que necesite aprender el idioma por alguna razón. Sucede exactamente lo mismo con el piano. Si lleva al conservatorio Juilliard a un esquimal que ha nacido en un iglú y nunca ha escuchado ni visto un piano en su vida, ningún profesor querría asumir la tarea de enseñarle a tocar este instrumento porque lo considerarían una pérdida de tiempo. ¿Y por qué habría de tocar el piano este esquimal?

J: ¿Sería diferente si el niño tuviera siete años?

F: No. Sería demasiado tarde llevar a un niño esquimal de siete años al Juilliard. Al ver a todas esas personas tocando violines, instrumentos de metal y tambores, ese niño se volvería loco. Saldría corriendo y pensaría que son una banda de chiflados.

No obstante, ese niño puede tener un gran sentido musical. Puede detectar el movimiento de un oso polar sobre el hielo, algo que no sería capaz de hacer ninguno de los alumnos del Juilliard. Sin embargo, no se podría decir que es un músico con talento, aunque si hubiera nacido aquí quizás podría haber llegado a ser músico. Y, por cierto, si reflexionamos un poco sobre esto, ¿acaso un músico talentoso no debe albergar también el deseo de ser escuchado por el público? ¿Y por qué quiere tener público? ¿Por qué no puede aprender a tocar el piano, marcharse a la playa y tocar solo para sí mismo?

J: Él desea dar un concierto; le apetece tener ese contacto con el público.

F: Un pianista de talento debe tener una audiencia que pueda apreciar sus aptitudes; de lo contrario, no sería capaz de sostener una práctica durante diez años. ¿Para qué? Y por otra parte, ¿quién se ocuparía de hacer pianos si no hubiera un público interesado en escucharlos? Cuando alguien interpreta un instrumento y consigue despertar el interés del público, tiene el potencial de convertirse en un genio, de ganar un montón de dinero y todo lo demás. Eso es lo que necesita un pianista.

J: Y además necesita una audiencia.

F: Un niño esquimal no sabe qué significa esa necesidad de contar con un público comprensivo. No entendería por qué quieren que toque el piano, por qué debe torturarse diez horas al día —a menos que le expliquen lo que representa el público, lo eduquen y lo transformen en un niño occidental—. A los siete años, ya es demasiado tarde. Tendría que recurrir a un montón de psiquiatras y ellos tampoco sabrían qué hacer con este niño.

J: ¿Qué piensa usted del concepto hindú del karma, una vida anterior que influye en la persona que eres en esta vida?

F: No creo en eso. No me ocupo de cuestiones que no conozco, de cuestiones que son imposibles de conocer, que no tengo ningún medio de conocer. Sobre este tipo de cosas sé lo mismo que usted. Conozco muchas personas que dicen saberlo, pero tampoco lo saben.

J: ¿Y qué puede decirme sobre los efectos de la herencia?

F: La herencia se puede definir muy bien. Significa que si ha nacido en Japón de padres nativos, sus ojos son rasgados.

J: ¿Quiere decir que la herencia es solo fisiológica?

F: No solamente. Los tejidos del cerebro también participan en la herencia. La calidad del cerebro se refleja en la forma de aprender, en la cantidad de lo que se puede aprender, en el tipo de retención. Todo eso es hereditario.

J: ¿Qué papel desempeñan los padres en la persona que llega a ser el niño?

F: ¿Qué puedo decir? Si no tuviéramos padres, estaríamos bien. Pero si nos detenemos a pensarlo, la mayoría son buenos padres. Cometen algunos errores en la educación de sus hijos pero, en general, son inintencionados. Ellos mismos tienen algunos problemas debido a los errores cometidos por sus propios padres.

¿Cuántas equivocaciones puede cometer una madre? «Ten cuidado», «No hagas eso, ¿eres tonto?» o algo por el estilo. Puede equivocarse quince veces. Pero ¿sabe lo que significa cuidar a una persona hasta los veinte años? ¿Cuántas noches sin dormir ha tenido que pasar esa madre por los dientes de su bebé, por una diarrea o por las enfermedades infantiles? Y ha conseguido vestirlo, llevarlo a la escuela, etc. Y aunque los padres lo hagan mal, sus errores representan el uno por ciento de sus aciertos. Sin embargo, ese uno por ciento puede ser tan malo como poner una cucharada de arena en un Rolls-Royce y estropear el motor. Así son los padres.

10

La extraordinaria historia de cómo Moshe Feldenkrais llegó a practicar judo

Entrevista de Dennis Leri

Esta entrevista tuvo lugar en un contexto grupal durante el programa de formación de profesores en San Francisco en 1987. El ambiente era informal y la entrevista se desarrolló a modo de conversación. Dennis Leri, el entrevistador, fue uno de los primeros alumnos estadounidenses de Feldenkrais y llegó a ser uno de los profesores del Método más respetados de su generación. Leri practica artes marciales (entre ellos, Aikido, Kung fu estilo norteño y Tai Chi estilo Chen) desde hace muchos años. Durante la entrevista Dennis lo acompañaron Mia Segal, Robert Volberg, Frank Wildman, Anna Johnson y Jerry Karzen (todos ellos participaban en la formación de profesores) así como Charles Alston, un instructor de Tai Chi estilo Yang. La entrevista se publicó originalmente en *The Feldenkais Journal* en 1986.

DENNIS: ¿Cuál ha sido su historia con las artes marciales?

FELDENKRAIS: Oh, podría escribir un libro. Es una historia extraordinaria... pero se la contaré brevemente. Seguramente sabrá que la primera vez que viajé a Israel era muy joven; entonces el territorio aún no se llamaba Israel, era Palestina. Era la época del Mandato británico en Palestina y los ingleses, que son grandes expertos en política, aplicaban la regla que inventaron los romanos: divide y vencerás. Eso significa que cuando el objetivo es ocupar un territorio sin tener que destinar allí un millón de soldados, todo lo que hay que hacer es decirle al señor X que el señor Y dijo tal o cual cosa, o comunicarle algo al señor X y contarle algo completamente diferente al señor Y. Al cabo de cinco semanas ambos se estarán peleando y continuarán haciéndolo eternamente.

Y todo lo que hay que hacer es decirle al señor X que tiene razón. No, usted (señor Y) tiene razón; no, usted (señor X) tiene razón [risas]... Y durante veinticinco años puedes gobernar sin costes, salvo un enorme derramamiento de sangre. ¿Qué sangre? La sangre de personas que se matan entre ellas. Hicieron lo mismo en India. Y lo hacen en todo el mundo. Y no solo los ingleses, también todos los demás. Todas las personas que gobiernan a otras personas actúan del mismo modo. Y no hay otra forma de hacerlo, sucede en todo el mundo. Bien, pues así era el Mandato británico. Y los problemas entre árabes y judíos siguen existiendo hoy en día debido al odio que los británicos fomentaron entre ambos. Históricamente, los dos pueblos siempre habían convivido armoniosamente, como si fueran primos. Y durante la era dorada de nuestra cultura, la época de Maimónides, había grandes poetas y matemáticos tanto judíos como árabes. Maimónides escribió algunos de sus libros en árabe y otros en hebreo. Y los árabes hacían lo mismo porque sabían hablar hebreo. Fue la edad dorada para ambos y jamás tuvieron ningún enfrentamiento. Luego llegaron los británicos e infundieron el odio entre los dos pueblos, un odio que jamás había existido a lo largo de dos mil años. Así que cuando llegué a Palestina, éramos un pequeño grupo de personas...

Si sigo contando la historia de este modo, tardaré dos días en acabarla. Lo que ocurrió después es que los británicos comenzaron a crear conflictos y jamás intervinieron cuando los judíos y los árabes empezaron a atacarse mutuamente. Enviaron a las fuerzas de la policía para instaurar la paz, pero al parecer estaban más preocupadas por sus caballos que por la sangre que se estaba derramando. Llegaron a las afueras de la ciudad y pasaron dos horas alimentando a los animales. Cuando por fin avanzaron, ya había unos cincuenta muertos de cada bando. Entonces decidieron actuar y desarmaron a todos los que tenían armas...

Había muchas personas jóvenes. Yo era una de ellas, solo tenía dieciséis años. Estábamos dispuestos a morir si era necesario, con tal de que esos condenados británicos no se quedaran allí y, por otra parte, decidimos que no nos enfrentaríamos a los árabes considerándolos enemigos eternos. Y formamos la Haganah* (en hebreo, la «defensa»), una organización de autodefensa judía. Éramos trescientos jóvenes y no teníamos prácticamente nada; ni siquiera cuchillos, únicamente palos. Aunamos esfuerzos y comenzamos a aprender a usar nuestras manos, palos y cualquier cosa que estuviera a nuestro alcance para proteger a la población que no podía defenderse por sí misma.

---

* La Haganah en un principio era un grupo de unidades de defensa informales, organizadas localmente, para proteger las granjas judías y los kibutz en Palestina. Comenzó a operar en 1920 y en sus inicios no estaba muy armada, y además carecía de una sólida organización central. A medida que pasó el tiempo, el grupo se organizó cada vez más y aumentó el número de miembros. Feldenkrais se refiere al primer periodo de la Haganah, en los años veinte.

LA SABIDURÍA del CUERPO

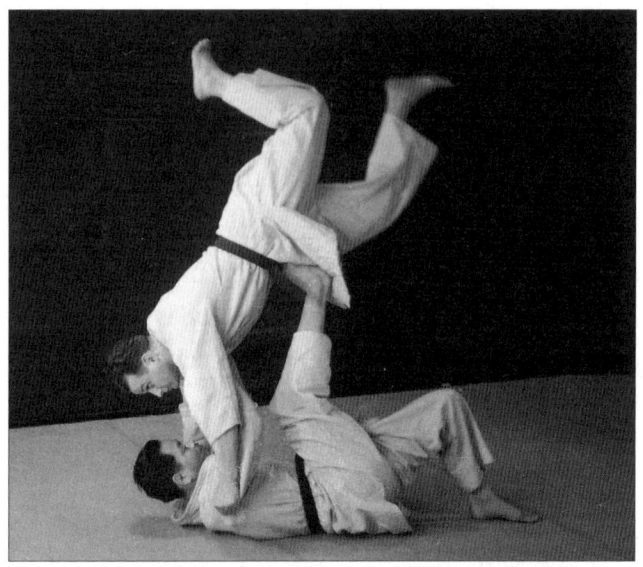

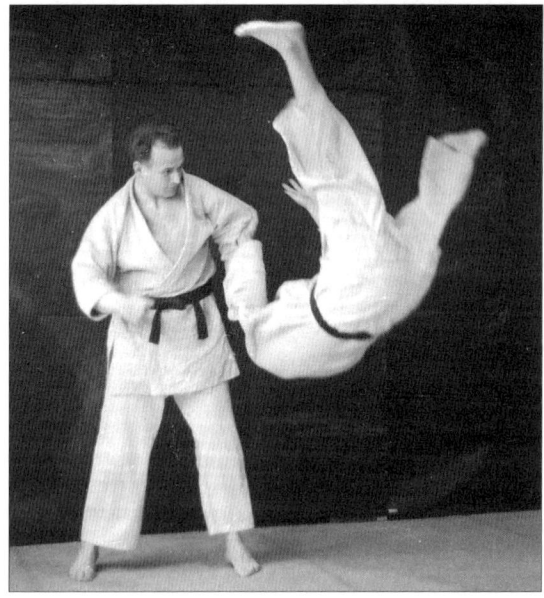

Feldenkrais derribado por M. Kawaishi (foto superior).
Feldenkrais haciendo una llave de judo (foto inferior).

Entre nosotros había un joven que acababa de llegar de Alemania. Era experto en jiujitsu y nos dio las primeras clases. Al cabo de un tiempo, nos considerábamos grandes expertos en jiujitsu. Nos entrenábamos todas las noches. Pero más tarde la situación se calmó durante algunos meses y dejamos de entrenarnos hasta que, finalmente, lo abandonamos. Y cuando los conflictos se iniciaron otra vez, sucedió algo curioso. Los jóvenes que no habían practicado jiujitsu huyeron o se ocultaron y, por consiguiente, ninguno resultó herido ni asesinado. Sin embargo, los «grandes expertos» se enfrentaron a los cuchillos y a las espadas armados únicamente con un palo, o incluso solo con las manos, y la mitad de ellos murió o resultó herida en el combate. Se salvaron todos los que huyeron o se cuidaron bien de no exponerse al peligro. Sin embargo, perdieron la vida la mitad de los idiotas que se habían entrenado apenas unos pocos meses y se consideraban expertos porque en el gimnasio y sobre la colchoneta eran capaces de defenderse de alguien que los atacaba a medias. Esto es lo que sucedería si usted practicara un mes de aikido y luego intentara enfrentarse a alguien armado con una espada; en ese momento descubriría para qué le ha servido el aikido. Eso fue lo que ocurrió.
No pude asimilarlo. Sentí que el jiujitsu era una práctica estúpida. Evidentemente, si me hubiera entrenado toda mi vida y hubiera tenido interés en convertirme en un samurái, estaría preparado para la lucha en todo momento. Incluso caminaría por la calle con las manos listas para usar la espada, y me sentiría a salvo. Pero si crees que puedes quitarle la espada de las manos a alguien que intenta

matarte porque practicaste jiujitsu dos meses y luego has estado dos años sin entrenar, entonces eres un idiota inocente. Tus posibilidades de tener éxito son condenadamente escasas. De manera que después de reflexionar un poco me dije: «Voy a proponer algo realmente diferente». De todos los trucos que aprendí del jiujitsu, ninguno de ellos merece demasiado la pena. Si intento atacarle con un cuchillo, ¿qué haría usted? ¿Levantar la mano? Bien, entonces hay que empezar por ahí. Lo primero que haremos es entrenar un solo movimiento hasta que usted, sin tener tiempo para pensarlo y sin saberlo de antemano, se defienda del ataque protegiéndose la garganta, la cabeza y el resto del cuerpo, desarrollando ese primer movimiento que realiza de manera espontánea.

Y luego convoqué a un grupo de personas, agarré un cuchillo y las ataqué una por una. Tomé fotografías de cada una de ellas. Me fijé en el primer movimiento que realizaban y descubrí que ante un ataque real, la primera reacción no es agarrar el cuchillo, sino hacer algún gesto para protegerse. La persona atacada no contraataca, sino que sustituye el brazo por la cabeza, la garganta y la espalda. Si usted intenta atacar a alguien, podrá comprobarlo. Su oponente no se quedará frente a usted con los brazos bajos, indefenso. Si lo ataca con un palo, se girará para darle la espalda y se protegerá la cabeza. Incluso en las películas podemos ver que cuando castigan a una persona pegándole con un palo, esta se gira para recibir los golpes en la espalda. Los golpes en la espalda son dolorosos pero no peligrosos, a menos que te rompan todos los huesos, cosa que también es posible. Pero aun en este caso, esa persona no morirá en ese momento, aunque seguramente lo hará poco después.

Pero, volviendo al tema que nos ocupaba, la idea era descubrir cuál es el primer movimiento que hace una persona frente a un ataque. Yo desarrollé un sistema para defenderse de cualquier tipo de agresión cuyo primer movimiento no se basa en lo que piensas hacer, ni en lo que decides que vas a hacer, sino en lo que realmente haces cuando tienes miedo. Entonces me planteé entrenar a las personas comenzando por el final de ese primer movimiento espontáneo. El procedimiento consistía en entrenarlas durante tres meses (tal como habíamos hecho nosotros con el jiujitsu), dejar pasar un año sin entrenamiento regular y luego retomar la práctica para comprobar qué era lo que hacían para defenderse de un ataque.

Y al año siguiente, como era de esperar, el primer movimiento defensivo que todos realizaron inmediatamente después de la primera reacción espontánea fue continuar con aquel primer movimiento. Fue algo realmente asombroso. La mayoría de las personas supo instantáneamente lo que tenía que hacer, sin previo aviso. Yo estaba muy contento y, por supuesto, algunos de ellos se unieron a la Haganah para ayudarme y trabajamos juntos dos o tres años hasta que conseguimos perfeccionar la idea. Lo notifiqué a la dirección de la Haganah, que en aquel momento era un grupo secreto; nadie conocía sus nombres puesto que podían ser ejecutados por los ingleses. Todavía recuerdo que me dieron veinticinco libras esterlinas, que en 1921 equivalían a cien mil dólares actuales. Con esas veinticinco libras publiqué un libro en hebreo sobre el sistema que había ideado, que se distribuyó entre todos los miembros de la Haganah (no solo de Tel Aviv sino también de otras colonias) para que pudieran aprender lo que tenían que hacer. El libro incluía fotografías.

Si hubiera caído en manos de los británicos y se hubieran enterado de quién era su autor, probablemente me habrían arrestado e interrogado para conocer la identidad de los líderes de la Haganah, y otras cosas más. El día que se publicó el libro yo me encontraba en Francia. La persona que nos dio las veinticinco libras con las que lo financiamos fue un hombre llamado Keech, un coronel británico. Más tarde me marché a Francia para estudiar ingeniería eléctrica y mecánica y me olvidé completamente de todo aquello porque estaba muy centrado en mis estudios. Pero cierto día, algunas personas que se alojaban en el hotel donde yo vivía se enteraron de que conocía algunos de los trucos que habéis visto. [Moshe nos había mostrado varias de las técnicas que había desarrollado.] El conserje del hotel sabía que yo era originario de Palestina (el territorio todavía no era Israel), que estaba familiarizado con algunas técnicas de autodefensa y, por lo tanto, era capaz de atacar a las personas, inmovilizarlas, y cosas por el estilo. En una ocasión me trajo un periódico dedicado a los deportes y me informó que el ministro de Educación japonés, el profesor Kano,* iba a hacer una demostración de judo en París. El embajador japonés en Francia también asistiría. Yo no conocía al profesor Kano,

---

* Jigoro Kano (1860-1938) fue el famoso fundador y creador del judo, y una persona muy respetada. Es conocido como profesor Kano porque trabajó como educador durante gran parte de su vida.

pero me parecía interesante que un hombre que practicaba judo (una técnica que yo desconocía, aunque sabía que era un arte marcial relacionado con el jiujitsu, o algo así) estuviera dispuesto a hacer una demostración. Me apetecía verlo... En realidad, al principio respondí que tenía que preparar mis exámenes y no quería distraerme, pero luego algunas personas me dijeron que podría interesarme y decidí acudir. Debido a la presencia del ministro de Educación y del embajador japonés, había un guarda de seguridad que solo dejaba pasar a las personas que tenían invitación, de manera que no pude entrar.
Me indigné al descubrir que no podría ver la exhibición. Después de todo, estaba allí porque me interesaba conocer esa práctica y no debido al embajador. No tenía la menor idea de qué era el judo, pero sabía que tenía algo que ver con las artes marciales. De modo que regresé a casa, tomé el libro sobre autodefensa que había escrito en hebreo y regresé al local. Llevaba una tarjeta donde había escrito: «He practicado jiujitsu y estoy interesado en conocer la práctica del judo. ¿Sería posible que asistiera a la exhibición?». La guardé en un sobre dirigido al profesor Kano y solicité a la persona que estaba en la puerta que se lo hiciera llegar. Aunque no tenía demasiadas esperanzas de conseguir mi cometido —ni siquiera sabía si Kano entendía francés—, esperé alrededor de un cuarto de hora y luego recibí la gran sorpresa de mi vida. Un caballero japonés salió a recibirme, me invitó a pasar a la sala y me acompañó hasta un asiento bastante respetable; no estaba en la primera fila pero la ubicación era muy buena. [Risas.]

De manera que conseguí entrar y ver de qué se trataba. Todo aquello me pareció muy gracioso y le explicaré por qué. Kano era un hombre mayor de pequeña envergadura y su cara estaba llena de arrugas. Detrás de él se encontraba el embajador japonés Sugimura, un hombre de alrededor de un metro ochenta de altura, extraordinariamente alto para ser japonés. Era más grande que usted, una figura imponente. Lo que me llamaba la atención era que cada vez que Kano se ponía de pie para decir algo, el embajador también lo hacía y volvía a sentarse únicamente cuando Kano ocupaba de nuevo su asiento. Todo aquello me pareció muy curioso. Me preguntaba cómo podía ser que un embajador tratara a ese hombre como si fuera un dios, simplemente porque era capaz de hacer algunos trucos de jiujitsu, o algo similar. En realidad, me parecía ridículo e incomprensible. El ministro francés que había asistido al evento tampoco parecía entenderlo.

Entonces aparecieron dos tipos; uno de ellos era Kotani* y el otro, Ida. Ella [señala a Mia] estaba en Japón cuando conocí personalmente a Kotani. En aquel momento le comenté que lo había visto en la exhibición de París en 1932. Se sorprendió de que alguien supiera que en 1932** había estado en París haciendo una demostración. Pero para mí había sido un suceso extraordinario y se había quedado grabado en mi memoria. Ida era una de las grandes figuras del judo y escribió dos libros maravillosos, que

---

* Sumiyuki Kotani (1903-1991) fue uno de los primeros alumnos del profesor Kano y solía acompañarlo en sus exhibiciones internacionales. Fue una de las pocas personas a las que Kano concedió el rango de décimo dan.
** Feldenkrais debe de haberse equivocado, pues otras fuentes indican que Kano y Feldenkrais se conocieron en septiembre de 1933.

incluso en Japón son una curiosidad. Y a pesar de ser un hombre muy pequeño, era capaz de hacer cosas extraordinarias.

Ida y Kotani habían sido invitados a París porque este último había estudiado matemáticas en Cambridge. No sé exactamente a qué se dedicaba Ida, pero se comentaba que Kano los había invitado a participar porque eran dos excelentes luchadores de judo. Durante la exhibición parecían dos tontos que se turnaban para caer al suelo, volar por el aire y hacer todo tipo de cosas con aparente facilidad. Me parecía evidente que todo estaba ensayado, porque prácticamente sin hacer el menor esfuerzo uno de ellos volaba por los aires y luego ambos producían diversos sonidos, gritaban «ha» y hacían una llave. Todo aquello parecía un disparate y yo estaba convencido de que el espectáculo estaba preparado de antemano, que era una *kata* (una secuencia practicada) y no un *randori* (un ejercicio de entrenamiento). Se suponía que estas dos personas estaban entre los mejores judokas del mundo. Uno de ellos era sexto dan en el Kodokan y el otro, quinto dan. Ambos habían sido campeones de Japón dos veces. Eran dos personas extraordinarias y hacían su trabajo como si estuvieran jugando. La plataforma sobre la que luchaban parecía un ring, y se desplazaban por ella ocupando todo el espacio. Fue un espectáculo asombroso, recuerdo que ni siquiera sabía qué estaba viendo.

Y entonces subió al ring aquel hombre mayor de cuerpo menudo y comenzó a practicar judo con los otros dos. Para empezar intentó hacer un *randori* con cada uno de ellos. Dos luchadores fuertes y musculosos que ejecutaban movimientos maravillosos luchando con un hombre de alrededor de sesenta y cinco o setenta años (aunque no podría asegurarlo pues no es fácil calcular la edad de los japoneses cuando son personas mayores). El caso es que este hombre pequeñito dominó a su fuerte y robusto adversario con un simple movimiento, y diciendo «@!!*****#», lo arrojó al suelo. Francamente, pensé que su adversario se había dejado derribar. Luego le hizo una nueva llave y lo lanzó otra vez al suelo.

Todo aquello me pareció una tontería y me dije a mí mismo: «Kano, eres un gran experto, pero durarías diez segundos en mis manos». [Risas.] Y realmente lo creía, porque había tenido la experiencia real de combatir con armas de fuego y arrojando cuchillos y piedras. Y todo aquello me parecía una puesta en escena falsa y estaba convencido de que era capaz de dominarlos.

Sin embargo, no tenía nada particular que hacer, de manera que me quedé hasta el final. Cuando terminó la exhibición, todo el mundo comenzó a abandonar la sala. Todos los asistentes habían sido invitados por el ministro y estaban elegantemente vestidos (los hombres llevaban esmoquin). Yo vestía como un ciudadano normal y no quise mezclarme con ellos. Como no tenía ninguna prisa, decidí esperar a que todos salieran. Me sentía un poco decepcionado. Había sido un buen espectáculo pero tenía la sensación de que no había nada que pudiera aprender de todo aquello. Estaba a punto de ponerme de pie para marcharme a casa cuando alguien se acercó a mí: «Disculpe, ¿es usted el señor Feldenkrais? –me preguntó–. El señor Kano quiere saber si aceptaría cenar con él».

Casi me caigo de mi asiento, pensé que se trataba de una broma. ¿Una invitación para cenar? Acepté sin dudarlo a pesar de que mi mujer me esperaba en casa; le había dicho que seguramente la exhibición no se prolongaría más allá de las diez de la noche y que volvería a casa en cuanto acabara. [Dirigiéndose a Jerry Karzen] Allí me esperaba una magnífica cena. [Jerry trae algunos *blintzes** para Moshe y le comenta que se estaban enfriando. Pero Moshe parece disfrutar más con el recuerdo de aquella cena en París que con la perspectiva de tomar unos *blintzes* fríos.] [Risas.] Entonces me pidió que lo acompañara hasta la salida y lo esperara allí. Mientras los invitados abandonaban el local llegó un Rolls-Royce y después de que Kano se montara en él, el embajador japonés me invitó a subir al vehículo y a sentarme entre Kano y él. Yo me sentía muy incómodo, no sabía qué hacer ni qué decir.

No debe olvidar que yo era un joven que había llegado a París desde un pequeño pueblo de provincias y, de pronto, me encontraba en lo más alto, algo que jamás hubiera podido imaginar. Realmente no sabía qué hacer. Y aunque intentaba estar lo más tranquilo posible, la verdad es que sudé copiosamente durante todo el trayecto.

D: ¿Y cómo se comunicaban?

F: Él hablaba francés e inglés. ¿A dónde nos llevaron? En París hay un gran hotel al que acuden los visitantes japoneses acaudalados. Es un hotel muy caro y exclusivo. Cuando el vehículo aparcó junto a la entrada, el embajador japonés bajó del coche y me abrió la puerta. Luego me preguntó

---

* N. de la T.: Los blintzes son un plato típico de la cocina judía, semejantes a los crepes.

qué me apetecía cenar. «No lo sé. Cualquier cosa estará bien», respondí. Entonces él dijo: «Yo voy a pedir una trucha». En aquellos tiempos, tomar una trucha no era una cena muy abundante para mí. Era joven y fuerte y podía comer cinco truchas a modo de aperitivo.

Entramos en una sala inmensa que tenía el tamaño de una pista de baloncesto y estaba cubierta de tatamis, como un *dojo* normal. También había una mesa pequeña. «Curiosa manera de sentarse para cenar», pensé. Me senté en el suelo y Kano se acomodó a frente a mí.

Nos sirvieron la cena dos individuos de extraordinaria envergadura. Uno de ellos llevaba bigote y se podía adivinar que tenía una fuerza tremenda. Todavía hoy lo recuerdo. Suponga que usted se sienta aquí, ese soy yo, y Kano se sienta al otro lado de la mesa, y llega ese hombre corpulento, empieza a poner cosas sobre la mesa y, haciendo gestos con la mano, le pide que las pase a los demás. Yo no entendía qué quería, así que también hacía gestos con las manos. [Risas.] No sabía qué hacer; él repetía los gestos y luego se inclinaba haciendo una reverencia. Y cada vez que traía algo a la mesa repetía exactamente lo mismo... pum, pum, pum. Todo aquello era nuevo y muy raro para mí. Me encontraba cenando con Kano y ni siquiera sabía qué quería de mí. No tenía la menor idea de cuál podía ser el motivo de todos esos agasajos.

Y Kano comenzó a contarme historias de sus alumnos, como... Nagaoka.[*] En aquella época Nagaoka significaba exactamente lo mismo para mí que Gerald Ford. [Risas.]

---

[*] Hidekazu Nagaoka (1876-1952) fue un judoka legendario y la máxima autoridad del Kodokan durante muchos años. Fue uno de los pocos en obtener el décimo dan.

Con el fin de que la conversación siguiera su curso, le pregunté: «¿Quién es Nagaoka?». Kano me respondió que era el instructor jefe del Kodokan. En 1930 había dos grandes judokas, Nagaoka y Mifune.* Nagaoka era el hombre más fuerte del Kodokan y Mifune era el más rápido, el mejor. A pesar de ser un hombre de complexión pequeña, era imbatible. Conocí muchas historias sobre él, Kano me contó cosas extraordinarias. Más adelante me habló de Mifune, ya que después de esta primera ocasión volvimos a reunirnos unas doce veces. Me contó que era un luchador nato y que dos o tres veces al año tenía que sacarlo de prisión. Allí donde había una pelea, estaba Mifune. Por lo general, la policía lo arrestaba y una ambulancia tenía que llevar a una docena de personas al hospital. [Risas.] Kano tenía que usar su influencia como subsecretario de Estado para la Educación en Japón. Me contó que lo había sacado de la cárcel al menos treinta veces en toda su vida.

Sin embargo, mientras nos servían la cena parecían dos educados caballeros. Estaban vestidos de una forma extraña; llevaban el uniforme blanco de judo y cinturones negros, que yo veía por primera vez. Ambos calzaban sandalias japonesas. Después de la cena Kano se interesó por saber quién era yo y qué hacía en París. Le comenté que procedía de Palestina. Me sorprendió que conociera la existencia de la Biblia y que supiera que había judíos en el mundo. Yo nunca hubiera imaginado que un japonés pudiera conocer estas cosas pero, evidentemente, era un hombre culto e informado. Me preguntó cómo y porqué

---

* Kyuzo Mifune (1883-1965) es considerado el mejor judoka después de Kano. Fue uno de los pocos que recibieron el grado de décimo dan.

había ido a Israel y quiénes eran mis padres. Le conté toda mi historia familiar mientras me preguntaba qué querría él de mí. Cuando acabamos la cena, tomó mi libro escrito en hebreo y afirmó: «Aunque no sea capaz de leer este libro, puedo entender lo que dice. Sin embargo, hay algo que no logro comprender. Le pido que me muestre cómo practica esta técnica». [Era una técnica para desarmar a alguien que porta un cuchillo.] Se trataba de una parte del libro en la que yo exponía algo que había inventado basándome en un truco de jiujitsu. Evidentemente, Kano había mirado las fotografías. Entonces continuó hablando: «Es extraño, conozco once *ryus* (se refería a once escuelas diferentes de artes marciales) y las aprendí antes de empezar a practicar judo, sé todos los trucos que existen, pero jamás he visto algo como esto. ¿De dónde lo ha sacado?». Y le conté la misma historia que acabo de contar. Ligeramente desconcertado, me dijo: «Eso es maravilloso. Enséñemelo otra vez». Se lo demostré con un cuchillo real que había sobre la mesa. Fui muy rápido y arrojé el cuchillo a una distancia de unos ochocientos metros. Él aplaudió con entusiasmo. A continuación llamó a Nagaoka, le entregó el cuchillo y me dijo: «Inténtelo con él, quiero verlo de nuevo». Y volví a hacer lo mismo. Él me miró y aprobó mi demostración sin hacer ningún otro comentario... —como usted sabe, los japoneses son impasibles. Sin embargo, era evidente que estaba interesado.

Luego volvió a tomar el libro y comentó: «Esto es muy interesante; sin embargo, esto [una llave de estrangulamiento] no es correcto». «Qué quiere decir?», le pregunté.

«Según mi experiencia, nunca nadie ha sido capaz de deshacerse de esa llave. Es mortal —insistió—. No es buena».
«Demuéstreme por qué», le respondí. La técnica se basaba en tumbar al adversario sobre el suelo, colocar las manos sobre su garganta y presionar con fuerza ayudándose de una chaqueta o de algo por el estilo. El oponente no tarda más de un minuto en morir. Un minuto, un segundo. De inmediato, lo ve todo negro. Se asfixia.
Entonces me pidió: «Pruébela conmigo». Yo era mucho más fuerte que él y pensé que debía ser amable con un hombre de su edad. Por lo tanto, hice la llave muy lentamente pero, al darme cuenta de que lo que estaba haciendo no lo perturbaba en absoluto, decidí presionar con todas mis fuerzas. Y créalo o no, sufrí un vahído. Ni siquiera me di cuenta de lo que estaba pasando, de repente lo vi todo negro. Y me dijo: «Ya lo ve; no es buena». [Ja, ja.] Le pregunté qué había sucedido, y él comenzó a hablar en francés: «Strangulation, ¿pardon? ¿Comme ça? Pardon, ¿comme ça?». Y luego me explicó que no se podía estrangular a nadie con el brazo extendido. Yo protesté: «Pero siempre lo he hecho así y ha funcionado». Él continuó: «Sí, pero la gente normal no sabe defenderse. Inténtelo otra vez». Yo no estaba muy convencido de repetirlo porque nunca me había ocurrido algo semejante pero, de cualquier modo, acepté. Y mientras lo hacía observé que sus manos estaban completamente libres y que utilizaba mi propia fuerza para estrangularme; no solamente para dejarme sin respiración, sino también para interrumpir el flujo de sangre hacia el cerebro. Fue horrible porque yo confiaba en mi fuerza y en la forma de aplicar la técnica y,

sin embargo, cuanto más presionaba, más me estrangulaba a mí mismo. Y fui yo, y no él, el que perdió el conocimiento. Y lo hizo tan bien que ni siquiera advertí que me estaba sujetando. Lo vi sujetar sus propias manos y colocar sus dedos en el lugar preciso, pero pensé que no tenía de qué preocuparme porque no conseguiría liberarse. «Es usted un hombre inteligente. Debo corroborar si esta técnica del cuchillo funciona. Pero ahora comprenderá que su libro no es muy bueno, aunque es interesante». Eran más de las dos de la madrugada cuando terminó nuestra reunión.

Llegué a casa a las tres de la madrugada y encontré a mi mujer muy preocupada. Había ido hasta el local donde se había realizado la exhibición pero ya estaba cerrado y no me encontró. Yo hubiera querido llamarla por teléfono, pero ¿qué podía hacer? No me atreví a mencionarlo a pesar de que se me pasó por la mente más de veinte veces. No me pareció correcto. Hubiera tenido que ofrecerme a pagar la llamada. Estos pequeños detalles son los que hacen la vida difícil. De manera que simplemente me quedé sentado allí a pesar de que quería irme a casa, de que tenía que ir a la facultad muy temprano por la mañana y de que no había preparado mi examen de matemáticas. En aquella época estudiaba ingeniería. Como le digo, me quedé allí sentado, escuchando con interés pero deseando irme a casa. Al final, Kano me explicó los principios de ese movimiento destinado a estrangular al contrario. A continuación me comentó que iba a probar mi truco para desarmar al oponente con un cuchillo durante un año en el Kodokan con el propósito de determinar por qué motivo no se utilizaba. Dijo que quizás era demasiado peligroso o no era eficaz, o que tal vez era muy fácil defenderse de esa llave. Pero estaba intrigado por no haberlo visto nunca. Era muy tarde, las dos y media de la madrugada. Él quería despedirme porque deseaba irse a dormir. Le comenté que tomaría un taxi para regresar a casa porque a esas horas ya no había metro. «Oh», exclamó Kano. Poco después llegó el Rolls-Royce del embajador japonés y su conductor me llevó a casa. Sentado solo en el vehículo pensé que todo aquello era muy divertido. Mi esposa me estaba esperando despierta, muy preocupada y sin saber qué hacer. Aquella noche me costó conciliar el sueño.

Decidí olvidar ese encuentro; había sido una agradable experiencia y nada más. Sin embargo, dos días más tarde recibí una llamada de la embajada japonesa comunicándome que Kano había dejado una carta para mí y que el embajador japonés quería verme. Yo pensé que no disponía de tiempo para invertir una noche tras otra en aquella historia y que no tenía ningún sentido prolongarla, pero consideré que era de mala educación no responderle y lo llamé por teléfono. El embajador me habló muy amablemente y como si nos conociéramos de toda la vida: «El profesor Kano se ha marchado a Londres pero regresará mañana y espera poder comer con usted porque tiene algo que decirle. Yo también estaré allí». En esa ocasión, no sabía muy bien qué hacer. No podía ir a comer con ellos vestido de la forma habitual, de modo que compré algo parecido a un esmoquin y una corbata que jamás volví a utilizar. No me encontraba a gusto. Me sentía torpe vestido de ese modo, pero pensé que debía estar elegante para la ocasión. Esas personas me hablaban como si fuera un invitado real. Eran muy educados, esperaban que yo tomara asiento antes de sentarse, y otras cosas por el estilo. Yo me preguntaba en qué historia me había metido. Kano me dijo: «Mire, pienso que usted es la clase de hombre que conseguirá introducir el judo en Europa con éxito. Lo hemos intentado tres o cuatro veces y siempre hemos fracasado. Primero designamos a Ida, el hombre que vio en la exhibición. Él comenzó con un grupo bastante numeroso, pero al cabo de seis meses no quedaba nadie, tuvo que cerrarlo. Luego probamos con muchos otros expertos, pero tampoco funcionó. Yo creo que usted es el indicado, pero no puede seguir enseñando esas tonterías que ha escrito en su libro. Tiene que aprender a practicar judo correctamente».

Yo respondí: «No tengo tiempo para aprender nada correctamente porque estoy cursando mis estudios universitarios». Y él respondió: «Arreglaremos las cosas de modo que usted disponga de todo el tiempo que necesite para estudiar. Enviaremos un experto de Japón para que le enseñe judo. Me ocuparé de que usted a ser un buen judoka. Con esta ayuda, y una vez que haya terminado su carrera, podremos fundar un club. También le enviaré cuatro rollos de película donde podrá ver a Nagaoka, Yokoyama,[*] a Mifune y a mí mismo practicando judo. Y verá el mejor judo que jamás se haya filmado. Probaremos ese truco que ha inventado; si es realmente bueno, usted será el primer hombre blanco que tenga una llave de judo

---

[*] Yokoyama Sakujiro (1864-1914) fue uno de los primeros alumnos del profesor Kano y el máximo responsable del Kodokan durante muchos años.

propia en el currículo del Kodokan. Mientras esté aprendiendo judo, el embajador japonés se ocupará de todas sus necesidades; no dude en llamarlo por teléfono cuando precise algo. Él hará todo lo usted desee para contribuir a su progreso».

Así fue como me inicié en la práctica del judo. En esa película hay cosas realmente interesantes y también muy curiosas. El cinturón negro, el primer dan, lucha contra el segundo dan, y se puede ver que el primer dan no tiene la más mínima posibilidad de vencer. El segundo dan hace lo que quiere; este héroe de enorme envergadura puede con todo. Sin embargo, cuando se enfrenta con un tercer dan, de repente el oponente comienza a jugar con él.

En aquella época eran necesarios entre cinco y siete años para conseguir un dan, de manera que la gente estaba muy bien entrenada, no como ahora. Hoy en día es posible lograr el cinturón pagando mucho dinero y después de pasar tan solo seis meses en el *dojo*. En esos tiempos había que ser el mejor para conseguir el sexto dan, uno entre cinco millones. Actualmente, cualquiera que acude a un club de judo puede conseguir un cinturón negro al cabo de un año o dieciocho meses. Ya no tiene la importancia que antiguamente se le concedía. En estos días, un cinturón negro es un logro de segunda clase. Puede comprobarlo observando a los mejores luchadores que intervienen en los juegos olímpicos. Es lo peor que he visto en mi vida, peor que boxear, peor que la lucha libre. Cualquiera de las dos prácticas es mejor que el judo que se ve en los juegos olímpicos. Si Kano fuese testigo de ello, creo que moriría.

D: ¿Por qué ha disminuido la calidad del judo?

F: Porque Kano nunca permitió que el judo participara en los juegos olímpicos, como tampoco autorizó las distinciones basadas en el peso corporal. Lo importante es la habilidad. Y en los juegos olímpicos las categorías se dividen en relación con el peso porque allí, como en la lucha libre, sostienen que un peso ligero no puede vencer a un peso pesado. Ahora tienen una categoría basada en el peso que implica que se debe luchar con un oponente del mismo tamaño. De ese modo, ves a los adversarios utilizando la fuerza para empujarse mutuamente. Eso no es judo, es una parodia de judo. Está en contra de los principios del judo. No es agradable de ver y, por otra parte, es ineficaz. Kano manifestó: «Mientras yo viva no habrá distinciones de peso en judo, y será un verdadero fracaso si algún día llega a formar parte de los juegos olímpicos». Desafortunadamente, tenía razón.

D: ¿La enseñanza del judo es muy diferente ahora de lo que solía ser?

F: Absolutamente, incluso en Japón. Los japoneses están muy orgullosos de su judo, pero hoy en día es una cuestión de violencia y poder, y esto no tiene nada que ver con la esencia del judo. El judo es una práctica en la que se utiliza la fuerza del oponente y, en consecuencia, se basa en el movimiento y no en la resistencia, ni tampoco en empujar al adversario cuando este te empuja. ¿Quién es capaz de empujar con más fuerza? Kano era un hombre pequeño pero podía derribar inmediatamente al luchador que lo empujaba. Y uno de sus principios era que si alguien lo empujaba, él se deslizaba debajo del cuerpo del

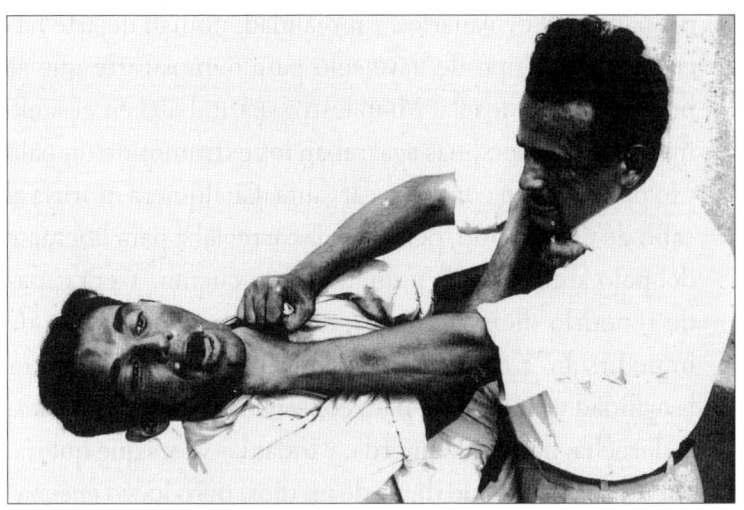
Feldenkrais practicando una llave de estrangulamiento a un oponente desconocido.

oponente y conseguía derribarlo aprovechando la fuerza que este empleaba para empujarlo. Se colocaba bajo sus caderas y utilizaba la fuerza del adversario para eludir tan fácilmente el ataque que la otra persona era incapaz de comprender cómo lo había hecho. Hoy en día nadie es lo suficientemente ágil ni diestro como para realizar ese *tai sabaki*, como se llama en judo. *Tai sabaki* significa mover las caderas girando la parte posterior hacia el frente; nadie es tan veloz para conseguirlo. Los luchadores ya no tienen el entrenamiento necesario para hacerlo.

Los verdaderos campeones nunca peleaban. Ellos estaban allí para vencer, pero no para pelear contigo. Estaban allí para mostrarte que tú no estabas a su altura, esa era la idea. No estaban allí para pelear. Algunos participaban para demostrarte que no significabas nada para ellos, que ellos eran mucho más hábiles y que tú no tenías ninguna probabilidad de ganarles. En realidad, podían dejarte hacer cualquier tipo de llave solo para demostrarte que se podían liberar de ella. Mi maestro se tumbaba en el suelo mientras dos personas agarraban los extremos de un palo y lo presionaban contra su garganta. Cualquiera moriría al cabo de un segundo, pero él se las arreglaba para liberarse del palo antes de que pudieras darte cuenta. Y era capaz de repetirlo diez veces sin que nadie tuviera ocasión de impedírselo. Y aunque es algo muy simple, hay que tener la agilidad y la fortaleza para conseguirlo. Él lo hacía hacia la derecha, hacia la izquierda, y todas las veces que quería. Parece una habilidad digna de un dios, pero luego enseñaba cómo se hacía. Hoy en día, no se puede poner un palo sobre la garganta de un judoka sin matarlo. [Risas.]

D: ¿Existen todavía personas que enseñan judo al viejo estilo?

F: Claro que sí, algunos ancianos en Japón que están tan disgustados como yo. No tienen buena opinión de estos jóvenes tontos que están arruinando el legado del judo, que era único en el mundo. Hay muchas personas...

D: ¿Solo en Japón?

F: Bueno, entre mis alumnos también hay algunos que siguen las viejas enseñanzas; por ejemplo, Glen, en París; es un hombre muy pequeño y es sexto dan. Lo entrenamos Kawaishi* y yo. A pesar de tener un cuerpo menudo,

---

* Mikonosuke Kawaishi (1899-1969) se mudó a París en 1936 y comenzó a enseñar judo en la escuela que Feldenkrais había abierto en el Barrio Latino de la ciudad. En esa época, Kawaishi era cuarto dan y un instructor con gran experiencia. Él y Feldenkrais tuvieron una colaboración muy fructífera que incluyó llevar juntos la escuela, fundar la Asociación de Judo francesa y tomar fotografías que luego se incluyeron en los libros que escribió cada uno de ellos. Algunas fuentes que se ocuparon de la historia del judo europeo se olvidaron de Feldenkrais y le otorgaron todo el mérito a Kawaishi, a pesar de que Feldenkrais fue el responsable de abrir la primera escuela

podía derrotar a oponentes con un peso tres veces superior al suyo. Aunque solo tiene algunos años menos que yo, incluso hoy en día puede vencer al mejor maestro de París. Hay otros como él, pero no son muchos. Poco a poco, van falleciendo.

D: El otro día hablaba del *ki*, *chi* o como se llame. Me gustaría saber qué es lo que piensa.

F: *Ki* y *chi* son dos términos para designar lo mismo. Para saber algo sobre ellos, sería mejor que se lo preguntara a los chinos u otros pueblos asiáticos, porque son ellos los que hablan del *ki* y del *chi*. Lo único que puedo decirle es que cuando Koizumi[*] quiso hablar de este tema, se celebró un congreso internacional de cinturones negros de judo en Londres, y yo era uno de ellos. Asistieron alrededor de quinientas personas y Koizumi nos dio un cursillo especial. El quinto día, a la mitad del curso, nos dijo repentinamente: «Ahora voy a hablar del principio más importante en el entrenamiento de judo, el *saika tanden*. Algunos lo llaman *tan tien*, el asiento del *chi*, *ki*, o como ustedes prefieran denominarlo. En japonés se lo conoce por *saika tanden*». A continuación se dirigió a mí y me pidió que me acercara. «Creo que él les hablará del *saika tanden* de una forma que os resultará más fácil de entender que si lo hago yo. Es algo que comprendo y siento, pero que no soy capaz de explicar». Koizumi escribió el prefacio de mi

---

en 1929. Afortunadamente, esto se corrigió en una historia reciente y definitiva escrita por Michel Brousse, *Le judo: son histoire, ses succès*.

[*] Gunji Koizumi (1885–1965) fue el primer judoka de alto rango que se estableció en Europa para enseñar judo. Fundó la Asociación de Judo británica y dio clases en toda Europa. Fue el instructor de Feldenkrais y tuvieron una relación muy estrecha. Koizumi escribió la introducción del libro de Feldenkrais *Higher Judo*.

libro. El caso es que cuando se habla de este tipo de temas tal como yo lo hago, nadie piensa que estoy hablando del *ki* o del *chi*, o como quiera denominarlo. La mayoría de las personas hablan del *ki* como si fuera algo misterioso que se encuentra en la parte inferior del abdomen y que tiene todo tipo de significados y poderes metafísicos. Yo no tengo ninguna relación con todo eso y, por lo tanto, mi manera de pensar realmente resulta inútil para ese tipo de personas. Si les pidiera su opinión, probablemente dirían: «¿Qué puede saber? Es solo un científico».

D: Pero se trata de una simple diferenciación semántica, ¿no cree?

F: ¿Una diferencia semántica? De ningún modo. ¿Acaso los fantasmas son una diferencia semántica? Si usted cree en los fantasmas y les tiene miedo, jamás se le ocurriría ir a una casa encantada.

D: Sí, vale. No es semántica, pero gracias a su práctica usted conoce la importancia de lo que se denomina *tanden*.

F: Claro que sí.

D: ¿Y cómo lo describiría usted?

F: Mi descripción atañe únicamente al movimiento, no me interesa ninguna otra cosa.

D: Pero ¿no es lo mismo?

F: No, no lo es. Vamos a ver, si usted dice que tiene *chi*, muchas personas intentarán ser como usted y hacer todo lo que usted hace. Si no lo consiguen, pensarán: «Nunca llegaré a tener *chi*». Para tener *chi* hay que tener coraje moral, hay que estar conectado con las esferas superiores. Por lo tanto, usted descubre que esto es un impedimento para el aprendizaje. [Dirigiéndose a uno de los entrevistadores:] ¿Tiene usted chi?

D: No podría decirlo.

F: Vale, no puede decirlo. Precisamente de eso estoy hablando. Usted puede trabajar veinte años pero no se manifiesta. Por tanto, no está seguro si lo tiene o no lo tiene. Porque si se trata de una cualidad misteriosa, usted tiene que merecerlo, debe formar parte de un grupo elitista o haber nacido en China. ¿Cómo conseguirá tener *chi* si es algo metafísico que nadie sabe muy bien qué es? El *chi* es una cualidad como la sanación psíquica. Si usted es un sanador, sencillamente lo es. Si no puede sanar a las personas, no es un sanador. Sucede exactamente lo mismo con el *chi*. O lo tiene o no lo tiene. Si lo tiene, lo tiene. Si no lo tiene, no lo tiene. [Risas.]

D: Pero usted está hablando de algo diferente.

F: Sí. Ya se lo dije, del movimiento. Puedo mostrarle qué significa el *chi*, o el *ki*, en usted o en cualquier otra persona. ¿Comprende ahora que mis ideas sobre la respiración son distintas de todo lo que haya podido oír hasta ahora y, probablemente, de todo lo que oirá? Puede comprobarlo en sí mismo y, si es capaz de contrastarlo, descubrirá que hay una gran diferencia entre ambas versiones.

D: Muy bien. En el entrenamiento de las artes marciales, en aikido, tienen ese concepto del brazo indoblegable y hablan de concentrarse en un punto específico (como por ejemplo, cinco centímetros por debajo del ombligo o cinco centímetros hacia el interior de la parte inferior del abdomen), de situar el peso corporal en la parte inferior del cuerpo, y de no estar rígido pero tampoco relajado, de concentrar la atención...

F: Bueno, yo no sé si está unos pocos centímetros por aquí y otros por allí. Yo creo que se trata de la organización total del cuerpo y usted puede observarlo en todo lo que hace. Realmente consigue el *chi* través del uso de la pelvis y de los músculos abdominales inferiores (los más fuertes del cuerpo), que funcionan como una unidad concentrada desde donde se produce el movimiento para tirar del adversario o para empujarlo. El resto del cuerpo y los brazos no necesitan ser fuertes. No se trata de un músculo, ni de un punto determinado. No tiene nada que ver con este punto, porque si fuera un punto... Mire, si mueve el cuerpo de este modo, el punto desaparece [hace un movimiento para demostrarlo, un cambio desde el centro de gravedad hacia el exterior del cuerpo]. Un punto que está a unos centímetros por aquí y a unos centímetros por allí; si te diriges a él, comprobarás que, literalmente, está lleno de mierda. [Risas.] Ese punto que está lleno de mierda es donde se localiza el *chi*.

D: Entonces, ¿nos enseñará esta organización?

F: ¿Para qué quiere conocerla? Usted no quiere luchar. ¿Qué es lo que quiere?

D: ¿Es una organización total que se utiliza únicamente para luchar o también le sirve para realizar otras acciones?

F: Claro que me sirve. Yo creo que no se puede ser bailarín sin una reorganización. Por este motivo pienso que a la mayoría de los bailarines les falta un punto de cocción.

D: ¿Y por qué habríamos de ir por la vida sin ella?

F: Por ignorancia. Y ningún bailarín estaría dispuesto a hacer el trabajo necesario para conseguirla, porque eso significaría tener que modificar su forma de bailar.

D: Pero ¿las personas como nosotros pueden aprenderlo?

F: Yo se lo estoy enseñando, más allá de si lo desea o no. Se trata de perfeccionar el movimiento liberando la cabeza para que la pelvis pueda producir la fuerza necesaria, eso es todo. ¿Qué hacía Kano? Precisamente eso. Permanecía de pie sin que nadie fuera capaz de empujarlo. Pero cuando él decidía empujarte, salías despedido precisamente al sitio donde él quería arrojarte. De manera que el desarrollo misterioso del *chi* es el uso eficiente del equipamiento que todos tenemos. Para comprender todo esto, es necesario adquirir una enorme cantidad de conocimientos. Y, como suele ser habitual, es más fácil enseñar a las personas sin hacer hincapié en que comprendan lo que están aprendiendo. Para ello es suficiente con decir: «Mira, esto es así. Imítame. Permanezco aquí inmóvil y no consigues moverme. Si ahora intentas empujarme, no lo lograrás. Sin embargo, si yo te empujo tú te mueves».

Una y otra vez te indican que hagas descender el *chi* hacia la tierra y que luego lo hagas ascender. Es una técnica maravillosa. En cierto sentido es interesante que la enseñen de ese modo porque la corteza motora es responsable de dirigir la organización corporal. Por consiguiente, el hecho de pedir a alguien que haga descender su energía causaría que esa persona organizara su cuerpo de un modo diferente y, por lo tanto, resultaría más difícil moverla. Pero decir que envíes tu energía hacia algún lugar... ¿Cómo envías la energía a un sitio o a otro? Muéstreme algún ejemplo en el que pueda enviar la energía a alguna parte. En nuestro trabajo podemos hacer algo con conciencia y sin ella —es decir, realizar una acción de un modo puramente mecánico— y podemos también concentrarnos en hacer algún movimiento. De modo que el concepto de *ki* y *chi* es un impedimento increíble para el aprendizaje. Yo veo a las personas asistiendo a clases de aikido, kung fu o lo que sea, y lo que veo es una simple lucha. No pueden comprenderlo. Y no lo comprenden porque la idea del *chi* (o del *ki*) es ridícula. ¿Cómo puedes entenderlo si se trata de un punto en el estómago? ¿Qué harías con ese punto? ¿Qué puedes hacer con él? ¿Qué es lo que modificará en ti? Suena como una especie de superpoder misterioso que puedes obtener de un punto que se encuentra en tu estómago y que, si lo describimos con propiedad, no es más que el duodeno y, literalmente, está lleno de mierda.

D: Su maestro y Kano fueron entrenados con esa idea en un contexto cultural que les permitía no considerarlo como algo tan misterioso.

F: Por supuesto. Cuando Kano ya tenía una escuela donde la mayoría de los alumnos eran capaces de derrotar a cualquier persona en Japón, invitó al *dojo* a un niño de catorce años que tenía un don natural que ellos denominaban *tai sabaki* (significa «movimiento de la cadera»). Ni siquiera los más expertos de la escuela fueron capaces de arrojarlo al suelo. Era imposible desequilibrarlo, se deslizaba como un gato. Equilibrio. Siempre conseguía recuperar el equilibrio, hicieras lo que hicieses. Y prácticamente ninguno de los judokas podían inmovilizarlo; por más que lo

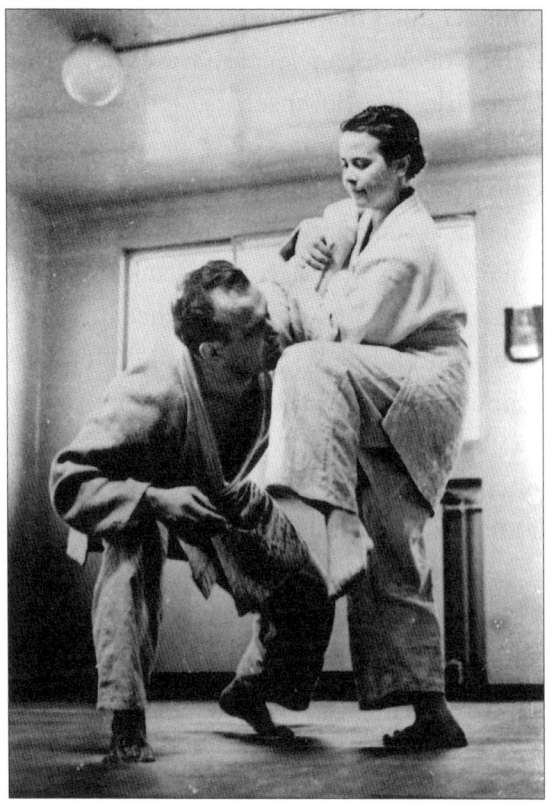

Feldenkrais derribado por su hermana, Malka Silice.

empujaban, nunca conseguían que su pelvis se moviera más allá de donde estaban sus pies. Todos estaban muy molestos; decían que no practicaba bien el judo. Y él afirmaba que ellos no eran buenos luchadores. «Este chico estará aquí hasta que vosotros aprendáis cómo lo hace, hasta que aprendáis a luchar. Solo entonces vuestro *saika tanden* será mejor que el suyo. Él es mejor que cualquiera de vosotros; por consiguiente, tenéis que aprender», les decía Kano.

D: Si decidiera fundar una escuela, ¿comenzaría recurriendo a su trabajo de Autoconciencia a través del Movimiento?

F: Puedo decirle que he enseñado judo exactamente del mismo modo. Los alumnos que han aprendido judo conmigo son los mejores judokas del mundo en la actualidad y tienen más de cuarenta años de experiencia, lo que significa que son personas mayores. Ocurre lo mismo que en Japón: cuanto mayores son, mejor luchan. Esto demuestra que han aprendido la práctica real. Mifune se enfrentó públicamente a veinte campeones japoneses a la edad de setenta y cuatro años.

D: Permítame hacerle una pregunta: ¿en qué medida ha contribuido el judo a su trabajo actual?

F: Bastante, bastante.

D: En su libro *El cuerpo y el comportamiento maduro* habla de la posición de la pelvis de una persona mientras está de pie o andando, de la ubicación de la cabeza y de cómo está compensada, y también del temor que despiertan esas compensaciones...

F: Así es. Bueno, realmente eso ya lo afirmaba Kano, y en relación con ese tema estoy completamente de acuerdo con él. Coincido con la forma de pensar japonesa lo más plenamente que sea posible desde una perspectiva europea. Kano y Koizumi siempre aceptaron todas mis formulaciones. Cuanto más hablábamos, más claramente enunciábamos nuestras ideas para que fueran comprensibles en Occidente.

D: El libro de Koizumi revela que es un hombre increíblemente inteligente...

F: Ya lo creo, es un hombre extraordinario. En Japón le concedieron el octavo dan a pesar de que había estado ausente del país durante cincuenta años. Es un hombre muy instruido, listo y eficiente. A la edad de ochenta años era capaz de hacer el *kata* de los cinco vientos [una técnica única para sentarse en la que se pasa de la posición de tumbado a la posición de pie, aunque parece que el movimiento se realizara con el cuerpo recto] que les enseñé. Y a la misma edad era entrenador nacional en el Reino Unido. Solo pasaba una noche por semana en su casa porque el resto del tiempo viajaba de un lado a otro, saludando a personas, enseñando, haciendo exhibiciones, entrenando e instruyendo a los cinturones de más alto rango. Es un trabajo muy duro incluso para un hombre joven. Koizumi escribió un pequeño libro sobre judo, ¿lo ha leído?

D: Tengo un ejemplar.

F: Entonces ha visto cómo derribaba a Leggett[*] para mostrar las llaves. ¿Sabe que tiene también un pequeño libro de ejercicios? Es una obra maravillosa en la que muestra algunas de las cosas que hacemos, como por ejemplo cruzar y descruzar las piernas. Este anciano abre las piernas de una manera increíble. Ninguno de los expertos de aikido es capaz de moverse tan grácilmente como él lo hace, ni de incorporarse con un movimiento tan delicado. Se aprecia la belleza de la maniobra y como él está medio desnudo, solamente lleva pantalones cortos, es posible observar todos los detalles del movimiento. Resulta increíble que el

---

[*] Trevor Leggett (1914-2000) fue un legendario judoka británico. Escribió más de treinta libros sobre judo, zen y cultura japonesa, y Feldenkrais solía nombrarlo con frecuencia.

hombre de las fotos tenga setenta y ocho años. ¡Qué movimientos tan refinados! Una elegancia que pocos bailarines pueden alcanzar. Es maravilloso que se haya hecho fotografiar prácticamente desnudo para que podamos observar el movimiento y ver todo su cuerpo como una sola línea. Es un placer verlo. Y aunque usted no conociera el judo, de todos modos exclamaría: «¡Qué apuesto es este hombre y qué bellos son sus movimientos!».

D: ¿Cuál fue la contribución de Kano al judo?

F: Él lo creó.

D: ¿Qué relación tiene con el antiguo jiujitsu?

F: Kano extrajo varias cosas del jiujitsu... En aquella época su idea era... Bueno, la historia sobre cómo se creó el judo es muy interesante. Los estadounidenses llegaron a Japón con marineros y marines muy bien preparados y encontraron un país habitado por personas de contextura pequeña. No todos eran samuráis. Y aquellos fornidos y musculosos americanos impresionaron a los japoneses, que se sintieron indefensos. Al estar separados del resto del mundo, los japoneses se consideraban dioses en la tierra del sol naciente. Todavía hoy en día luce el sol naciente en su bandera. Y entonces descubrieron que aquellos enormes y tontos hombres blancos que habían llegado a su país eran más fuertes y mejores luchadores y, por consiguiente, capaces de hacer cualquier cosa con ellos. Toda la nación se sentía abatida. Intentaron utilizar la inteligencia para engañarlos, hicieron lo impensable para ganar. Cuando querían eliminar a uno de ellos, lo conseguían. No usaban la fuerza, sino la estrategia; cualquier cosa estaba permitida para obtener los resultados deseados.

Porque, ¿qué puedes hacer cuando te ataca un elefante? ¿Qué haría usted? ¿Consideraría indecente darle una patada en las pelotas? Seguramente no. De manera que lo haría y ya está. Y estaría orgulloso de sí mismo porque, de lo contrario, estaría muerto. ¿Y sabe usted quién creó el karate? El general MacArthur.

D: ¿Quiere decir que MacArthur es la persona que lo introdujo en Occidente?

F: No, lo introdujo en Japón. En aquella época había alrededor de cinco millones de miembros activos en los clubes de judo del país. Si contamos a las personas que lo practicaron durante cierto tiempo pero luego lo abandonaron, tenemos que hablar de aproximadamente diez millones. MacArthur pensó que si se reunían en clubes, esas personas formaban un grupo que nunca conseguiría tener bajo control. Diez millones de personas entrenadas para luchar muy eficazmente. Entonces se elaboró un tratado que prohibía la práctica del judo. MacArthur prohibió el judo en Japón. Fue lo mismo que sucedió con el Partido Comunista; estaba prohibido reunirse para practicarlo. Fue algo terrible para toda la gente que llevaba haciendo judo toda la vida. Algo parecido a quitarle la botella de las manos a un borracho.

Una persona que está acostumbrada a entrenar tres o cuatro veces a la semana, que ha practicado judo durante toda su vida (o durante diez, quince o veinte años) y es obligada a interrumpir su práctica, tiene que hacer algo. Y empezaron a practicar karate. Decidieron que no practicarían judo, que no usarían el *gi* ni la colchoneta de judo, pero que seguirían practicando *atemi* (el ataque). *Atemiwaza*, la técnica de ataque con golpes. Pensaron que eso los ayudaría a luchar directamente contra los estadounidenses. Y a partir de entonces, consiguieron desarrollar el *atemi* hasta convertirlo en un arte. Y así sucedió en todo Japón: todas las personas que habían practicado judo comenzaron gradualmente a entrenarse otra vez en esta nueva técnica que no estaba prohibida. Los antiguos judokas empezaron a practicarla y, de este modo, una gran cantidad de personas conocieron el karate. Muchos judokas trasladaron al karate las habilidades que habían desarrollado practicando judo y crearon un arte del combate espectacular basado en los mismos principios del judo que podían practicar nuevamente, pero esta vez sin revelarlo. No podían llamarlo judo, porque se exponían a ser castigados. Por lo tanto, lo practicaron de una forma diferente para actuar dentro de la legalidad. Y así, paulatinamente, pocos años después de la ocupación se practicaba karate en todos los clubes de Japón. Todos los locales que habían sido clubes de judo se reconvirtieron en clubes de karate. Y de este modo llegó a convertirse en lo que es.

D: Durante la conversación que mantuvimos el otro día, afirmó que si hablaba del *ki* nadie lo publicaría, nadie tendría interés en oír hablar de eso. ¿Lo he comprendido bien? ¿Es esto lo que usted dijo?

F: Mmmmm.

D: Creo que, de todos modos, me gustaría hablar de eso...

F: No se trata de que no quiera hablar de este asunto, pero para mí todo comienza por la organización corporal. Yo no considero que el *ki* sea una cosa, un espíritu o algo por el estilo, sino la forma en que un cuerpo está organizado para funcionar y el modo en que funciona mejor. Esto significa que un cuerpo, con su organización particular, puede producir la mayor cantidad posible de trabajo utilizando su peso, sus músculos y su cerebro; y resulta que esa organización particular es esencial para el tema que nos ocupa. Es una forma compleja de apreciar cómo está hecho y cómo funciona un ser humano; su cabeza no debe participar en el movimiento, debe estar libre para moverse en cualquier dirección, independientemente de cuál sea el movimiento; y la parte inferior del abdomen ha de realizar todos los movimientos que necesite sin perturbar el de la cabeza. El resto del cuerpo y los brazos no se utilizan para producir fuerza. Así son las cosas. Una vez que lo comprendes (si lo consigues), puedes hacer llaves de judo, incluso las más difíciles, puedes derribar a la persona más pesada. Pero para aquellos que están entusiasmados por los aspectos misteriosos del *ki* y del *chi*, esto es decepcionante y no les interesa en absoluto. No quieren saber nada de todo esto; no quieren que sea así.

D: Me parece que el concepto de «uso» de F. M. Alexander* sería mucho más útil que el de *ki*.

F: De ninguna manera; su «uso» es un «uso» limitado. Con su concepto no puede derribar a nadie, ni siquiera a sí mismo. Eso es el «uso». Como puede ver, el movimiento,

---

* F. M. Alexander (1869-1955) es el fundador de la técnica Alexander, que tiene muchas bases teóricas comunes con el Método Feldenkrais. Su relación con él y con algunos de sus principales discípulos durante su estancia en Londres tuvo gran influencia sobre Feldenkrais. El término «uso del ser» fue acuñado por Alexander para referirse a un estado general en el que uno se instala a medida que realiza sus actividades cotidianas. Alexander creía que los hábitos inconscientes interfieren con frecuencia en el buen «uso del ser» y afirmaba que era necesario el control consciente para superar las tendencias que marcan los hábitos.

la movilidad y mi forma de presentar el *chi* fueron aceptables para Koizumi, un hombre cuyos movimientos seguían siendo soberbios y efectivos cuando tenía ochenta años y que era capaz de derrotar a cualquier contrincante aunque fuera cinco veces más pesado que él. A él le complacía pensar que el *chi* no es algo misterioso.

D: Estoy seguro. Y creo que mucha gente también estará contenta de saberlo.

F: Sí, y serán capaces de aprenderlo. No es una cuestión de si lo tienes o no lo tienes.

D: ¿Y qué puede decirnos del equilibrio en relación con las artes marciales?

F: El equilibrio en las artes marciales tiene un carácter muy curioso. Mi madre es una mujer pequeña y frágil y, a pesar de lo que peso, a los ochenta y cuatro años era capaz de levantarme sobre su cadera para hacerme una llave; parecía una farsa porque sencillamente resultaba increíble. Pero mi madre tiene una mentalidad especial... probablemente la ha heredado de mí. [Risas.] Cuando vio que las personas podían hacer llaves de judo y levantar a sus oponentes, exclamó: «Yo puedo hacer lo mismo», y solo necesitó alrededor de diez minutos para aprenderlo. Todo el mundo la miraba con inquietud porque pensaban que iba a desplomarse bajo un peso como el mío. Sin embargo, levantó mis piernas en el aire con la mayor facilidad, sin hacer el más mínimo esfuerzo y sin resoplar. También tengo una foto de mi hermana sosteniéndome en el aire. ¿Cómo consiguió hacerlo? Tengo la fotografía; se publicó en Francia y se reprodujo en veinte documentos diferentes. Parecía una falsificación... una jovencita, una niña levanta a un hombre fuerte y pesado sobre su cabeza tal como lo harían los levantadores de pesas, y no cualquiera de ellos. ¿Cómo es posible hacer algo semejante? Usted dice que se puede hacer gracias al *ki*, al *chi*. Vale, yo le doy todo lo que quiera para que compre un poco de *chi*, de *ki*, y lo haga. Pídale a cualquier persona que le dé un poco de *ki* y de *chi*, y hágalo. El truco es el siguiente: las personas que son capaces de hacerlo afirman tener *chi*. Eso es... para mí eso es como decir que mi madre lo ha heredado de mí. Es como poner el caballo detrás del carro.

De manera que el equilibrio en las artes marciales es algo muy peculiar, muy extraño. Usted debe ser capaz de recuperar el equilibrio más rápido que su oponente y de reconocer cualquier fallo de su equilibrio para poder beneficiarse de él. Pero ¿qué es lo que hay que hacer para recuperarse más rápido que él? Él es un ser humano y usted también lo es, y debe recuperar el equilibrio antes que él porque, de lo contrario, no conseguirá controlarlo ni hacer ninguna otra cosa. Una vez más, el consenso general es que conseguirá hacerlo si tiene *chi*, pero yo digo que se vayan a la mierda, y puede escribirlo tranquilamente. No puede hacerlo a menos que pueda hacerlo. Si es capaz de hacerlo, puede decir que tiene *ki*; pero para conseguirlo tiene que aprender a organizar su cuerpo para recuperar el equilibrio antes que su contrincante. ¿Y cómo lo hace? Observe cómo trabaja un octavo dan con personas normales o con un segundo o tercer dan. ¿Se da cuenta de lo que ocurre? El tipo da buena cuenta de ellos, pero ¿cómo lo hace? No se ve. ¿Por qué? El dan de menor grado ataca y no pasa nada. El atacante puede ser fuerte y vigoroso, pero no pasa nada. ¿Por qué? Porque el octavo dan es el primero en recuperar el equilibrio y, en el momento en que su oponente lo ataca, es capaz de controlar y equilibrar completamente su cuerpo con tanta rapidez que cuando el otro luchador hace el más ligero movimiento, él puede utilizarlo en beneficio propio.

El tiempo de reacción de las personas es aproximadamente el mismo y, dentro de unos límites bastante estrechos, el tiempo de reacción del sistema nervioso es similar de un individuo a otro, a menos que la persona esté enferma. Por lo tanto, la recuperación, la reorganización, es solo una forma de juntar esa parte de usted que ve, oye, presta atención y siente. Para que el movimiento sea coordinado, en su forma particular de mover la pelvis y las piernas no debe desperdiciar la energía, el trabajo ni la fuerza necesarios para empujar al contrincante, que se reparten entre la cabeza, la columna y la pelvis. Una vez más, esto demuestra que existe una organización de los huesos y la cabeza, y el vínculo que se da entre ellos está tan estructurado que le permite moverse con rapidez. Y si se organiza mejor, el tiempo de reacción es indiferente. El tiempo de reacción neurológica es el mismo para usted que para él, pero usted recupera el equilibrio antes que él porque se organiza más velozmente. En consecuencia, consigue derrotarlo. Esto es realmente lo que se enseña y se practica en judo.

Si es capaz de competir durante dieciséis asaltos, eso significa que usted y su oponente están prácticamente igualados. Si, por casualidad, se cansa, puede ganarle tras intercambiar algunos golpes. Apuesto a que si le presento a un niño de diez años, conseguirá vencerlo en menos de treinta segundos; siendo más fuerte que él, podrá levantarlo en el aire, lanzarlo al suelo y romperle el cuello, independientemente de que conozca o no el aikido o el judo. Por consiguiente, ya no es una cuestión de *ki*, sino simplemente de que tiene más fuerza. Un perro no tiene demasiados problemas para matar a un gato una vez que consigue agarrarlo por el cuello. Y nunca habrá visto a un gato matando a un perro, porque no puede hacerlo. Un gato solo conseguirá arañarle los ojos. Cuando descartamos el peso, lo único que cuenta es la organización corporal. Cuando el cuerpo está organizado, usted puede moverse mejor y más rápido que su adversario. No es una cuestión de competir con él.

Kano demostró que existen al menos diez grados diferentes de calidad. Aunque parezca inconcebible, Mifune nunca fue derrotado por un quinto dan. Mifune sencillamente lo arrojaría al suelo pero no competiría con él. El tipo le preguntaría: «¿Cómo lo has hecho?». Y él lo lanzaría al suelo una y otra vez durante diez minutos sin que el adversario pudiera comprender cómo lo hacía. Koizumi sería capaz de derrotar a cincuenta personas de este modo, una tras otra. Y ellas se pondrían de pie y le preguntarían cómo lo había conseguido. Y él respondería: «Lo he hecho así», y volvería a derribarlos.

Como puede ver, yo considero que el *ki* es algo concreto (como casi todo lo que hago) que se puede enseñar y aprender, y que es común a todas las personas que estén dispuestas a aprender, siempre que sean personas normales, es decir, que no tengan defectos reales. No obstante, aun con defectos, se puede aprender.

[Se dirige a Charles Alston:]
Seguramente habrá percibido que cuando lo derribé no estaba empujándolo con mucha fuerza; en cierto sentido estaba utilizando su esqueleto y su forma de estar de pie. Para poder enseñar esto, es preciso empezar poniendo mucho empeño, luego muy poco y, finalmente, buscar un lugar intermedio. Yo lo percibí. Usted lo percibió. Yo considero que eso es el *ki*, algo que puedo enseñar a todo el mundo. Pero si se enseña de una forma limitada, únicamente funcionará en una situación particular. Es preciso trabajar mucho para transferir este aprendizaje limitado a otras situaciones.

D: Lo que quiere decir es que la concepción mística del *ki* es innecesaria; que no la necesita.

F: Yo creo que lo que único necesario es la organización de la que hablábamos; sin ella nada es posible. Vamos a imaginar que el *ki* es una medida de algo espiritual, como muchas personas creen. Y ahora supongamos, por ejemplo, que yo tengo *ki* en abundancia y quiero cederle una parte a usted. Deseo transferirle una parte de ese poder para que pueda hacer todo lo que quiera. ¿Comprende? Esa es la idea. Y yo creo que esa idea es una tontería. Sin embargo, personas como Kano han entrenado a muchos Mifunes, Nagaokas y Yokoyamas y a todo tipo de personas extraordinarias que eran veneradas como si fueran criaturas divinas. Eso puedo entenderlo y también puedo enseñárselo, no tan bien como Kano pero tampoco ni la mitad de mal, porque él ha muerto y yo estoy vivo. [Risas.]

D: Por consiguiente, estas organizaciones son jerárquicas, y en la época de Kano el cinturón negro era realmente una forma de designar la categoría de la organización (psico-neuromuscular).

F: Así es. Tengo la película de la que le hablé, y en ella aparecen desde el primero hasta el séptimo dan. La diferencia es tan grande que cada vez que un rango superior ataca a uno inferior, sucede algo increíble. El luchador de mayor jerarquía, que parecía imbatible y más rápido cuando luchaba con un oponente inferior a él, es el que lleva las de perder cuando se enfrenta a un adversario de rango superior. Este puede derribarlo con facilidad cada tres segundos. Con cualquier movimiento consigue que su oponente termine en el suelo. Y cada vez que este se cae, lo sujeta, le bloquea los brazos, le hace una llave de estrangulamiento o cualquier otra cosa que se le ocurra; lo domina como si fuera un bebé. Supongamos que este hombre es cuarto dan y que su próximo oponente es quinto dan. ¿Qué ocurrirá? Una vez más, el hombre que parecía invencible hace apenas unos minutos es derribado veinte, treinta veces. Apenas se pone de pie, ya está en el suelo otra vez. Y el dan final, el séptimo, hará lo mismo con el sexto; es algo realmente extraordinario porque todos los demás hacen más o menos fuerza pero, con estos dos oponentes, el séptimo dan se basa únicamente en el movimiento. Nunca deja de derribarlos. En ningún momento deja de arrojar al suelo a su contrincante. No se detiene como los luchadores en nuestros días, los muy necios no dejan de empujarse mutuamente. Él nunca se detiene. Se mueve, deambula y, en pleno movimiento, lo derriba. Tampoco se detiene para hacer la llave. Y eso parece la perfección, algo digno de Dios. Y el otro tipo no puede hacer nada para defenderse.

¿Y qué podría hacer? Si no se mueve, su adversario lo derriba; en consecuencia, se mueve. Entonces se mueven juntos sobre el tatami, pero cada movimiento termina en una nueva llave. Cada movimiento es un derribo. Y recorren todo el tatami, llegan a todas las esquinas. Todos los demás lanzan a sus oponentes al suelo en el centro del tatami, pero este séptimo dan los derriba en el centro o en cualquiera de las esquinas, y no deja de moverse. En un minuto es capaz de hacer cuarenta llaves tan rápidamente que ni siquiera se puede ver cómo las hace; es preciso pasar la película a cámara lenta para detectarlo.

El tema de qué es lo que se debe cambiar en la organización neuromuscular de una persona, cómo producir el cambio y cuáles pueden ser sus repercusiones, es un problema muy difícil. Es imposible examinar el cerebro, no tenemos ni idea de lo que ocurre ahí dentro. Solo podemos juzgarlo mediante acciones externas. En judo, karate o aikido, el problema es simple. El asunto es si usted tiene un buen maestro o un mal maestro. El primero se encargará de entrenarle. Cuando lo someta a la primera prueba para concederle el cinturón negro, le hará luchar con tres oponentes: un cinturón naranja, un cinturón azul y un cinturón verde. Demostrará su superioridad si consigue vencer a los tres oponentes de rango inferior en menos de tres minutos, en lugar de ganarles después de hacer el payaso durante tres horas. A continuación, para seguir poniendo a prueba su habilidad, el maestro enfrentará al discípulo con un cinturón marrón, aunque no con uno de los mejores. Si consigue vencerlo tras un breve periodo de tiempo, el maestro no dudará en otorgarle el cinturón negro.

Y cuando el discípulo alcanza este nuevo rango, sucede algo increíble: la primera vez que usa el cinturón negro es capaz de derrotar regularmente a todos aquellos con los que había competido antes, y en tan solo una cuarta parte del tiempo que había necesitado para ganar en las ocasiones anteriores. El hecho de que se haya reconocido públicamente su nuevo grado le da una gran confianza en sí mismo y ahora tiene mayor libertad para juzgar al oponente y calcular si es o no capaz de vencerlo. Ya no compite con los luchadores a los que se enfrentó con anterioridad, simplemente los domina. Y eso demuestra que es un judoka de grado superior.

Un buen maestro ayuda al alumno a alcanzar un nivel de destreza y confianza en sí mismo que le permite salir victorioso cuando lo pone a prueba. Un mal maestro se limitaría a poner a su discípulo a prueba apuntándolo a un concurso. Si es derrotado por un cinturón azul o verde, seguramente tendrá que entrenarse uno o dos años antes de ganar un concurso con cinturones de ese mismo rango porque ahora se siente inseguro y duda de sus movimientos. Y debido a esa falta de confianza en sí mismo, está rígido y no se mueve libremente; sus movimientos son mucho más lentos, más erráticos, se desplaza demasiado tarde, titubea: «¿Debería o no debería hacerlo? ¿Es buen momento? No quiero caerme otra vez». Es lo que le sucedió a Frazier en sus últimos combates: los perdió a pesar de ser muy superior a sus oponentes. Perdió únicamente porque lo habían derrotado en todos los combates anteriores, porque habían noqueado su convicción de que podía ganar.

La idea de ganar no es nada simple. Los movimientos se tornan más torpes y se desperdician oportunidades porque, posiblemente, el individuo no es libre para mirar a su adversario. La destreza necesaria para vencer implica saber cuándo es oportuno realizar el movimiento. La destreza no significa darte la cabeza contra la pared. Por lo tanto, un buen maestro haría lo siguiente: en cuanto su discípulo supere la prueba, le enseñará cosas importantes, porque en ese momento tiene la libertad que necesita para aprenderlas. El objetivo de las enseñanzas del maestro es asegurarse de que su alumno jamás será vencido por un oponente de rango inferior. ¿Y cómo puede asegurarlo? El maestro elige a un hombre muy fuerte para que luche con el discípulo que acaba de conseguir el cinturón negro; así aprenderá a liberarse de sus llaves y eludir sus ataques. Por este motivo, el luchador que elige el maestro no emplea toda su fuerza para inmovilizar al discípulo, y este aprende con un luchador al que verdaderamente teme. Y comienza a conocerlo, se familiariza con él y es capaz de encontrar la forma de escapar de sus llaves, porque ahora ve cosas que antes no conseguía ver. Más tarde, le pedirá que lo sujete con más fuerza y, aun así, conseguirá liberarse.

Después de este reto, el maestro seguirá siendo su guía. Es realmente un placer observar a algunos discípulos que han obtenido un rango superior. Al cabo de una o dos semanas, son capaces de derrotar a oponentes que siempre los habían vencido. Los luchadores de su mismo grado que demostraron su superioridad en ocasiones anteriores ya no consiguen ganarles. Él aprende cosas nuevas y perfecciona hasta tal punto sus habilidades que al cabo de un año, o nueve meses, el maestro decide presentarle otro desafío y lo enfrenta a adversarios a los que probablemente podrá vencer gracias a su destreza. A los adversarios de categoría inferior no les afecta la derrota porque es lógico que sean dominados por un rango más alto pero para él estas victorias significan el inmenso poder de saber que es bueno.

Como puede ver, Kano era un hombre muy listo e instruido que organizó las cosas de manera que un judoka real pueda luchar contra oponentes de cualquier grado en el Kodokan. Él es un maestro en su categoría y no tiene que competir con personas que tienen un rango inferior al suyo, se limita a derrotarlos. Puede enseñarles, y con ese objetivo dejará que lo derriben porque no tiene nada que defender. Su honor está a salvo.

Si desea hacerme una pregunta específicamente relacionada con el judo, el aikido u otras disciplinas, ya tiene la respuesta completa. Pero si lo que desea es tener una perspectiva general en, por ejemplo, matemáticas, entonces debo decir una vez más que todo depende del maestro. Si su profesor es inteligente y le ha dado lecciones sobre matrices, por poner un ejemplo, tendrá en cuenta su forma de aprender y todos sus logros para presentarle un problema que sea capaz de resolver. La solución requerirá que esté tranquilo, relajado, y que confíe en su capacidad mental. Si él le presenta un problema que supera sus habilidades, fracasará, y al año siguiente será probablemente uno de los peores de la clase; también es posible que un año más tarde abandone los estudios pensando que no es apto para las matemáticas. Pero si su profesor está realmente interesado en que aprenda, progresará constantemente. Por el contrario, un profesor al que lo único que le importa es demostrar que es un buen educador, será la ruina para la mayoría de sus alumnos. Solo uno o dos de ellos conseguirán progresar en esas condiciones; el resto de sus compañeros nunca serán buenos matemáticos. Ni siquiera llegarán a ser matemáticos. Y eso puede suceder en cualquier área. Por lo tanto, cuando habla de los niveles neurológicos del sistema, sabe que esos niveles existen porque los ha descrito Jackson.* La columna vertebral puede hacer todo tipo de cosas o nada en absoluto, no hay gradación. En consecuencia, necesita los otros centros gracias a los cuales todo es menos errático. Los niveles son jerárquicos. Y cuando se llega a un determinado nivel, por bueno que sea, el sistema no permanece en él porque tiene la capacidad de progresar más y seguir enriqueciéndose a través de sus logros...

D: ¿Y una vez que se alcanza un determinado nivel, se pierde para siempre?

F: En efecto, es posible que se pierda. Tomemos el ejemplo de alguien que ha ganado un dan y ese mismo día debe combatir con luchadores de menor rango que son mejores, más fuertes y más pesados que él. Si lo vencen, si pierde cuatro veces seguidas, seguramente pensará que no

---

* John Hughlings Jackson (1835-1911) fue una figura fundamental en la neurología del siglo XIX. Aquí Feldenkrais explica que Jackson concibió el sistema nervioso como una organización jerárquica basada en la historia evolutiva del organismo. Jackson describió tres centros cerebrales. El centro inferior correspondía a las estructuras más tempranas, y el superior a las adquisiciones posteriores como la corteza cerebral, en especial las áreas prefrontales.

vale para eso, abandonará el club y jamás acabará su entrenamiento. Cualquier trauma, cualquier tarea que supere sus habilidades puede llegar a destruirlo.

De manera que los niveles neuromusculares están presentes en todo. Las jerarquías son tan inequívocas durante el desarrollo evolutivo como lo son cuando se tiene un buen maestro en judo, kendo o aikido, incluso en matemáticas y física.

11

Moshe Feldenkrais habla sobre la conciencia y la toma de conciencia con Aharon Katzir

Edición e introducción de Carl Ginsburg

El doctor Carl Ginsburg, uno de los primeros alumnos estadounidenses de Feldenkrais, es un activo y respetado profesor del Método Feldenkrais. Tiene un amplio currículum que incluye un doctorado en Química, por lo cual está suficientemente cualificado para editar este artículo. Carl es el editor de *The Master Moves*, una transcripción de un taller coordinado por Feldenkrais, y ha escrito muchos artículos sobre el Método. Este en particular se publicó originalmente en 2006 en *The Feldenkrais Journal*.

INTRODUCCIÓN

Moshe Feldenkrais, el creador y divulgador de las técnicas que posteriormente se integraron en el Método Feldenkrais, deseaba que este método innovador y las ideas que lo sustentan llegaran a un público lo más amplio posible. Mientras sintetizaba y perfeccionaba su trabajo, observó que todo lo que estaba enseñando y transmitiendo a sus alumnos implicaba, fundamentalmente, guiarlos para que mejoraran su capacidad sensorial. El objetivo era conocerse a sí mismo —cómo actuar para ser eficaz en todas las tareas de la vida cotidiana sin entorpecer el propio ser y sin basarse en hipótesis no comprobadas sobre cómo hay que vivir—. Una expresión clave es «toma de conciencia». El diálogo reproducido aquí fue un paso muy importante para dilucidar su propósito. Con esta intención decide conversar con su amigo el biofísico Aharon Katzir, conocido también como Katchalsky.

Conocí a Aharon Katchalsky hace algunos años, cuando leí el libro de J. A. Scott Kelso *Dynamic Patterns*»(publicado por MIT Press en 1995).

El profesor Kelso destacó que Katchalsky fue una figura fundamental en el desarrollo temprano de los sistemas dinámicos como una nueva forma de comprender la complejidad en biología y, particularmente, en los efectos del sistema nervioso. Kelso menciona que la agenda de los sistemas dinámicos se vio afectada por la muerte de Aharon Katchalsky, asesinado por terroristas en el aeropuerto Lod, de Tel Aviv, el 30 de mayo de 1972. Un colega observó que Feldenkrais había mencionado en cierta ocasión a un amigo científico que había perdido la vida en un asalto terrorista. Ese amigo era Aharon Katchalsky.

Mientras buscaba información sobre Katzir y Feldenkrais, descubrí que existía una grabación de una conversación que ambos habían mantenido en hebreo a finales de los años sesenta o a principios de los setenta. Me enteré de que una de las primeras alumnas de Feldenkrais, que en esa época trabajaba como instructora del Método, tenía una copia de esa cinta. Su nombre es Myriam Pfeffer y cuando me puse en contacto con ella, se mostró muy amable y dispuesta a ayudarme a transcribir y traducir al inglés el contenido de la cinta. Y Malka Silice Feldenkrais, que entonces estaba al frente del Instituto Feldenkrais en Tel Aviv, tuvo la gentileza de autorizarme a publicar esta transcripción. Tenemos que estar muy agradecidos porque los temas que se abordaron en esta conversación poseen un gran interés histórico y forman parte esencial de la investigación de Feldenkrais sobre la toma de conciencia.

En la conversación grabada ambos retoman conversaciones anteriores en las que habían intentado desentrañar la esencia de la «toma de conciencia», según lo que cada uno de ellos entendía por ese término. El doctor Katzir contribuye con sus conocimientos de biofísico y las aportaciones del doctor Feldenkrais se basan en sus propias investigaciones que condujeron al desarrollo de su Método. Esta conversación es, en realidad, un diálogo que pone de manifiesto una nueva visión de la toma de conciencia a través del intercambio de ideas y conceptos. Comienzan describiendo sus propias ideas iniciales, algunas de las cuales reformulan y esclarecen durante el transcurso de la conversación. Es preciso que el lector tenga en cuenta que se trata de un diálogo entre dos pensadores curiosos y que el resultado de sus reflexiones no llega a ser claro hasta el final. Y ese resultado es una asombrosa declaración de intenciones del doctor Feldenkrais en relación con el desarrollo del trabajo que ha transmitido a sus sucesores y la definición de la toma de conciencia como un paso evolutivo para la humanidad. Merece la pena seguir el proceso.

He corregido la transcripción con el propósito de que la conversación resultara más clara y fluida y he eliminado las repeticiones. También he intentado asegurarme de que las partes del texto de difícil traducción resultaran coherentes dentro del contexto con el fin de facilitar la comprensión de las ideas expresadas. Me he tomado ciertas libertades editoriales para mantenerme fiel al pensamiento de ambos en lugar de hacer una traducción literal. He completado algunas palabras y frases que estaban incompletas para otorgar continuidad y claridad al texto. Lo he indicado en todos los casos colocando la(s) palabra(s) añadida(s) entre corchetes [ ]. He incluido también algunas notas al pie de página para aclarar algunos puntos de la disertación.

Agradezco a Ravhon Niv por la transcripción y la traducción del hebreo, que demostró ser una tarea difícil, y a Chava Shelhav, uno de los primeros alumnos de Feldenkrais e instructor del Método, por revisar la transcripción para determinar si era correcta.

CARL GINSBURG

FELDENKRAIS: No recuerdo en qué momento decidimos que la conciencia y la toma de conciencia eran imposibles sin acción. Tú dices recordar cómo fue el proceso. ¿Podrías explicarme cuáles fueron las etapas principales?

KATZIR: Me gustaría hablar de cómo discutimos el tema. Nuestro punto de partida fue: ¿qué es un conocimiento absoluto? Creo que nos preguntábamos cuál es la fuerza de una oración. En una de nuestras conversaciones yo argumenté que el conocimiento categórico se compone de dos elementos: los conceptos y su correlación. Los conceptos elementales son aquellos que se pueden percibir, determinadas imágenes que llegan a la conciencia a través de nuestros órganos sensoriales y allí se unen como elementos del conocimiento. Yo acepto estos elementos como irrefutables y definitivos una vez que se han convertido en un concepto. Acaso recuerdes que decíamos que la sensación puede ser variable. En un momento determinado puedo ver un objeto rojo pero bajo una luz diferente lo veo amarillo, incoloro o negro. Sin embargo, una vez que el concepto de rojo se ha formado en mi mente, el rojo es una certeza incluso en el momento en que la imagen roja se modifica debido a una alteración sensorial. Estuvimos de acuerdo en que la certeza es nuestra capacidad para reunir los conceptos con ayuda de lo que denominamos las leyes de la lógica. Dichas leyes pueden cambiar (por ejemplo, por influencia de la ciencia) tal como sucedió con la ley de causalidad. Pero en un cierto sentido [durante el proceso del pensamiento], yo reúno conceptos a lo largo de un periodo de tiempo determinado hasta [que considero] que la operación es legítima y válida. Y, para mí, la validez se torna tan indiscutible como el mismo concepto. Entonces puedo decir que los conceptos se han reunido en oraciones.

Ambos aceptamos que lo que es válido en el conocimiento son los conceptos y sus correlaciones legítimas. Pero luego tú afirmaste que el conocimiento en sí mismo no es igual que la conciencia, no forma parte de una [verdadera] realidad humana. Hablaste de un conocimiento que está muerto, por ejemplo el conocimiento enterrado en los libros. Podemos tener una biblioteca llena de conocimiento, pero no podemos considerarlo conciencia. Y diste un ejemplo de esta diferencia que me pareció muy acertado. Yo puedo pasar delante de esta silla millones de veces, percibir que está ahí y, sin embargo, no tener conciencia de ella. Y por eso, si tú me preguntas el número de listones que hay en el respaldo de esta silla, quizás no sea capaz de responderte. Pero si me concentro para reconstruir la imagen de la silla y luego vuelves a preguntarme cuántos listones componen su respaldo, contaremos con otro elemento. Y se trata de un elemento muy importante porque transforma la conciencia en toma de conciencia.

F: Aquí podríamos añadir algo que quizás no tenga demasiada importancia. En un estado hipnótico es posible recordar esta información porque ha quedado registrada en una parte de la mente. Pero si la conciencia no se hubiera modificado en el momento en que quedó grabada la información, no sería posible hacerla consciente.

K: Y luego yo puse otro ejemplo. Gurdjieff[1] afirmó que nuestra conciencia se parece mucho al estado del sueño, en el cual absorbemos muchas cosas que no registramos de manera consciente, y donde [la atención] salta de un sitio a otro. Una persona que intente medir cuánto tiempo puede estar concentrada en un hecho determinado descubrirá que el intervalo no es demasiado largo. [La atención] salta de una imagen a otra. Por el contrario, la toma de conciencia (el conocimiento consciente) es un proceso de concentración plena que implica un análisis claro de los temas que se abordan en ese momento particular.

Eso nos llevó a pensar que la diferencia entre la conciencia y la toma de conciencia se basa en [conceptos operativos.] La conciencia es una colección de imágenes organizadas de una forma específica en un proceso semejante a una operación mecánica. La toma de conciencia es más libre y elevada, incluye el [uso real de un procedimiento operativo.] Y luego estuvimos de acuerdo en que la diferencia entre conciencia y toma de conciencia es el principio de actividad.

Posteriormente, nos dedicamos a comprobar este tema: ¿cuál es la parte esencial de una operación? Por un lado, personas como Bridgman[2] afirman que el gran descubrimiento de la ciencia es que todo concepto implica una operación que se puede llevar a cabo. El mayor aporte de Einstein es que en el campo de la física los conceptos que no son operacionales no tienen ningún sentido. Por ejemplo, él estableció una noción común del tiempo, que está al margen de la física [es decir, un tiempo que existe como un marco temporal absoluto], una noción del tiempo que está integrada en la física porque puede medirse con [un instrumento como] un reloj. Por consiguiente, es [como si el tiempo] estuviera dentro del reloj. El reloj no mide algo objetivo, absoluto, pero el tiempo es [definido por] el reloj. Y, por lo tanto, si no puedo correlacionar los relojes no puedo correlacionar los tiempos. La relatividad del tiempo es el resultado de la relatividad de su medición. Lo mismo se puede aplicar a las mediciones de distancia.[3]

No obstante, llegamos a la conclusión de que el concepto que Bridgman tiene de una operación es demasiado restringido y no podemos llegar muy lejos si nos basamos en él. Hay demasiados conceptos que Bridgman rechazaría afirmando que no existen. Por ejemplo, una de sus declaraciones es: «Dios no existe para mí, porque no conozco cuál es la operación física que se necesita para medir a Dios». Pero nosotros llegamos a la conclusión de que esta es una visión limitada e inútil. Yo no dispongo de ninguna operación específica para medir la sabiduría o la bondad. Sin embargo, en el mundo estético, en el mundo moral, me resulta muy fácil saberlo [qué es bueno y qué es sabio] aunque no tenga una operación física para medir ni, digamos, un sistema operativo diseñado para este propósito.

Bridgman habla también de una operación ficticia, que él denomina «la operación del lápiz y el papel». Cualquier cosa que él sea capaz de escribir en un papel es asimismo una operación. Como es evidente, todo el proceso se realiza verbalmente; puedo ponerlo por escrito de forma simbólica pero entonces también se perderá el contenido de esta operación ficticia.

Por otro lado, nosotros introdujimos la idea de una operación mental que distingue la conciencia de la toma de conciencia. Más aún, afirmamos que esta operación debe incluir la unidad cuerpo-mente. Este es el verdadero error de Bridgman. Él creyó que cada operación debía incluir un movimiento que fuera visible como, por ejemplo, el de las manos y las piernas. Pero nosotros sostenemos que la operación mental, esa que [indica toma de conciencia] y no es necesariamente consciente, también se manifiesta a través del funcionamiento de los músculos. Se exterioriza en forma de cambios muy pequeños que se pueden medir exclusivamente con métodos muy sensibles.

F: Quisiera añadir algo sobre este tema para confirmar tus últimas palabras. Muchos fisiólogos y también muchas personas que trabajan con máquinas electrónicas se han ocupado de este asunto. ¿Cómo reconocemos que algo es cuadrado? Un cuadrado que está cerca de los ojos tiene una forma, pero cuando está lejos tiene otra completamente diferente. Cuando lo vemos en diagonal, todavía podemos reconocer que es un cuadrado. ¿Cómo consiguen los ojos y el cerebro identificar un cuadrado? Yo lo he descubierto por mí mismo entrenando mi conciencia objetiva y he observado que depende principalmente del movimiento de los ojos. Cuando piensas en un cuadrado, el movimiento de los ojos describe un ángulo recto cuatro veces. Puedes probarlo. Intenta pensar en un cuadrado y, si prestas atención a los movimientos oculares, percibirás claramente que los ojos realizan el movimiento para cada uno de los cuatro ángulos. Como este movimiento es muy preciso, mientras estás pensando en un cuadrado aprendes lentamente a percibir que el movimiento de los ojos forma un cuadrado.

Recuerdo que en ese momento de nuestra charla, comenzamos a hablar sobre la diferencia entre el mundo externo y el interno y dijimos que era una forma de diferenciación superficial que depende de nuestra mala visión. En realidad, nuestro sistema nervioso recibe información del exterior a través de los ojos, los oídos y la nariz. La información procedente del cuerpo llega a través de las terminaciones nerviosas interoceptivas, que denominamos propiocepción. En el momento de percibir, nuestro cerebro puede distinguir la información recibida por ambas vías y reconocer la que llega del exterior a través de los ojos, los oídos y la nariz. En realidad, nuestro sistema nervioso no tiene una relación directa con el mundo externo; no obstante, es capaz de leer todo lo que queda registrado en el interior del cuerpo a un nivel sensorial.[4]

Y en este punto, creo recordar que tú destacaste que esta diferencia entre interior y exterior se desdibuja cuando la examinamos con atención porque podemos percibir una sensación de calor en la piel, en los huesos, aun cuando la fuente de calor esté lejos y no exista un contacto directo. Esto significa que no somos capaces de discernir [a un nivel sensorial] que el estímulo no procede del cuerpo sino del espacio circundante. De manera que, en teoría, podemos decir que el sistema nervioso no tiene una conexión directa con el mundo exterior. La diferenciación es completamente artificial [un artificio del mismo sistema nervioso].

K: Me alegra que hayas traído a colación el problema de lo objetivo y lo subjetivo. La parte subjetiva abarca desde la recepción de la sensación hasta la recepción consciente; este es el mundo subjetivo. La imagen consciente es el inicio de la objetividad. Después de todo, lo objetivo también está en nuestro interior, es parte integral de nosotros mismos exactamente igual que lo subjetivo. Y la capacidad de ser conscientes es lo objetivo dentro de lo subjetivo. El instrumento que objetiviza lo subjetivo permite al ser humano mejorarse a sí mismo. Desde este punto de vista, el instrumento de la conciencia objetiva otorga libertad a los seres humanos. El hombre que está apegado a lo subjetivo se encuentra completamente inmerso en la sensación y en su imagen consciente. Si no se produce la toma de conciencia, esa persona está esclavizada y encadenada. En consecuencia, la toma de conciencia libera al ser humano en el sentido de que transforma sus conceptos en objetivos. Por consiguiente, el desarrollo de la toma de conciencia significa potenciar la objetividad de las personas con el fin de liberarlas de las limitaciones vinculadas a la subjetividad. Los dos coincidimos en que Gurdjieff estaba en lo cierto cuando afirmaba que el desarrollo de la conciencia objetiva, la concentración y la capacidad de análisis permiten a los individuos estar por encima de la propia sensación de subjetividad limitada y conectarse con una unidad superior; las libera de sus ambiciones personales y de la tendencia a enfocar su atención exclusivamente en sí mismos. Esto favorece que la conciencia esté más allá del «yo» o por encima de él, y que pueda ver a ese «yo» desde el exterior.

F: En este punto de la conversación, consideramos necesario definir lo que queríamos decir cuando hablábamos de la toma de conciencia. Teníamos que encontrar algo mucho más perceptible, más pragmático, sobre lo que pudiéramos ejercer influencia.

Yo afirmé que la toma de conciencia es esa parte del mecanismo del pensamiento que presta atención al ser mientras estoy actuando. Y seguimos investigando cuáles eran los fundamentos de la conciencia. ¿Dónde está? ¿En qué parte del sistema podemos encontrarla?

Y discutimos este tema durante mucho tiempo. [Y yo presenté el siguiente argumento:] en el momento en que una persona pierde la conciencia, ¿qué es lo que pierde? En primer lugar, la orientación. Lo primero que pregunta cualquiera que recupera el sentido tras un desmayo es: «¿Dónde estoy?». Es decir, en el momento en que deja de saber dónde está, deja también de saber que está pensando, respirando, tumbado, etc. Si ha perdido la conciencia porque lo han golpeado puede recordar, por ejemplo, que los mecanismos esenciales siguen funcionando, pero no sabe «dónde está». Considero que esto es muy importante porque abre una puerta para saber por dónde investigar. En realidad, dispongo de una gama completa de fenómenos que me permiten ser consciente y abren el camino para desarrollar la toma de conciencia.

Recuerdo haberte preguntado si alguna vez te habías despertado sin saber dónde estaba la puerta de la habitación o el cielo raso, porque habías cambiado de posición mientras dormías. Y luego te pregunté si en ese momento habías experimentado algo similar al miedo. Esto también puede ocurrir después de haber sufrido un desvanecimiento parcial, sin saber cómo ni por qué. Son momentos en los que descubres que no es posible controlar el pensamiento.

Me respondiste que jamás te había sucedido algo semejante. Debo decir que a mí sí me ha ocurrido. Recuerdo claramente que en varias ocasiones a lo largo de mi vida me he despertado en una posición en la que no sabía dónde tenía la cabeza, dónde estaba la puerta, dónde era arriba o abajo. Me sentía suspendido, como si tuviera la cabeza hacia abajo, y en ese instante descubría que era incapaz de reconocer dónde me encontraba. No podía hacer ningún movimiento hasta que abría los ojos y colocaba la cabeza en una posición más o menos normal en relación con el espacio; entonces conseguía orientarme y recuperaba inmediatamente el control. En otras palabras, volvía a tener conciencia de dónde me encontraba, qué estaba haciendo y todo lo que había sucedido. Ahora no recuerdo qué dijiste tú sobre todo esto.

K: La conclusión que se puede extraer de tu modelo, con la que estoy completamente de acuerdo, es la siguiente: la conciencia funciona en categorías muy similares a las cartesianas y, tal como pone de manifiesto tu demostración, estas categorías no son absolutas sino que pertenecen a la misma conciencia. Y cuando algunas áreas de la conciencia se desdibujan y sus categorías no funcionan correctamente, no puede existir la concepción de nuestro mundo. Lo que has dicho sobre la orientación se ajusta exactamente a las categorías conscientes del espacio. Son como las categorías espaciales cartesianas. Aquí se puso claramente en evidencia que la categoría espacial [la percepción] no es absoluta. Tú puedes [orientarte] en el espacio absoluto [físico] solo en el momento en que vuelves a tomar conciencia. Por lo tanto, la noción que tenemos del espacio es psicológica y se puede modificar mediante la interacción con [lo que nos dice] la ciencia. Si la ciencia cambiara su categoría espacial, también cambiarían nuestras categorías psicológicas. Pero en este caso tú te referías a la primera categoría espacial, la información psicofisiológica, todo lo que está en el límite de los datos psicológicos y fisiológicos del espacio. Un estado psicológico que modifica los órganos del equilibrio y también la concepción [percepción] del espacio impide utilizar la información de la conciencia para crear una imagen a partir de ella. Y esto es así hasta que tú creas tu propia categoría espacial.

He aquí un ejemplo: mediante experimentos con sustancias químicas como la mescalina podemos modificar las categorías temporales, y entonces cambia radicalmente toda la concepción temporal de la vida y el orden de la información consciente a lo largo del tiempo. Una persona que está bajo los efectos de la mescalina se sumirá en un estado semejante al de alguien que acaba de despertarse pero aún se halla un poco desorientado en el espacio. Una persona que ha consumido esta sustancia no se encuentra en la dimensión normal del tiempo sino en otra muy diferente. Podemos imaginar hipotéticamente que si nos remontáramos a los orígenes de las categorías psicofisiológicas, conseguiríamos eliminar toda esa confusión filosófica sobre lo absoluto y la eternidad, y se nos revelarían los orígenes conscientes operativos [experienciales] de las bases más profundas de la filosofía.

F: No me cabe la menor duda. Sigamos adelante con el tema de la conciencia, de la orientación. Esta misma conexión abre la posibilidad de realizar una investigación clara sobre el desarrollo de la conciencia. Esto se debe a que el desarrollo de la orientación y el de la conciencia son paralelos. Un niño no comprende el significado de arriba o abajo. Es evidente que la conciencia objetiva es algo que evoluciona con el niño. No es innata. Es controlable y, por ser aprendida, se puede volver a aprender. Podemos descubrir si el aprendizaje se lleva a cabo adecuadamente.

Creo que el aprendizaje se interrumpe demasiado pronto en la mayoría de las personas. Muchos científicos piensan que el cerebro humano está completamente desarrollado a los catorce años, que a esa edad la inteligencia se estabiliza y ya no sigue evolucionando. No me parece que esto sea totalmente cierto porque a los catorce años seguimos desarrollando nuestra capacidad de orientación y nuestras características y atributos corporales en relación con el campo de gravedad. Más tarde nos olvidamos. Toda persona que incurre en la negligencia de no desarrollar la comprensión de sí misma bloquea al mismo tiempo el desarrollo de la conciencia. Como es evidente, podemos hacer algo con esos elementos, algo experimental o algo que podamos utilizar. Yo desarrollé este tema mucho más profundamente pero, como es natural, en nuestra primera conversación solo mencionamos sus rudimentos. Ahora te cedo la palabra.

K: Me gustaría que recordáramos cuáles eran las preguntas que nos hacíamos. ¿Las categorías de nuestra conciencia son permanentes e inmodificables? Si la ciencia nos obliga a modificar las categorías, ¿es capaz de adaptarse nuestra conciencia? Llegamos a la conclusión de que nuestras categorías no son arbitrarias sino verbales y, por consiguiente, podemos imaginar una evolución de las categorías de la conciencia que se ajuste a su misma dinámica. Esto se debe a que la ciencia amplía la conciencia objetiva y [crea] nuevos hechos sobre la base de una conciencia ampliada. El problema es cómo ajustar la conciencia objetiva a la conciencia de sí. Por ejemplo, una persona no puede aceptar un mundo relativo antes de que el «yo» quede registrado en el ser humano y se convierta en una parte integral de su vida; hasta ese momento nuestra conciencia sería euclidiana y platónica.[5] La experiencia de adaptarla a un mundo relativamente tolerante, que ofrece los mismos derechos a todos los sistemas de relación y a todos los sistemas de coordinación, requiere una revolución semejante a la revolución copernicana.

Otro ejemplo. Tenemos el principio de incertidumbre[6] y la renuncia a la causalidad absoluta y, además, la disposición a ver causas variables en lugar de causas monovalentes, causas que pertenecen al dominio de la física moderna. De acuerdo con la concepción dinámica, la evolución de las mismas categorías sugiere que existe la esperanza de que el hombre pueda cambiar las categorías de su cuerpo y de su alma. Y de esto podemos extraer una conclusión importante: en términos fisiológicos y biológicos, la estructura del cuerpo humano ha experimentado cambios muy pequeños durante los últimos cincuenta mil años, es decir, desde la creación del *Homo sapiens*. Considerando solo el aspecto físico, los cambios han sido aparentemente mínimos pero, por otra parte, tenemos la impresión de que la conciencia ha evolucionado enormemente durante esos cincuenta mil años. No obstante, es indudable que existen muchas semejanzas entre la habilidad consciente, la habilidad conceptual elemental, del *Homo sapiens* de hace veinte mil años y del actual. También es innegable que la conciencia objetiva que sucede a la conciencia de sí ha experimentado cambios decisivos. En ese caso, cuando hablamos de evolución, nos referimos a la evolución de la conciencia, e incluso podemos pensar que su dirección básica es una consolidación de la orientación del hombre, la evolución incesante de las categorías humanas, una continuación de la concentración y la creación de una objetividad libre. Acaso esta última sea el camino hacia lo que llamamos madurez, en el sentido de un ser humano que se eleva más allá de sí mismo y se convierte en una persona objetiva que se ve a sí misma desde una distancia superior y puede desarrollarse sin detenerse, sin límites. No existen límites para el desarrollo de la conciencia dentro de un marco limitado como es la estructura física inmodificable.

F: Estoy de acuerdo con lo que dices y puedo ver claramente que tan solo tenemos conciencia de una parte muy pequeña de la posible orientación de nuestro cuerpo en el espacio. Por ejemplo, la mayor parte de las personas solo miran hacia delante y hacia los lados, pero muy pocas veces hacia arriba y hacia abajo. Y muchos de nosotros no estamos atentos, no nos observamos, no prestamos atención a los demás, ni tampoco a los órganos. Cuando intentamos observarnos a nosotros mismos, descubrimos que muchas zonas de nuestro cuerpo (de hecho, la mayor parte) parecen no estar allí; las personas no están conscientemente atentas a sí mismas mientras realizan una acción. Esta es una de las principales características de la toma de conciencia: conectar lo que es perceptible, las impresiones que recibimos. Luego podemos supervisar la forma en que dichas impresiones se registran en el cuerpo. Voy a dar un ejemplo simple. Camino por la calle por la que suelo transitar a diario y me pregunto cuántas ventanas hay en el edificio que está junto a mí. A pesar de que he visto este edificio miles de veces, soy incapaz de decirlo. Pero si un día salgo de casa decidido a prestar atención con el fin de comprobar todo lo que soy capaz de recordar del edificio (es decir, cuando sé lo que estoy haciendo), una parte de mi atención se concentra en mi propia persona mientras estoy actuando, observando y pensando en lo que estoy viendo. Entonces puedo percibirlo claramente, soy capaz de asimilarlo y cuando vuelvo a casa veo las cosas de una forma nueva. Y esto sucede aun en el caso de que viera la misma cosa miles de veces sin enterarme de nada.

K: Acabas de destacar que utilizamos nuestra conciencia únicamente para una pequeña parte de las opciones que tenemos. Coincidimos en que era menos del uno por ciento, quizás ni siquiera la milésima parte. Por cierto, esto me recuerda una conocida observación sobre la fisiología del cerebro: en la sustancia gris hay zonas enormes que están vacías y sin explotar. Solo algunas partes minúsculas están conectadas con una función; una zona inmensa está «en blanco». Allí hay un gran potencial que se puede llenar con una toma de conciencia que, por el momento, no existe.[7]

También abordamos el tema de desarrollar una conciencia objetiva libre que permita funcionar de manera crítica y autónoma, derivada de las necesidades de la conciencia de sí. Desde un determinado punto de vista, podemos considerarlo un proceso de «des-condicionamiento». Y también hablamos de la cultura, que se establece por la posibilidad del condicionamiento porque sin él no podría existir el lenguaje ni el entendimiento entre las personas, no podría haber conceptos sociales válidos, ni tampoco comportamiento. Y no solo desde la perspectiva de la comunicación social. Tampoco podría existir ningún tipo de comportamiento, particularmente en una sociedad tecnocrática en la que todas las acciones están determinadas por tu capacidad para imponer un sistema de reflejos condicionados que te permita vivir. Pero además de todo esto, sabemos que el condicionamiento real causó un retraso en el desarrollo de la conciencia objetiva y creó espacios en blanco en grandes zonas del cerebro que ya podían utilizarse con toda libertad.[8]

Por lo tanto, el gran problema es la armonía entre la zona condicionada que fue constituida por las necesidades sociales y el «des-condicionamiento», la liberación por medio de la cual el individuo desarrolla una actividad propia que lo redime de su esclavitud subjetiva. Hablamos sobre ciertas disciplinas del Lejano Oriente (como el budismo zen y algunas escuelas de yoga) que son intentos de des-condicionamiento y, al mismo tiempo, preservan un mínimo de condicionamiento que permite al hombre permanecer en el seno de la sociedad.

F: Me maravilla tu memoria y tu capacidad para reproducir todo lo que hablamos en aquella ocasión, pero me parece que has omitido algo. Creo que fue así: yo mencioné al profesor Guthrie[9] y su teoría del aprendizaje y afirmé que, en mi opinión, él era el único psicólogo que había comprendido el tema de crear conceptos y comportamientos y los había asociado plenamente con los músculos y la acción. Afirmaba que ninguna acción, ningún pensamiento, ningún sentimiento es independiente de los movimientos musculares, en el sentido de que en toda acción hay una respuesta condicionada. En su opinión, todo se realiza conjuntamente en cada acción. Toda acción es un condicionamiento absoluto, exactamente como si se realizara dentro del límite de las manos del tiempo. Esto significa que la reacción incondicionada..., el estímulo condicionado..., el reflejo condicionado..., estoy confundiéndolo todo. Si el estímulo promueve un reflejo condicionado, lo hará como máximo al cabo de tres segundos. De acuerdo con los experimentos que realizó Pavlov con el reflejo condicionado, se necesitan cincuenta repeticiones para obtener el máximo [aprendizaje] de este fenómeno. Pero estos experimentos se realizaron con perros. Según Guthrie, cada acción es un fenómeno de condicionamiento [asociación] pero como la acción es repetitiva, la siguiente acción se puede llevar a cabo con un condicionamiento opuesto [asociación] de modo que, gradualmente, perdemos la capacidad de seguir aprendiendo.[10] [Por otra parte,] cuando la repetición tiene una dirección clara al crear el condicionamiento, eso es habilidad... eso es aprendizaje. Pero es imposible saber de antemano si este condicionamiento contribuirá o no al aprendizaje. Es una cuestión fortuita, un producto del azar. Solo podremos comprobarlo más adelante. Creo que tú expresaste lo que acabas de decir después de que habláramos de todo esto.

K: Quizás pueda completar tus palabras. El aprendizaje es un sistema muy complicado. El intento de generalizar el proceso del aprendizaje en una frase simple como «el aprendizaje es condicionamiento» sin lugar a dudas es una verdad parcial. Efectivamente, una gran parte de lo más elemental del aprendizaje es el condicionamiento. Si queremos enseñar a andar a una persona, es preciso instaurar un sistema completo de reflejos condicionados para que las piernas funcionen en armonía con el movimiento de las manos, los ojos y todo lo demás. Incluso el aprendizaje elemental incluye un alto nivel de condicionamiento. El fundador de la cibernética, Norbert Wiener, afirmó que uno de los elementos del aprendizaje a un nivel superior es la capacidad para corregir tomando como referencia la información adquirida. Una máquina que funciona por reflejo condicionado recibe una señal que se transmite a un centro de coordinación y luego tiene lugar una operación con una trayectoria fija.

Pero una máquina moderna sofisticada tiene un instrumento de retroalimentación que recibe información del mundo exterior y corrige incesantemente su funcionamiento. Cuando no se producen los resultados esperados, la máquina realiza una rectificación. Por tanto, ni siquiera la educación elemental es tan solo condicionamiento (es decir, una creación de trayectorias y recorridos fijos) sino también la capacidad de corregirse a sí mismo. Además del condicionamiento existe la posibilidad del des-condicionamiento y de la creación de nuevos recorridos y trayectorias. Cuando se toma conciencia de los elementos, se adquiere más sensibilidad y, con ella, la capacidad de modificarlos.

F: Como en el último momento has pronunciado la palabra «conciencia», no tengo nada más que agregar. Es exactamente lo que yo quería decir. La última vez conversamos largamente y concluimos que en tanto no exista toma de conciencia, el condicionamiento es completamente automático. Únicamente a través de la retroalimentación una acción puede convertirse en un nuevo hábito o, por el contrario, ser rechazada. Pero esto solo es posible bajo la luz de la toma de conciencia porque esta forma parte de la corrección, se transforma en la acción misma; la observa con atención. Y creo que esa forma de prestar atención es la primera retroalimentación. En otras palabras, sin retroalimentación es imposible condicionar o des-condicionar a un adulto. En realidad, esta toma de conciencia es equivalente a la retroalimentación que requiere la cibernética. Todo servo-mecanismo[11] precisa retroalimentación. Y si observamos nuestro sistema, descubrimos que está formado por miles de respuestas y reacciones.

Cuando tengo un libro y no leo la página completa... y no me entero de lo que he leído, vuelvo a leerlo y me pregunto cuál es la diferencia. Y la diferencia reside en que en ese momento me observo a mí mismo y presto atención a lo que leo. En otras palabras, utilizo la retroalimentación y puedo leer de distinta forma y bajo una nueva luz. Entonces veo claramente todo lo que leo y me doy cuenta de qué es lo que entiendo –e incluso de lo que no he entendido.

K: Pero hay algo más que, en mi opinión, es lo realmente importante. Debemos distinguir entre la conciencia humana y el servo-mecanismo automático al que nos referimos al hablar de la cibernética. La retroalimentación mecánica devuelve la imagen a un esquema previamente construido y corrige el funcionamiento de la máquina sobre la base de dicho esquema. Es decir, en todo servo-mecanismo, en todo mecanismo automático, existe un patrón fundamental que lo guía, corrige y dirige. La singularidad de la conciencia objetiva es su capacidad para crear esquemas. Y quizás este sea el verdadero acto de creación, la instauración de esquemas. En otras palabras, ante la pregunta de qué es la creación, podríamos decir que lo esencial en la idea de creación es la capacidad para concebir nuevos esquemas.

F: Eso es absolutamente cierto. Sin embargo, solo puedo confirmarlo a mi modo, que es el siguiente: la conciencia objetiva de la mayoría de las personas está tan poco desarrollada, es tan deficiente, que en el momento en que una persona observa un fenómeno nuevo lo incorpora a un modelo o esquema, como si fuera una máquina. Lo relaciona y compara con los rasgos y cualidades que ya conoce, como si se negara a considerarlos como algo nuevo. Esto significa que no hace ninguna autoobservación. ¿Cómo se dice en hebreo? El autoexamen no es posible, no se lleva a cabo. De hecho, si la persona presta atención, piensa, observa y, al mismo tiempo, juzga lo que ve y dice: «Esto es bueno», «Esto no es bueno», «Esto es así», «Esto no es así», el autoexamen no es más que una ilusión. En ese preciso momento lo que hace es interrumpir su capacidad para ver las cosas clara y correctamente. Si observamos un niño cuya conciencia está en desarrollo, podemos ver que cuando se encuentra con un objeto desconocido, por lo general, lo observa sin juzgarlo y sin hacer comparaciones. Se queda en silencio, y no oye ni ve ninguna otra cosa. Es imposible distraerlo; simplemente se dedica a observar lo que está viendo y esto atrae toda su atención. Como hemos dicho antes, tiene la capacidad de observar mientras está atento a sí mismo. No tiene ningún otro interés, toda su conciencia está dirigida hacia él. Solo podemos observar esta capacidad en niños o en adultos que han conservado sus virtudes infantiles, y algunos de ellos son considerados maestros y eruditos. Y la virtud infantil a la que me refiero es, principalmente, la capacidad de observar algo sin recurrir a la retroalimentación mecánica fija, la habilidad de aclarar de un modo consciente lo que se ha descubierto para que el sistema lo asimile sin deliberaciones ni juicios preconcebidos. Y creo que esta habilidad se puede aprender y dirigir hasta que ya no se manifieste como algo excepcional en la vida de los seres humanos. Podemos sistematizarla, es decir, producir un estado que seamos capaces de aprender a utilizar la mayor parte del tiempo.

K: Me gustaría añadir dos elementos a tus últimas palabras. Vamos a retomar por unos instantes el tema de la creatividad humana. Ambos concluimos que el hombre necesita la creatividad. Erich Fromm lo describió en su libro *Hacia una sociedad sana*. Señaló que la enfermedad social del régimen capitalista moderno es que el hombre contemporáneo ha perdido la capacidad de crear. Si volvemos a lo que decíamos antes —que el hombre moderno debe ajustar sus acciones a un esquema general[12] en el que no participa y que formó parte de su preparación [organización]—, [podemos coincidir con] Erich Fromm en que la conciencia del hombre moderno es deficiente porque carece de las funciones superiores que le permiten crear esquemas que, como mencionamos, son la máxima manifestación de la creación. Esto es lo que se ha perdido. A partir de aquí podemos avanzar por la segunda dirección que has mencionado, la creación de nuevos esquemas. No se trata del condicionamiento, porque este es una trayectoria fija y no [es lo mismo que esas] combinaciones que constituyen la esencia de esos nuevos esquemas. Afirmamos que el acto creativo requiere maleabilidad [flexibilidad], lo opuesto a la rígida estabilidad del esquema de condicionamiento.

Por lo tanto, el problema del que hablamos es realmente una expresión diferente de algo muy común, la preservación de un sistema flexible que permite una infinidad de nuevas combinaciones, a las que llamaremos los esquemas de un modelo creativo. Esta flexibilidad mental, que es la condición necesaria para la creación, permite observar libremente y establecer nuevas combinaciones basadas en observaciones incondicionadas e imparciales. Desde este punto de vista, el des-condicionamiento se produce por sí mismo mediante el uso de la información que llega desde el mundo externo.

F: Creo recordar que también hablamos de la reversibilidad, que está orgánicamente conectada con la flexibilidad. Nos referimos al modelo de Freud que utiliza una cuerda, la oscuridad y una ventana; sí, de lo inconsciente y de lo consciente. Y yo afirmé que una de las dimensiones de la salud era la capacidad de observar la habitación a través de la ventana con tanta facilidad y tan rápidamente que ambas cosas están siempre conectadas en la acción. Pero ahora ya no tenemos paciencia. Queremos prestar atención a lo que estábamos diciendo.

12

El movimiento y la mente

Entrevista de Will Schutz

El doctor Will Schutz (1925-2002), psicólogo y profesor en la Universidad de Tufts y en la Universidad de Harvard, hizo importantes contribuciones en el campo de la psicología. En los años sesenta trasladó su consulta al Instituto Esalen, un famoso centro de crecimiento personal y potencial humano situado en la costa de California. Escribió numerosos libros, entre ellos *Joy: Expanding Human Awareness* (1967) y *Profound Simplicity* (1979). Aprendió el trabajo de Moshe Feldenkrais en Israel, país al que viajó a finales de la década de los sesenta con el propósito de conocerlo. Apoyó y patrocinó su trabajo y fue el responsable del primer viaje[1] que hizo Feldenkrais a Estados Unidos en 1972 para impartir un cursillo de un mes de duración en Esalen. Este texto se basa en una conversación/entrevista que mantuvieron Schutz y Feldenkrais en 1976 para *New Dimensions*, un programa de radio muy popular dedicado a la salud holística y a las terapias alternativas.

FELDENKRAIS: La vida es movimiento. Si actuamos, si nos movemos, existimos. Si no nos movemos, estamos muertos. Por lo tanto, un cuerpo que no se mueve no es algo vivo. Sin embargo, un cuerpo vivo no puede moverse por sí mismo. De hecho, si construyéramos un cuerpo juntando el mejor esqueleto posible con los músculos más perfectos que pudiéramos encontrar, comprobaríamos que semejante creación sería incapaz de mantenerse de pie ni siquiera durante una millonésima de segundo; se derrumbaría porque carece de cerebro. Por lo tanto, el cerebro y la mente forman parte de nuestra estructura corporal en la misma medida que el esqueleto y los músculos.

El modo de funcionar del cerebro es bastante diferente del funcionamiento del esqueleto y de las otras partes de la estructura corporal. Estructura y función deben estar presentes en todo organismo vivo. El aspecto más importante es qué hace el cerebro, qué hace la mente. ¿Alguien ha visto alguna vez una mente sin cerebro? El cerebro es el soporte material de la mente, así como el cuerpo es el soporte material del cerebro.

Supongamos que construimos una máquina que incorpora un esqueleto, músculos, órganos y también un cerebro. ¿Podría este cerebro hablar inglés o turco? En realidad, ni siquiera sabría cómo hablar. ¿Podría ese cerebro leer, pensar en términos matemáticos, escuchar o componer música? ¿Podría construir un ordenador IBM o un micrófono? Por supuesto que no. Cuando el cerebro humano llega al mundo tan solo está en condiciones de hacer lo que puede hacer el cerebro de cualquier animal, es decir, ocuparse de la respiración, de la digestión, de los procesos automáticos corporales. Más allá de esto, es preciso «conectar» el cerebro para que se relacione con el medio que lo rodea. Al principio, ni siquiera sabe cómo mantener al cuerpo de pie, no puede leer, silbar, bailar, patinar ni nadar. Es necesario ajustarlo y conectarlo para que funcione a pleno rendimiento.

Imaginemos que estoy mirando un micrófono. Soy capaz de identificar la imagen cuando lo veo a pesar de que, en realidad, en mi cerebro no hay una imagen del micrófono. Esa imagen está en mi retina. Sin embargo, desde la retina, la imagen de cada ojo se separa en dos partes y se proyecta en cuatro áreas diferentes de la corteza cerebral, que no tiene una imagen real del micrófono. No obstante, la función de la vista evoca en mi mente el objeto que ven mis ojos. El cerebro pasa por un proceso que lo «conecta» a la realidad objetiva. La realidad, por lo tanto, abarca tanto el entorno como el mismo cuerpo.

Por ejemplo, un bebé solo puede entrelazar los dedos después del primer año de vida. El recién nacido debe explorar y conocer su propio cuerpo. La mente se desarrolla de forma gradual y empieza a programar las funciones cerebrales. Mi forma de considerar la mente y el cuerpo implica un método sutil de «reconexión» que favorece la integración funcional de la estructura del ser humano total. Y esto significa que el individuo es capaz de hacer todo aquello que quiere realizar. Cada persona tiene la opción de conectar el cuerpo de un modo especial. Sin embargo, la manera que tenemos de hacerlo en la actualidad es prácticamente inútil. Estamos alejados de nuestra propia capacidad de tener sentimientos.

Lo más importante no es nuestra capacidad de aprender, sino cómo aprendemos. ¿Qué idioma aprendemos a hablar? Naturalmente, el idioma que se habla donde hemos nacido. Por consiguiente, la conexión de nuestro cerebro se realizó de manera accidental y no por elección, ni tampoco por nuestras capacidades ni por nuestras facultades. Cada idioma representa actitudes y tradiciones culturales que tienen cientos de años de evolución. En consecuencia, esa lengua nos conecta con una gran cantidad de elementos que no deseamos y que aceptamos únicamente por el mero hecho de aprender el idioma. Aprendemos un montón de viejas tonterías que se perpetúan a través del lenguaje y más adelante, una vez embarcados en el aprendizaje, podemos aprender de un modo equivocado. Cada persona nace como un humanoide, un animal humano. El bebé puede tragar, chupar, digerir, excretar y mantener la temperatura corporal como cualquier otro animal. Lo que nos hace diferentes del resto de los animales es que los humanoides podemos evolucionar hasta convertirnos en *Homo sapiens*, seres humanos con inteligencia, conocimiento y conciencia.

SCHUTZ: Tu método es lo que yo llamaría un método de autoorientación, en oposición a los métodos en los que el discípulo es guiado por un gurú. En una de tus clases surgió un ejemplo específico. La cuestión era cómo separar los pies para conseguir la postura más cómoda. Me indicaste que los juntara completamente y que observara qué era lo que sentía. A continuación me pediste que los separara cuanto me fuera posible, que prestara atención a mis sensaciones, y que los moviera hacia atrás y hacia delante hasta encontrar la posición más adecuada. Me señalaste que todo lo que me resultara cómodo, que me pareciera apropiado, sería correcto. En aquella época también me estaba formando en Arica, una práctica guiada por un gurú. El gurú es Oscar Ichazo[2] y sus seguidores hacen todo lo que él dice. En una de las sesiones hicimos un ejercicio similar, solo que allí la regla era separar los pies a la distancia de un antebrazo. Si no lo hacías, el instructor se acercaba y te decía: «Eso está mal. No lo has comprendido correctamente». En ese contexto lo «correcto» dependía de que recordaras las indicaciones del instructor y no de lo que tú consideraras que era correcto.

F: Nunca obligo a nadie a aceptar mi punto de vista. Nunca digo «esto es correcto» o «esto es incorrecto». Para mí no hay nada correcto. Sin embargo, si haces cualquier cosa y no sabes lo que estás haciendo, es incorrecto para ti. Si sabes lo que estás haciendo, entonces cualquier cosa que hagas es correcta. Como seres humanos tenemos una habilidad peculiar de la que carecen otros animales: saber qué estamos haciendo. Esto se debe a que tenemos libertad de elección.

Imagina que observo que has separado los pies a una distancia que considero incorrecta. Bien, ¿y por qué la considero incorrecta? No porque crea que los pies deberían estar a una distancia determinada, sino porque percibo que estás realmente incómodo y que mantienes esa posición porque todavía no has visualizado cuál es la distancia que te resultaría conveniente. No te planteas realmente si estás cómodo o no. Si eres muy tímido o eres una chica casta y virginal, es posible que mantengas los pies juntos porque lo que se espera de ti es que seas «decente». Si eres un presumido extrovertido y estás deseando expresar lo importante y libre que eres, abrirás demasiado las piernas. ¿Demasiado para quién? No para mí. Yo no digo «esto está bien» y «eso está mal». Lo que digo es que si eres consciente de que mantienes los pies juntos por timidez y te sientes incómodo si los separas, no hay nada malo en ello. Desde mi punto de vista, es correcto; haz lo que quieras. No estoy aquí para decirte lo que hay que hacer. Estoy aquí solo para indicarte que debes hacer lo que sabes que estás haciendo. Sin embargo, si realmente no eres consciente de la posición de tus pies y piensas que todos los seres humanos deberían mantener los pies juntos, si eres completamente incapaz de separarlos más, no porque tu fisiología o anatomía te lo impida sino porque tu falta de conciencia te imposibilita saber que sí puedes hacerlo, en ese caso la postura es incorrecta.

S: Recuerdo otro ejemplo que puede ilustrar lo que acabas de decir y que surgió durante una de las clases a las que asistí contigo. Todo el grupo seguía tus instrucciones, a excepción de uno de los alumnos. En lugar de llamarle la atención, solicitaste al resto de la clase que realizara el ejercicio del mismo modo que lo hacía él. Luego nos pediste que lo hiciéramos tal como tú nos indicabas y que juzgáramos cuál de las dos formas nos resultaba más cómoda. El proceso nos ayudó a ser más conscientes de lo que era realmente más adecuado para cada uno de nosotros.

F: En esta anécdota hay mucho más que eso. Lo que yo recuerdo es que di una consigna que la mayoría del grupo aplicó de forma similar, salvo uno de los alumnos, que interpretó las mismas palabras de un modo muy diferente. Bueno, es posible que fuera un poco tonto, que no pudiera entender las instrucciones del ejercicio. Vale. Sin

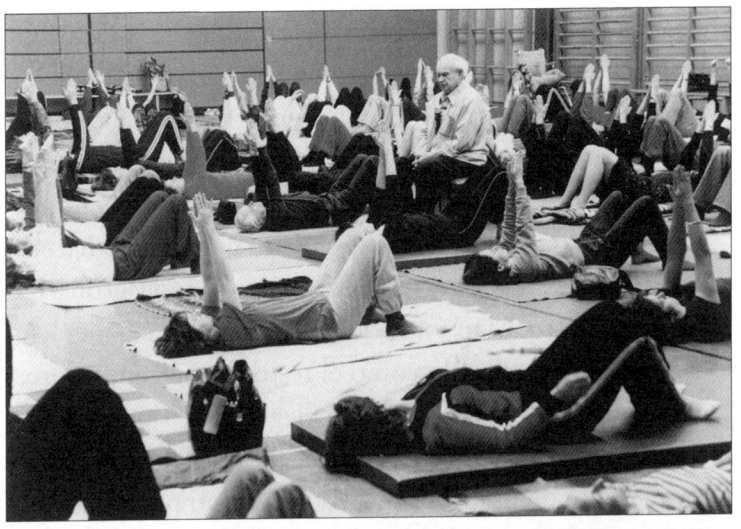

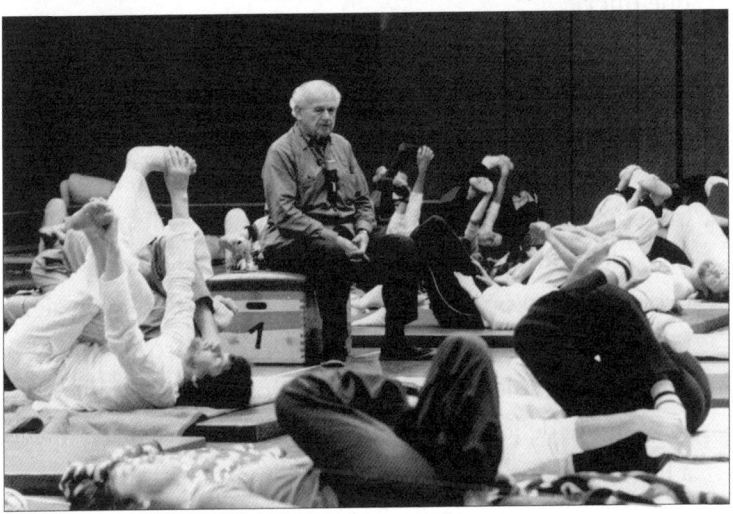

Seminario en 1981, Friburgo, Breisgau (Alemania).

embargo, creo que no era ningún idiota pero estaba tan lejos de poder moverse según mis indicaciones que fue incapaz de interpretar correctamente lo que yo había dicho. Todos los demás alumnos siguieron mis instrucciones. Entonces les dije: «Mirad cómo lo hace esta persona. Quizás esa sea la forma correcta de hacerlo. ¿Podéis imitarle?». Y todos lo hicieron como él. «¿Podéis ahora hacerlo como lo hicisteis antes?», les pedí. Y todos volvieron a hacerlo así, pero él tan solo podía hacerlo de una manera, no era capaz de realizarlo como el resto de sus compañeros. La mayoría tenía la opción de elegir entre dos acciones, pero él era un compulsivo, era incapaz de cambiar. No era consciente de lo que estaba haciendo; no podía hacer lo que quería.

La técnica de pedir al grupo que lo observaran facilitó su autoobservación. Yo podría haberle sugerido: «Mira, lo has hecho a tu modo. Quizás llevas razón. El resto de los alumnos pueden hacer el ejercicio como tú lo haces o bien de forma diferente, pero tú no tienes elección. Eres un ordenador; ellos son seres humanos. Tienen voluntad propia, tienen opciones. Tú no las tienes. Por favor, siéntate y observa. ¿Lo entiendes ahora?». Pero al ver a los otros imitándole, él de pronto se dio cuenta de que no era consciente de lo que hacía. En cuanto lo advirtió, empezó a hacer el ejercicio igual que los demás. Necesitó diez segundos para aprenderlo. Entonces, volvió a experimentar su libertad de elección y así recuperó su dignidad humana. Entiendo que hay dos tipos de aprendizaje. En uno de ellos las cosas se aprenden de memoria; por ejemplo, tomar un listín telefónico y memorizarlo o tomar un libro de anatomía y aprender el origen y las inserciones de cada músculo. Este tipo de aprendizaje es independiente del tiempo y de la experiencia. Puedes hacerlo en cualquier momento. Pero supongamos que quieres aprender a tocar el piano. Cuando empiezas a aprender, piensas: «No recibí clases cuando era un niño y ahora me resulta demasiado difícil. ¿Qué sentido tiene tocar el piano? Soy científico; soy locutor de radio ¿Para qué aprender a tocar el piano? Si quiero disfrutar del piano, puedo escuchar una grabación». Pero para algunas personas, como es el caso de Yehudi Menuhin o Vladimir Horowitz,[3] la música es más importante que tu afición por la radio o la ciencia. Ellos aprenden mediante una modalidad de aprendizaje que, prácticamente, está más allá de la elección personal. Puedes aprender de memoria el listín telefónico si te apetece o no aprenderlo si no te interesa, y también puedes cambiar de opinión.

Pero hay un tipo de aprendizaje en el que no se puede intervenir y está latente en las leyes de la naturaleza que han creado nuestro cerebro, nuestro sistema nervioso, nuestro cuerpo y nuestros músculos. Estas leyes forman parte de las leyes cósmicas del universo. Están organizadas de una manera precisa y secuencial que no permite modificar el orden del aprendizaje. Solo se pueden aprender siguiendo un orden determinado; de lo contrario no conseguirás desarrollarte como un ser humano normal. Serás un niño disminuido o un autista, pero no serás un niño normal. ¿Por qué no se puede enseñar a un bebé de un año a tomar un lápiz y escribir? El bebé no puede escribir hasta que se haya desarrollado esa capacidad en él.

Y luego hay un tipo de aprendizaje que evoluciona con el crecimiento. No se puede patinar antes de andar, independientemente de lo listo que seas, ni aunque seas un genio. Primero hay que aprender a caminar. No se puede andar antes de gatear. Si aprendes a caminar antes de gatear, tendrás problemas motrices. No se puede aprender a hablar antes de haber conquistado la postura erguida. ¿Sabes por qué? Cada parte del sistema nervioso humano cumple sus funciones según una secuencia determinada, una detrás de otra. Este modo de funcionar promueve el desarrollo en cada etapa evolutiva a medida que una parte nueva del cerebro se torna dominante y modifica, renueva, toda la forma de actuar. Este tipo de aprendizaje debe avanzar a su propio ritmo. No se puede intervenir en él. Sin embargo, gracias a que este aprendizaje se realiza con instrucciones humanas, se puede llevar a cabo de un modo diferente a lo que había planificado la naturaleza.
Mira, mi técnica, mi modo de trabajar con las personas, es averiguar qué tipo de intervención requiere esa persona que acude a mí porque desea modificar algo. Todos pueden aprender a moverse, a andar y a estar de pie de una manera diferente a la que han adquirido, pero renuncian a hacerlo por considerar que es demasiado tarde para volver a aprender, que ya ha finalizado el proceso de desarrollo, que es imposible que aprendan algo nuevo, que no disponen del tiempo o de la capacidad necesarios. No es preciso volver a ser un bebé para moverse adecuadamente. En cualquier momento de la vida es posible crear nuevas conexiones en el sistema nervioso, siempre que se tenga la

convicción de que no hay nada permanente o compulsivo en el sistema, excepto la propia certeza de que sí lo hay.
No hago terapia con pacientes. Imparto clases que ayudan a las personas a aprender sobre sí mismas. El aprendizaje tiene lugar a través de la experiencia de manipulación corporal. Ni trato, ni curo ni enseño a la gente. Le cuento historias porque considero que aprender es lo más importante que le sucede a un ser humano. El aprendizaje debería ser una experiencia placentera y maravillosa.
En las clases suelo decir: «A ver, ¿podéis parar un momento? Muchos de vosotros tenéis un gesto adusto, como si estuvierais intentando hacer algo terriblemente difícil y desagradable. Eso quiere decir que estáis cansados, que ya no entendéis lo que estáis haciendo. Vamos a hacer una pausa, os tomáis un café y descansáis. Permitidme que os cuente una historia que me dejará ver un brillo en vuestros ojos y os hará sonreír; así comprenderéis que todo lo que digo es importante para vosotros».

S: Considero que lo que acabas de decir es muy importante, pero no es lo fundamental de tu trabajo. La cuestión central es lo que sucede con las manos. Observar una lección del Método Feldenkrais para mí es como una meditación. Son clases muy relajadas y delicadas, donde lo significativo es lo que ocurre con las manos. Entre el cuerpo y el cerebro se establece una comunicación a través de las manos que no requiere palabras. Por lo general, las palabras llegan más tarde.

> Mientras trabajábamos en el libro, David Zemach-Bersin y yo revisamos la versión no editada de la entrevista original de *New*

> *Dimensions*. Coincidimos en que merecía la pena incluir esta historia sobre Ben-Gurion[4] y Moshe Dayan.[5] Mi agradecimiento a Kaethe Zemach-Bersin por su trabajo de edición y a Jacqueline Rubinstein por la transcripción.

F: Es una larga historia pero puedo abreviarla. David Ben-Gurion asistió a mis clases durante aproximadamente veinte años, los últimos veinte años de su vida. Y creo que sus cambios fueron muy profundos. Después de su muerte me llamaron de la fundación, el museo, para hacerme una entrevista. Y ahora cualquiera que visite el museo (que fue la casa donde vivió Ben-Gurion) puede pulsar un botón y escuchar la historia de cómo nos conocimos, cuál fue nuestra relación y todo lo que yo conté durante la entrevista. Mientras trabajaba con él no paraba de hacerme preguntas. Era un hombre curioso, un hombre que siguió aprendiendo a lo largo de su vida. En una de nuestras sesiones de trabajo Ben-Gurion me pidió que le explicara algo sobre un movimiento determinado. ¿Por qué lo has hecho de ese modo? ¿Por qué no lo haces tan rápido ni tan fuerte como lo hago yo? Entonces se lo expliqué y él respondió que no llegaba a comprenderme con claridad... En aquella época yo conocía a Ben-Gurion pero todavía no conocía personalmente a Moshe Dayan. Gurion sabía que nunca me habían presentado a Dayan, que en aquel momento era el comandante en jefe del ejército. En cierta ocasión le comenté que sabía que alguien había disparado a Dayan y que el proyectil había atravesado los prismáticos que estaba utilizando en ese momento. Esto sucedió en Siria, que estaba bajo el control de las fuerzas de la Francia de Vichy. Dayan se encontraba con las tropas australianas del ejército británico en Palestina luchando contra el gobierno francés de Vichy. Alguien disparó, la bala entró por los prismáticos y le mutiló el ojo. ¿Cuánto tiempo hace que sucedió esto? ¿Quince años? Entonces le dije: «Yo pronostico que probablemente dentro de quince años, o incluso antes, tendrá jaquecas y alguna deformidad corporal, sufrirá dolores en el cuello y en la parte baja de la espalda. Y como es una persona importante y famosa, acudirá al hospital y consultará con el mejor cirujano, le tomarán radiografías, le comunicarán que su columna vertebral está deformada y que necesita un corsé o que deben someterlo a un tratamiento de tracción... Pero si Dayan viniera a verme, me ocuparía de que no llegara al estado que acabo de describir. Le enseñaría algo que él todavía ignora».

Y así fue como Ben-Gurion se comprometió a hablar con Dayan cuando regresara de Kenia o de algún otro lugar de África donde se encontrara en aquel momento. Le aseguré que pronto comprobaría que yo tenía razón. Lo principal era que los médicos tratarían a este hombre como si tuviera problemas en la columna vertebral cuando, en realidad, se trataba de que su cabeza y sus ojos no estaban bien alineados. Esta era la causa de todos sus padecimientos, pero nadie sería capaz de curarlo pues lo tratarían como si tuviera espondilosis, escoliosis o una hernia discal. Afirmé que todo esto se podía evitar. Pocos meses más tarde recibí una llamada telefónica en la que me comunicaron que Ben-Gurion deseaba hablar conmigo. Imaginé que me llamaba para decirme que no podía acudir a la consulta y deseaba cancelar la cita, pero el motivo de su

llamada era otro: «Moshe, he hablado con Moshe (Dayan) y todo lo que dijiste que se manifestaría dentro de unos años, le sucede desde hace cinco. Y Moshe (Dayan) me ha dicho que toma tal cantidad de analgésicos para aliviar sus jaquecas que hasta las diez de la mañana no se entera de lo que le dicen.
¿Y sabes qué hizo Ben-Gurion? Le dijo que tenía que pedir una cita conmigo. Dayan respondió: «No tengo tiempo para ir a Tel Aviv. Quiero estudiar en la Universidad de Jerusalén» (y así lo hizo). Entonces Ben-Gurion le dijo: «Soy el ministro de Defensa. Esto es una orden. Moshe, irás a ver a Feldenkrais, lo quieras o no. Es una orden».
Y decidió consultarme y trabajamos durante varios meses. Todos los viernes venía desde Jerusalén; en aquella época estudiaba en la universidad. Imagino que quieres saber qué era lo que él pensaba. Estamos hablando de un hombre inteligente que ha perdido un ojo. ¿Qué es lo que descubre? Que la visión de un solo ojo le basta para ver bien de un solo lado; tiene muchos problemas con el otro lado y se tropieza con objetos que no consigue ver. Puede llevarse por delante un poste telefónico, o cualquier otra cosa. Como es un hombre perspicaz, descubre que si inclina ligeramente la cabeza en sentido lateral, su único ojo puede ver simétricamente en la dirección en la que él camina. Esto es perfectamente normal y correcto. En principio, lo único que había que hacer era decirle a Dayan: «Mire, ha perdido un ojo y puede ladear un poco la cabeza para caminar por la calle y conducir su coche, pero si persiste en esa actitud todo su cuerpo resultará perjudicado, tendrá problemas de espalda y sufrirá migrañas y

jaquecas; por lo tanto, puede colocar la cabeza en una posición que le permita ver correctamente mientras está en movimiento pero debe ser consciente de que, en cuanto ya no sea necesario, tiene que volver a centrar la cabeza y guiarse por la nariz y no por el ojo».

Esto no hace daño a nadie cuando se practica de forma intermitente. Yo tengo visión en los dos ojos y puedo girar la cabeza y mirar hacia un lado, independientemente de que conduzca a la derecha o a la izquierda; siempre miro a uno de los lados. El problema surge cuando se mantiene una desviación permanente sin ningún tipo de control, es decir, cuando se convierte en un hábito compulsivo. En ese caso, todo el cuerpo se organiza para ajustarse a la función. El cerebro, los músculos y el esqueleto se deforman para obedecer las órdenes de la corteza cerebral.

Yo necesitaba que Dayan tomara conciencia de que su problema dependía precisamente de eso, y de que él era capaz de revertir el proceso mediante una reeducación. Bueno, no precisamente una reeducación; tenía que aprender algo nuevo. No podía recuperar el ojo. No podía proceder tal como lo hacía antes. Tenía que aprender una forma nueva y podía hacerlo. Era un hombre inteligente, muy inteligente. ¿Cómo podía mantener una actitud semejante y destruir completamente su propio ser? No hay nada peor que la ignorancia; ser ignorante es peor que ser tonto. Porque cuando eres tonto, no conoces la diferencia entre el bien y el mal, pero si eres ignorante puedes hacerte daño a ti mismo intencionalmente.

13
El cerebro: el sueño, la conciencia, la toma de conciencia y el aprendizaje

Entrevista de Edward Rosenfeld

Edward Rosenfeld es el autor de *The Book of Highs: 250 Methods for Altering Your Consciousness Without Drugs*, de manera que quizás no deba sorprendernos que la conciencia y la toma de conciencia sean los temas centrales de esta entrevista. Rosenfeld estaba acompañado por dos psicoterapeutas, Bennett L. Shapiro y Marty Fromm. La entrevista se realizó el 17 de septiembre de 1973.

EDWARD ROSENFELD: Nuestra conversación se va a publicar en la revista *Consciousness*, y entiendo que usted trata a diario con multitud de palabras como «conciencia». No sabemos qué es la «conciencia». Estamos investigando diferentes puntos de vista que nos ayuden a definir el término para que nuestros lectores entiendan qué es la «conciencia».

FELDENKRAIS: Lo que me plantea es realmente muy interesante y agradezco su sinceridad. A menudo oigo hablar de la «conciencia», pero cuando pregunto qué es, nadie tiene la menor idea de lo que quiere decir; solo es una palabra y con ella hacen referencia a «la vieja conciencia» y «la nueva conciencia». Desconozco qué es lo viejo y qué es lo nuevo en este asunto. ¿Qué significa?

En mi trabajo, en todo lo que hago, cada vez que pronuncio una palabra aclaro que es un proceso en desarrollo. ¿Y cómo se desarrolla un proceso? Empezaremos por lo más sencillo. Para mí, la existencia humana tiene cuatro estados: el sueño, la vigilia (estar despierto), la conciencia y la toma de conciencia.

Todos ellos son diferentes, pero ¿cuál es la diferencia entre cualquiera de ellos? Para expresarlo de un modo simple, podríamos decir que dormir significa en primer lugar que todo lo que ocurre en el cerebro se desprende del tiempo, de la función temporal. Y debido a esta separación, el tiempo no tiene su orden normal, consecutivo y secuencial. Esto quiere decir que algo ocurre en el cerebro y ya no es necesario que un minuto tenga que seguir al minuto precedente. Lo siguiente es la pérdida de orientación; la persona se desprende de la orientación. No creo que los ojos puedan apartarse de la vista, ni del oído que ayuda a ver. Algunas personas duermen con los ojos abiertos y otras no se despiertan a pesar de los ruidos más molestos, siempre que no sean de vital interés (una madre que duerme profundamente se despertará cuando oiga llorar a su bebé). Esto es dormir. Por ejemplo, podemos volar en los sueños pero no en la realidad.

R: ¿Y qué opina de la gente que habla dormida?

F: Si quiere complicarlo, ¿qué le parece si hablamos del sonambulismo? ¿Y de la hipnosis? ¿Y de cualquier otro fenómeno? Si quiere complicarlo, no acabaremos nunca la entrevista.

R: De acuerdo. Disculpe.

F: Bien, dormir implica retraimiento. Durante el sueño se produce una interrupción inevitable entre el tiempo y el espacio; de no ser así, la persona no estaría dormida. Y no soñaría, porque en los sueños es preciso que el tiempo se distorsione lo suficiente como para que lo que sucedió el día anterior se pueda asociar con recuerdos de la infancia, sentimientos y sensaciones que el individuo desconoce, o se puede relacionar con un exceso de acidez estomacal, con una tensión en la espalda, etc. (supongamos que es un hombre que se ha dormido tumbado sobre la espalda; si la zona inferior de su cuerpo se calienta, puede tener una erección y soñar Dios sabe qué).

El sueño no tiene nada que ver con la realidad. Es preciso que el sujeto se retraiga completamente de la vida; es lo que se espera para dormir mejor. El cuerpo se aparta del sentido del tacto, aunque no por completo. Si vertemos agua tibia sobre los pies de una persona que está durmiendo, provocaremos una micción (se orinará). Y si colocamos algo rígido bajo una de sus piernas, cambiará de posición a pesar de estar dormida. Cuando se despierte, no estará consciente, tan solo habrá despertado. Si no capta la secuencia temporal o, en primer lugar, la orientación, necesitará averiguar dónde se encuentra en relación con la dimensión vertical, con la postura erguida y el campo de visión horizontal antes de ser capaz de moverse o de saber dónde está. Si una persona que conoce perfectamente el lugar de los objetos que la rodean se va a dormir y mientras está dormida cambias de lugar los objetos, o ella cambia de posición en la cama, cuando se despierte no conseguirá orientarse. Se sentirá completamente perdida, temerosa de moverse; no sabrá qué es lo que le está sucediendo, se preguntará si lo que está viendo es una mesa o alguna otra cosa. No la reconocerá.

Por consiguiente, existe un estado que es similar al sueño, que denomino «vigilia» (estar despierto). Antes de tomar contacto y percatarse de cómo está orientado en la habitación, el individuo no tiene control sobre su propio cuerpo. Esto no tiene ninguna relación con la «conciencia»; significa que conoce su relación con el espacio —sabe dónde está, cuál es el lado derecho y cuál el izquierdo, dónde es arriba y dónde es abajo—. Este es el estado de conciencia más elemental. Los animales carecen de este tipo de conciencia, solo es propia del género humano. ¿Por qué? Porque la estructura humana es más compleja.

¿Cuál es la estructura responsable de la conciencia? El lóbulo frontal, que es asimétrico y se diferencia de las otras partes del cerebro. El sistema reticular y el sistema límbico son completamente simétricos. Sus conexiones son distintas, como también lo es la velocidad de sus funciones, que son más rápidas que las del lóbulo frontal. Los demás sistemas son simétricos, veloces y están muy vinculados con el tálamo, es decir, con los sentimientos, los estados de ánimo y las actitudes. El sistema reticular tiene todas las conexiones que se puedan imaginar.

El sistema límbico es principalmente consecutivo. Todas las sinapsis, los axones, son siempre consecutivos, van uno detrás de otro. Bien, en el lóbulo frontal la mayoría de las conexiones se producen en paralelo y son lentas, unas diez veces más lentas que en las otras partes del sistema nervioso. Son asimétricas, no están bien integradas en el tálamo. Esta asimetría permite reconocer la diferencia entre izquierda y derecha —la oposición—. Los seres humanos tendemos a dividir todas las cosas por oposición, algo burdo e infantil.

Por ejemplo, decimos luz y oscuridad como si fueran opuestos, lo cual no es cierto. La oscuridad es la ausencia de luz, no su opuesto. Como puede observar, el espacio exterior que ya está recibiendo abundante luz solar todavía no se ha iluminado, está oscuro. Frío y calor no son opuestos. Frío es solamente un poco menos cálido que calor, y cuando hace frío los átomos y los electrones tienen menos movilidad. Esto no es una oposición. Korzybski[1] ya señaló que el concepto de oposición corresponde a un pensamiento infantil; procede de esa estructura que demanda una simple oposición. Desde el inicio, el niño queda intrigado en cuanto lo descubre. Un bebé se gira, se arquea y prueba durante horas porque hay algo que es diferente: la asimetría que él no puede resolver. Nos acostumbramos a ella, pero el misterio persiste. ¿Por qué metemos la mano derecha en el guante izquierdo? Es una estupidez, pero es así.

Algunos ingeniosos matemáticos que han intentado resolver este problema afirman que existe una solución cuando se considera la cuarta dimensión; sin embargo, la cuarta dimensión no significa nada para muchas personas. Veamos, hay un lóbulo frontal capaz de funcionar más lento que los otros, es asimétrico, puede controlar directamente las diferentes partes porque está conectado en paralelo, es capaz de anular o invalidar reacciones primitivas e inconscientes. Por ser más lento tiene la capacidad de influir (como cada nueva estructura que se crea en el sistema nervioso) en la parte posterior del cerebro. Puede modularlo para conseguir una progresión gradual, una mayor diferenciación, una comprensión más lenta, una percepción más precisa. Y esto es lo que hace la conciencia. Por lo tanto, el lóbulo frontal funciona más lentamente y puede percatarse de todo lo que sucede en el cuerpo, detenerlo o mejorarlo. Por ejemplo, usted puede hacer este gesto que acaba de hacer con la cabeza porque ha comprendido lo que he dicho y porque quiere decir «sí». Pero también puede ser que tenga ganas de sonreír y decida inhibirlo o manifestarlo. Sin embargo, nada de esto sería posible si el pensamiento fuera rápido. Podemos comprobarlo en la vida cotidiana. Cuando está caminando y de pronto resbala por haber pisado algo, o se encuentra con un escalón que no esperaba, el cuerpo reacciona inmediatamente, pero usted aún no entiende qué pasa. Solo lo sabrá más tarde, gracias a ese cerebro lento que ha observado lo que ha hecho y que le comunica que se encuentra en un estado que yo denomino «conciencia».

R: He tenido este tipo de experiencias y, por ejemplo, cuando intenté subir un escalón que no existía sufrí algo parecido a una conmoción.

F: Es una conmoción.

R: ¿Se refiere a que el lóbulo frontal produce este tipo de conmoción?

F: No. Cada estrato superior en la evolución humana, lo que significa el estrato que se halla por encima del inferior (Jackson demostró que quedó realmente superpuesto cuando el cuerpo humano adoptó la posición erguida), no solamente es más tardío; tiene también una estructura superior. Por eso se ha popularizado la expresión «centros [nerviosos] superiores». Pero el lóbulo frontal no funciona tan rápido como las partes más antiguas y primitivas del cerebro. Estas tienen entre cincuenta y sesenta millones de años de experiencia y a través de la evolución, la mutación y la supervivencia de los más fuertes, se ha llegado a formar un mecanismo sólido, estable y fiable. Sin embargo, el lóbulo frontal es una estructura reciente en el cerebro humano. La conciencia es un fenómeno nuevo del cerebro (en la naturaleza en general) y, por lo tanto, débil. Aporta una mejor progresión gradual, apreciaciones más precisas y mayor variedad. Pero para las reacciones rápidas dependemos del cerebro antiguo, porque si cuando usted se resbala con la piel de un plátano se para a pensar qué es y qué debe hacer con ella, se romperá el cuello. O si está conduciendo y se topa con una mancha de aceite, puede llegar a matarse antes de poder determinar si realmente es una mancha de aceite. Esto se debe esencialmente a la asimetría, a la lentitud.

Otra cosa, afirmé que el lóbulo frontal no está bien integrado en el tálamo, y esto quiere decir que no actúa en presencia de emociones fuertes. Cuando usted se enfada, no es capaz de controlarse conscientemente y su pensamiento funciona como el de un idiota. Cuando el tálamo está irritado, el lóbulo frontal tiene escasas oportunidades de intervenir. Se propaga la excitación y se disipa el débil control superior. Cuando eso ocurre, busca todo tipo de subterfugios (como contar hasta diez o cerrar los ojos) para reducir la excitación que está invadiendo su cerebro. Así se puede recuperar el control consciente; de lo contrario, no hay ningún tipo de control.

Lo anterior demuestra que para pensar con claridad es necesario que no exista emoción. Si usted está celoso, su pensamiento está enajenado. Cuando tiene miedo, el pensamiento no vale nada, no puede resolver problemas. Cuando está enfadado, celoso, temeroso o ansioso, su pensamiento es peor que el de un perro cuando huye de un palo.

Ahora la conciencia resulta más tangible, mucho más real que cuando es tan solo una palabra, «conciencia». Podemos afirmar que si la conciencia es deficiente, apenas se toma conciencia del cuerpo. Así es. La cualidad de la conciencia consiste en la habilidad para averiguar lo que hacen los otros centros nerviosos. Su mano es igual a la de cualquier mono, solo que no puede educar a un mono para que realice actividades específicas que requieren una cierta capacidad de observación, como por ejemplo tocar el violín, escribir o tallar diamantes.

Lo mismo se puede aplicar a pintar y dibujar. Si quiero hacerle un retrato, cojo una hoja de papel, le miro y luego, ¿qué hago? Sopeso la mano: ¿me obedecerá para representar lo que veo? A continuación reduzco el tamaño para que el movimiento sea topológicamente correcto, pero la escala no lo es. Así pues, debo observarme, percibir si la mano está siendo fiel a lo que veo, y juzgar las relaciones entre lo que dibujo y lo que veo. ¿Dónde está la ceja en relación con el cabello? ¿A qué distancia se encuentra de la boca? Esto es la conciencia. Uno debe observarse e identificar las propias sensaciones. «Conciencia» es trasladar la atención del exterior al interior, a través de los ojos, de los oídos y del tacto.

MARTY FROMM: Entonces ¿qué es la toma de conciencia? ¿Cómo se enlaza con todo esto?

F: La toma de conciencia es aquella parte de la conciencia que implica conocimiento. Por ejemplo, todos nosotros estamos sentados. ¿Podría decirme si está sentado a la misma distancia de él que de ella? Lo ve pero no lo sabe. ¿Cuándo lo sabrá? Cuando se dedique a observar lo que juzga a través del movimiento de los ojos. Eso es conocimiento. Antes tenía una ligera idea: eso es conciencia. Pero usted ignora si son iguales o no. Y tampoco lo sabe en muchos otros aspectos. Por ejemplo, desconoce cuántas puertas hay en esta sala. Pero las ha visto ¿Cuántos escalones hay en la entrada de su casa? Los ha subido millones de veces. ¿Cuántas ventanas tiene su casa? ¿Y la casa donde nació? ¿Cuántas baldosas? No lo sabe, no necesita saberlo. Pero si lo necesitara, ¿qué haría? Las contaría. ¿Y cómo las contaría? Observando los movimientos de los ojos, de los dedos o de la cabeza, contando cuántas veces cambia de objeto su atención. E incluso podría hacerlo solo en su imaginación y recordar mentalmente: «Mira, esta es la primera puerta y hay otra a la derecha...». En ese caso lo que hace es indagar lo que la conciencia sabe; lo ha hecho millones de veces, pero no puede reunir la información en un conocimiento ordenado a menos que tome conciencia.

Por lo general, los momentos de toma de conciencia son muy poco frecuentes en la mayoría de las personas.

Aquellos que han contribuido a crear y transformar el mundo en el que vivimos han mejorado su toma de conciencia. Por ejemplo, algunos individuos descubrieron que este lápiz está compuesto de material poroso –de átomos–. Fueron necesarios varios años para demostrar que el átomo es la unidad más pequeña de un elemento químico. En 1943 predije algo que ahora todo el mundo sabe y todos los científicos afirman; pero se hizo público antes de que nadie conociera la existencia de la bomba de hidrógeno. En aquel tiempo aseveré que existe un núcleo, protones y átomos [Moshe hizo esta observación en su primer libro, *Body and Mature Behavior* (Cuerpo y comportamiento maduro)].

BENNETT L. SHAPIRO: El rutherfordio –el átomo de Bohr.

F: Así es. Y en el libro expliqué que todos los científicos eran una panda de imbéciles, porque su objeto de estudio –las partículas– tenía una vida muy corta, y ahora sabemos que... Cuando pienso en los conocimientos que tenía en aquella época, no consigo entender cómo fui capaz de enunciarlo.

S: Este material lo presentó por primera vez en 1943.

F: Pero nadie se interesó por él.

S: Leí el libro con mucho interés y lo que me impresionó fue que todavía hay aspectos de los que muchas personas no son conscientes. En concreto, me gusta aquello que explica en la página 32. «La vida, al igual que el mundo material, probablemente nunca se podrá reducir a algo muy simple a menos que se desarrolle un método de pensamiento totalmente nuevo que no esté basado en la causalidad».

F: Hoy todo el mundo lo sabe. En el libro hay muchas cosas que se adelantaron unos veinticinco años a su tiempo.

Este es el motivo por el que estoy un poco afligido: empiezo a ser conocido cuando estoy a punto de morir. Bueno, en resumidas cuentas, en el libro escribí que es absurdo pensar que solo existen electrones, protones y neutrones; si observamos con atención, podemos ver que se forman y mueren miles de partículas y que hay una gran variedad —solo conocemos las que son muy estables.

Creo que es posible mejorar la conciencia, porque «conciencia», tal como yo la defino, es la cualidad que tiene el centro superior del sistema nervioso para observar lo que sucede en los centros inferiores. Y esa observación se aplica solo a las cosas útiles que la humanidad considera esenciales para la larga y penosa vida que ha tenido hasta ahora. Hasta hace unas pocas décadas nadie tenía tiempo para ocuparse de la conciencia; se interesaban exclusivamente por las necesidades inmediatas: comer, ver y tener. Esto explica por qué la conciencia se encontraba solo en los dedos, la boca y los ojos, y un poco en los genitales.

Freud hizo un gran trabajo cuando descubrió conflictos en esas zonas corporales (las denominó fase anal y fase oral, y lo hizo solo con palabras) relacionados con el pensamiento y el sentimiento. Cuando habla del inconsciente, afirma lo mismo que yo cuando hablo de la conciencia (que únicamente es anal, oral, genital) y de la manipulación, que él omitió por no analizarlo correctamente. Freud no entendió el verdadero problema y en su intento de solventarlo introdujo la esquizofrenia en todos nosotros, el ello, el yo y el superyó. Usted tiene tres personalidades. Bien, ¿cuál de ellas es usted?

R: ¿El hecho de que el lóbulo frontal nos conceda ese momento de pausa, de sintonía sutil, es la causa de que exista una conciencia unificada en lugar de una conciencia dividida en muchos fragmentos orales, anales y genitales diferentes?

F: Puede ser, pero nuestra cultura nunca lo ha reconocido —se educa al ser humano como si fuera una estructura primitiva, como un animal, como un perro, como una máquina y, en el mejor de los casos, como un teléfono—. Es lo que desean los conductistas, solo acción y reacción. Pero pregunte a los conductistas cómo puede ser que una rata, un ratón, un gatito y un ser humano tengan una curiosidad innata. ¿Por qué miran a su alrededor después de haber saciado su hambre? ¿Qué impulsa al ser humano al conocimiento? La curiosidad es algo que nace en el interior y se dirige hacia el exterior (nunca en el sentido contrario) y existe antes de la experiencia. Existe en un bebé antes de que este sea capaz de hacer cualquier cosa. Existe en todos los animales. Es la primera ley de ese intercambio entre máquina y teléfono: si algo le afecta, recibe un estímulo que lo condiciona a dar una respuesta determinada. Los reflejos condicionados funcionan solo cuando se satisfacen los estímulos. Si ofrecemos carne a un perro y después suena la campana, el animal no volverá a responder. Pero si hacemos sonar la campana y al cabo de tres segundos le damos de comer, le enseñaremos a salivar cuando oiga el sonido de la campana. Esta condición no se da en los seres humanos porque tienen imaginación. Si ofrecemos la comida al perro y luego hacemos sonar la campana, nunca se creará el reflejo condicionado. Este procedimiento no funciona con seres humanos porque ellos pueden reflexionar y cambiar el orden. Si se cambia el orden, el método es ineficaz.

M: ¿Quiénes fueron sus maestros?

F: Yo mismo. Rehusé ir a la universidad para aprender medicina, no me interesaba estar conectado al sistema como todo el mundo. Nunca me preocupó cometer errores, pero no me interesaba aprender bajo la tutela de un catedrático prestigioso. Hubiera conseguido persuadirme por tener más conocimientos que yo, y a la mitad del curso ya habría perdido toda mi curiosidad. Hubiera aprendido como los demás y conseguido un bonito diploma.

R: ¿Cuándo nació?

F: El 6 de mayo de 1904.

R: ¿Dónde?

F: ¿Dónde? En una cama.

R: ¿En qué ciudad o región, qué país?

F: Cambié de nacionalidad tres veces antes de cumplir los trece años. La primera fue polaca, la segunda alemana y, por último, rusa. Ahora creo que estoy entre las dos últimas.

R: ¿Qué edad tenía cuando fue a Israel?

F: Viajé solo a Israel en 1918, sin compañía de nadie, cuando tenía catorce años.

R: En una ocasión declaró que trabajó doce años antes de escribir *Cuerpo y comportamiento maduro* [Es el primer libro sobre su Método publicado por el doctor Feldenkrais].

F: Trabajé con mi propio cuerpo. Tenía problemas con las rodillas y los médicos me dijeron que quedarían rígidas si me operaban. Por consiguiente, decidí curarlas por mis propios medios.

R: ¿De manera que fue su propia discapacidad física la que le motivó a investigar?

F: Sí. Pensé que si estudiaba la estructura del cuerpo humano, sería capaz de resolver mi problema.

R: ¿Cuándo abandonó la física para dedicarse por entero al trabajo corporal?

F: Nunca abandoné la física. Hubo un periodo de unos siete años en los que me aparté de ella, pero posteriormente la retomé... Más adelante viajé a Israel, donde trabajé como científico para las fuerzas de defensa israelíes y fundé el Departamento de Electrónica. Me contrataron para que llevara a cabo ese proyecto.

R: ¿Ha formado a personas para que lleven a cabo el mismo tipo de trabajo individual que usted hace?

F: Sí. En el primer grupo que formé había catorce personas. La formación duró tres años y las clases eran diarias —dos horas conmigo y dos horas bajo mi supervisión—. Ensayaron las técnicas entre ellos pero también lo hicieron conmigo, incluso aunque no las aplicaran debidamente. Nuestro objetivo era aumentar la sensibilidad de las manos y potenciar la toma de conciencia que tiene lugar cuando tocan el cuerpo. Se buscan las mínimas diferencias: tejidos que han degenerado, músculos que están permanentemente en extensión, infiltraciones en las fascias... Y esto no solo requiere delicadeza sino también saber lo que tocas. Cuando se pide a una persona que toque diez manos de una forma particular, reconocerá que todas son diferentes. Esa persona tiene la sensibilidad, pero aún no ha adquirido la habilidad que tengo yo para saber qué es lo que está haciendo. Si quiero enseñarle a descubrir qué está sintiendo, debo mejorar el conocimiento que tiene de sí misma. Por consiguiente, para entrenar a los alumnos tengo que trabajar individualmente con cada uno de ellos usando mis propias manos y, simultáneamente, aumentar su autoconciencia y su capacidad de apreciación.

R: ¿Tiene pensado reducir la formación a un año?

F: No voy a reducir nada. El asunto es que en el primer grupo había algunos integrantes que aprendían con extraordinaria facilidad. Uno de ellos era catedrático de Química inorgánica; otro, neurólogo, psiquiatra y director de un hospital psiquiátrico. Pero había otros que necesitaban más tiempo para aprender. Después de haber acabado la formación y de haber practicado el trabajo individual durante un año, todos solicitaron que la formación continuara durante un mes más porque se percataron de que había algunas cosas que antes no podían apreciar y otras nuevas que querían experimentar. Sucede lo mismo con un médico joven que ya ha acabado los estudios y está ejerciendo la medicina pero todavía envía a la gente al hospital porque se siente inseguro a la hora de tratar ciertas dolencias.

R: ¿Cuánto dura ahora la formación?

F: Recientemente no he impartido ninguna formación.

R: ¿Formará un nuevo grupo?

F: Debería, pero en Estados Unidos tengo serias dificultades porque aquí la gente considera que se puede emprender cualquier cosa como si fuera una «maratón». Cursos maratonianos, talleres maratonianos, aprendizaje maratoniano... todo en dos semanas. Algunas personas se dedican a enseñar después de haber asistido a un cursillo de tan solo dos semanas.

14

Una entrevista con Moshe Feldenkrais

The New Sun

The New Sun era una publicación mensual sobre espiritualidad, salud y estilo de vida alternativo. Fundada en 1976, fue una de las primeras revistas publicadas en Estados Unidos que se ocuparon de estos temas. La entrevista fue realizada en 1977 en Nueva York por el equipo de *The New SuE*: Bruce Silvey, Eliot Sobel y Chana Benjamin.

Antes de iniciar la entrevista tuvimos el privilegio de observar a Feldenkrais mientras trabajaba con una mujer que sufría un cáncer avanzado. Al final de una breve sesión estaba muy animada y se sentía muy agradecida.

ENTREVISTADOR: ¿El estado de ánimo de esta mujer cambió por el trabajo que usted realizó en su cuerpo?

MOSHE FELDENKRAIS: Yo no trabajo con el cuerpo, trabajo con la persona. No conozco ningún cuerpo sin persona.

E: Parecía que estaba trabajando con los huesos, la columna y los músculos...

F: No, no, de ninguna manera. ¿Cómo se puede trabajar con un hueso? ¿Qué se puede hacer con un hueso? Yo trabajo con la persona, y esto significa reorganizar su estado de ánimo, su comprensión... Mire, nunca he conocido a nadie que no piense, sienta, perciba y se mueva en una sola acción. Nunca he conocido a nadie que realizara todas estas cosas por separado. Usted las separa cuando habla y cuando escribe, pero ahora está aquí; ¿está aquí con su cuerpo o con su cerebro?

E: Todo a la vez.

F: Por lo tanto, ¿cómo puede decirme...? Mire, le daré un ejemplo tonto: si le amputo una pierna, ¿quién es el lisiado?

E: ¿La pierna o el cuerpo?

F: ¡O usted! Yo trabajo con usted y no con la pierna, los músculos ni el sistema nervioso, trabajo con la persona completa, con la sensación y la comprensión de su propia imagen, y todo lo demás.

E: Vale, desde el punto de vista fisiológico, ¿qué efecto producen sus manos en la persona que está tratando?

F: Le permiten tomar conciencia de su pensamiento, sus sensaciones, sus sentimientos y su cuerpo.

E: ¿Es diferente para cada persona?

F: Por supuesto.

E: ¿Cómo sabe usted qué parte del cuerpo debe tocar?

F: Cuando tenga mis conocimientos y mi experiencia, también lo sabrá.

E: Es evidente que tiene que ver con su experiencia y con los años que lleva trabajando en esto.

F: No, en primer lugar me baso en la teoría. Muchas personas trabajan con el cuerpo; ¿por qué no hacen lo mismo? Nadie trabaja como yo. Resulta obvio que no es un conocimiento que se obtenga trabajando con las personas.

Cuando tienes una teoría, la experiencia te enseña y modifica tus conocimientos y tu experiencia futura. Así funciona la ciencia.

E: Vamos a analizarlo pensando en las personas que van a leer esta entrevista... Por favor, explíquenos su trabajo.

F: Considero que un ser humano está formado por huesos que nunca pudieron decidir cómo alinearse, tal como sucede con los ladrillos, que no saben cómo se construye una casa. De manera que los huesos no son capaces de hacerlo. Los músculos solo pueden contraerse y relajarse. Si los músculos se contrajeran todos al mismo tiempo, ¿qué tipo de ser humano tendríamos? No podría sentarse ni hacer ninguna otra cosa. Solo contraerse y relajarse. ¿Entonces? Entonces se necesita un cerebro, un sistema nervioso que se encargue de distribuir los impulsos de forma que el cuerpo se contraiga de un modo u otro: sentándose, manteniéndose de pie, andando o efectuando cualquier otra acción que pueda realizar una persona. Y el cerebro, ¿puede hablar? ¿Puede usted andar, escribir, silbar, cantar, hacer música? En el momento del nacimiento un ser humano dispone de las funciones fisiológicas que necesita para sobrevivir, como la respiración, y nada más. Repito, no puede escribir, ni hablar, ni hacer música, ni saber qué hora es. Pero el cerebro aprenderá a hacerlo. Usted ha aprendido a hablar inglés; ¿cómo lo ha conseguido?

E: Me lo enseñaron.

F: No se lo enseñaron, nadie le enseñó inglés al inicio de su vida.

E: Lo escuché hablar.

F: ¡Ah! Lo escuchó. Pero ¿cómo lo aprendió?

E: Por repetición.

F: Pero nadie le repitió siempre lo mismo.

E: Bueno, por ejemplo, oía constantemente que me llamaban por mi nombre.

F: ¿Y cuánto tiempo necesitó para darse cuenta de que usted no es un nombre?

Usted decía que habla inglés porque lo escuchó hablar. Su sistema nervioso se conectó con el idioma inglés a través de sus propias experiencias infantiles. Todas las demás cosas se «conectaron» gracias a la experiencia de ese sistema nervioso en el entorno. Por lo tanto, lo realmente importante es el entorno, el sistema nervioso, los músculos y los huesos. Lo sustancial es la conexión, el proceso de aprendizaje. Todo lo que ha hecho se puede ver claramente en ese bucle completo; no puede rechazar nada si lo que desea es mejorar su ser.

E: De modo que si tengo un problema, probablemente se deba a una ruptura en alguna parte del enlace.

F: ¿Por qué una ruptura? Todo lo que se aprende, se aprende de personas que no se dedicaron a enseñarle, simplemente ocurrió, por casualidad, por su propia suerte, porque usted no tiene ningún tipo de decisión en ese proceso. Por consiguiente, el aprendizaje puede ser correcto o erróneo. Y si nadie toma conciencia del proceso, todo el mundo crece creyendo que así son las cosas. La gente tiene ideas heredadas del entorno (que el cuerpo es algo diferente, que la mente es algo diferente, que el esqueleto es algo diferente) y concibe un millón de sistemas diferentes, cada uno de los cuales se ocupa de algo en particular que no tiene ninguna importancia.

E: ¿Cree usted que somos víctimas del destino?

F: ¿Por qué víctimas? ¡Somos los autores! Usted es la víctima y también el hacedor. Algunas personas se han detenido a reflexionar. Leonardo da Vinci se detuvo a pensar, Freud se detuvo a pensar y Zaratustra también lo hizo. Pero algunos no lo hacen y siguen siendo...

E: Máquinas.

F: Semejantes a las máquinas. Máquinas listas, máquinas muy inteligentes, los primeros ordenadores IBM. Todavía es preciso que alguien introduzca en ellos una tarjeta perforada o algo semejante para que funcionen. Sostengo que el ser humano tiene libertad de elección pero no puede alcanzarla a menos que encuentre formas alternativas de hacer una misma cosa. Si no tiene otras opciones, ¿qué significa su libertad de elección?

E: ¿En algún momento de su vida notó que se parecía a una máquina y decidió hacer algo al respecto?

F: Claro que sí. Desde mi más temprana infancia tuve claro que era una máquina y también veía a las demás personas como si fueran máquinas.

E: ¿Y qué hizo?

F: No sabía muy bien qué hacer. Hice lo mismo que usted, investigar. Y descubrí que las cosas no funcionaban, de modo que me convertí en científico, como cualquier otra persona.

E: Hablando en términos generales, nadie sabe qué hacer en relación con este asunto. Si una persona viene a consultarle, puede descubrir algunas posibilidades, pero si no puede hacerlo...

F: No es ni tan simple ni tan complejo. De hecho, no conozco a ninguna persona que no encuentre un defecto en sí misma, que no se queje de alguna complicación con su vista, su postura o su respiración. No conozco a nadie que piense que su vida es tal como siempre había anhelado. Por lo tanto, todos sienten que tienen algún problema y que no tienen elección.

Entonces, ¿qué hacen? Siguen haciendo lo mismo, no tienen otra alternativa. Pero las personas vienen a verme sin saber lo que voy a enseñarles. Ninguna de ellas lo sabe. Vienen a mí cuando se sienten desbordadas por sus problemas y advierten que necesitan ayuda. Asisten a clases de bioenergética, hacen terapia, meditan, prueban cincuenta técnicas diferentes al mismo tiempo; practican tai chi, aikido, yoga, natación, y todo lo que encuentran. Y luego oyen hablar de alguien que enseña algo que no es ni esto ni aquello, y les parece divertido. Las personas que llegan a mí son las que están a la búsqueda (en realidad, la mayoría de quienes hacen todo esto saben muy bien que no conocen su potencial, que no han conseguido hacer de sí mismos y de su propia vida un conjunto armonioso). Generalmente llegan a mi consulta porque tienen algún problema que no han conseguido resolver mediante ninguna otra práctica. Y yo les enseño lo que considero más importante, les ayudo a transformarse en seres humanos que tienen libertad de elección y libre albedrío. Esto significa que les muestro otra forma de hacer todo lo que ellos ya saben hacer.

E: Usted dice que trabaja con la persona...
F: Efectivamente.
E: Con la persona. Pero lo que nosotros observamos fue el movimiento corporal.

F: No, ese es su error. ¿Cómo podría trabajar con el cuerpo? Me consulta una persona.

E: Usted no hace ninguna separación entre...

F: ¿Cómo podría hacerla? Si pudiera tener solamente el cuerpo, podría guardarlo en un ataúd y llevarlo siempre conmigo. Y si yo hiciera algo con ese cuerpo sin cerebro... cortarle la cabeza... usted comprobaría que lo que he hecho no ha valido para nada.

E: Esa forma de trabajar con una persona parece modificar sus emociones y sus puntos de vista.

F: ¿Cómo podría ser de otra manera? Ahora mismo, mientras me escucha, se modifica su manera de sentir, percibir, comprender, sentarse o moverse ¡Y mire su mano! Sus dedos me revelan qué está pensando y cómo lo está haciendo. ¿Es su cuerpo el que crea ese gesto? ¿O acaso la posición de su mano depende de su estado mental, su ánimo, su forma de pensar y su curiosidad?

E: Cuando presto atención, adopto esta postura que, por un lado, me ayuda a estar más concentrado y, por otro, refleja que estoy prestando atención.

F: Usted está estructurado de ese modo, pero eso se puede modificar. Asegura que esa postura le sirve para prestar atención; sin embargo, esto no significa que hoy en día sea la más conveniente para usted. No conoce otra, no tiene opción y por lo tanto funciona como una máquina.

E: He oído que usted y Jean Houston[*] van a escribir un libro juntos.

---

[*] La doctora Jean Houston dirigió junto a su marido, el doctor Robert Masters, la Fundación para la Investigación de la Mente. Fundaron también el Movimiento del Potencial Humano y siempre apoyaron las ideas de Feldenkrais.

F: Ya lo hemos hecho. Se llama *Jean Houston Interviews Feldenkrais on Learning* (Jean Houston entrevista a Feldenkrais sobre el Aprendizaje). Aborda el proceso de aprendizaje, lo que yo entiendo por aprendizaje y no el aprendizaje académico. No tiene nada que ver con eso.

E: ¿Con esta información puede una persona volver a aprender algo?

F: Se puede volver a aprender constantemente. Usted ha aprendido un montón de cosas. Ha modificado muchas cosas desde la época en que sus padres lo llevaron a la escuela. Ha tomado muchas decisiones por su propia cuenta y su forma de aprender ha contribuido a hacer de usted la persona que hoy es.

E: ¿Qué puede hacer una persona para cambiar?

F: No necesita cambiar. No es cuestión de cambiar, sino de conocerse para poder ser ella misma y proceder de modo que no se lamente por lo que no ha hecho en los últimos años, ni se preocupe por las repercusiones que esto puede tener en el futuro. Esto significa que dicha persona siente lo mismo que un árbol en medio de una pradera, se siente parte de la naturaleza. El árbol no podría vivir por sí mismo, la tierra no podría vivir sin árboles y un ser humano debería sentir lo mismo, que forma parte de este mundo.

E: Si yo viniera a verle y me encontrara deprimido, pesimista, ¿qué haría?

F: En primer lugar le preguntaría si se siente triste constantemente.

E: No.

F: ¿No? Entonces ¿como sabía usted, cuando concertó la cita hace tres días, que se sentiría melancólico cuando viniera a la consulta? Como ve, tomamos las palabras como si fueran cosas y nos percatamos de que las cosas no funcionan como nosotros deseamos. Porque una palabra puede significar un millón de cosas diferentes para cada persona. Usted dice que está triste y quiere que me ocupe de su tristeza. Yo no puedo tratar la tristeza. La tristeza es una expresión de algo; su tristeza, mi tristeza y la tristeza de una tercera persona son diferentes. La tristeza de cada persona es distinta. Yo nunca estaré triste por las mismas razones que usted. De modo que cuando usted dice «tristeza», yo no puedo hacer nada con ella. Pero si una persona está triste, puedo hacer algo con ella: ¿cómo se comporta esa persona para estar triste?

E: Pero ¿no existe ninguna diferencia cuando, por ejemplo, trabaja con personas mayores y con la miríada de problemas que se asocian con la vejez: el reumatismo, la artritis...?

F: No, se equivoca al hablar en esos términos; una vez más, transforma las palabras en cosas, como si la artritis y la vejez estuvieran asociadas.

E: Entonces cuando alguien le dice: «Tengo artritis, ¿puede ayudarme?», usted responde: «Yo no sé nada sobre la artritis, pero puedo trabajar con usted».

F: Así es, puedo conseguir que lo plantee de un modo en el que ya no tiene artritis.

E: Cuando comienza a trabajar con una persona, ¿cuáles son las claves para conocer lo que le ocurre?

F: Las tengo en mi mente; gracias a mi teoría puedo aplicar el sistema del que le he hablado. Tenemos un entorno, un sistema nervioso, músculos y huesos; y el sistema nervioso que se desarrolla en el entorno siente curiosidad e intenta hacer frente a todo lo que sucede a su alrededor, que lo toquen, que le pongan un nombre, oír palabras; tiene que orinar y respirar y... Y todo esto evolucionará gradualmente en un bucle cerrado y completo. De manera que una persona no puede vivir sin el entorno y este no tiene ningún sentido sin la persona. Los músculos no significan nada sin el sistema nervioso, y los músculos y el sistema nervioso no representan nada sin el entorno.

Ahora puede imaginar lo que ocurre: cada uno de estos seres nace en una época determinada, sea por casualidad, por fortuna o por determinación astrológica, y lo único que introduce un poco de orden en ese mundo caótico y casual, en el que no se puede intervenir, es el sistema nervioso. Este sistema produce la causa y el efecto en algunas situaciones, encuentra una continuidad y construye una unidad que funciona y es capaz de mantenerse a sí mismo durante sesenta, setenta u ochenta años.

Usted me preguntó qué haría yo para trabajar con una persona, y yo le respondo que la idea es la siguiente: tras muchas horas de reflexión y después de tocar, sentir, percibir y mover a otras personas, es decir, trabajar con ellas, descubrí que es posible imaginar un sistema teórico inexistente, un sistema en el que cada uno de los huesos es anatómicamente perfecto y los músculos son los mejores del mundo (un mundo que no existe) y se conectan con los huesos de la forma más hermosa posible. Luego tenemos el sistema nervioso, con la mayor habilidad, la mayor facilidad para conectarse con cualquier tipo de elemento que usted desee (como quizás sepa, en la especie humana hay alrededor de tres mil profesiones diferentes y dos mil lenguas distintas), y entonces imagino un entorno ideal. No como el que incluye a su padre y su madre ni tampoco a mis propios padres, a los que cualquier psicoterapeuta adjudicaría todas mis inhibiciones y complejos, creando ese estado de idiotez donde todo el que tenga padre y madre debe hacer terapia para descubrir los errores de esos [criticados] padre y madre. Todo ser humano tiene padres y debe vivir con ellos, debe amarlos y odiarlos, honrarlos y despreciarlos, y todo lo demás. Pero también tiene que ser capaz de conseguir que su vida sea interesante, rica, plena y satisfactoria.

Por consiguiente, tengo un entorno ideal (que una vez más diré que no existe) y me pregunto: ¿cómo sería un ser humano que tuviera una estructura, un entorno y un proceso de aprendizaje ideales? Cuando trabajo con una persona, la observo, la escucho, intento conocerla. Puedo ver su estructura, la forma en que se dirige hacia mí; puedo escuchar lo que dice (le parecería increíble cuánta información se puede obtener de una persona). Con esos elementos puedo descubrir la primera desviación importante respecto del ser ideal que acabo de describir. A continuación, me ocupo de ese error grave y trabajo para que la persona tome conciencia de él. Algunas veces utilizo las manos, otras solamente una observación. Apelo a todos mis recursos: los ojos, los oídos, las manos, la boca. Y cuando se elimina uno de esos errores graves, la persona no puede ocultar su asombro: «¿Cómo ha podido descubrir la causa de mi problema?». Y lo más sorprendente, lo más difícil de entender, es que esa persona lo lleva a cuestas sin ser consciente de ello. Habla de un montón de cosas, menos de esa. Por ejemplo, en cierta ocasión una mujer me llamó por teléfono y me dijo: «Hace dos años que tengo jaquecas». A ver, jaqueca es una palabra. Jaqueca significa que llega demasiada sangre al cerebro y al cuero cabelludo, esto es lo que provoca el síntoma. ¿Por qué tiene jaquecas? Ella no tiene la menor idea. Y yo no sé qué hacer con una jaqueca. Todos los seres humanos sufren jaquecas que se manifiestan de un modo distinto y por diferentes razones. Si usted me habla del entorno, del sistema nervioso, del pensamiento, del habla, de la sensación, de la percepción y del movimiento, en cada uno de ellos puedo encontrar una desviación importante con respecto al ideal, y esto favorece la toma de conciencia.

E: ¿Empieza observando a una persona e imaginándose cómo sería si viviera en un mundo ideal?

F: Sí, pero si únicamente me dedicara a imaginarlo nunca sería capaz de hacer nada. Todo está incorporado en mi sistema. Me llevó quince años concebir el sistema ideal, de modo que ahora lo conozco al dedillo. Usted no cree que yo haya sido capaz de desarrollar un sistema como ese sin haber modificado completamente la comprensión de mí mismo: quién soy y qué estoy haciendo, cómo pienso y cómo me muevo; en realidad, descubrí que estaba «conectado» de un modo determinado y que no tenía ninguna posibilidad de intervenir en lo que estaba haciendo. Y en cuanto llegué a esa conclusión, me percaté de que cada palabra que pronunciaba no representaba fielmente lo que quería decir. Y, de hecho, descubrí que lo que se dice no es realmente lo que se pretende decir.

Antes mencionó la palabra «triste» y dos minutos más tarde advirtió que era una tontería. Es una condición común a todos los seres humanos, por eso me interesa. No porque yo tenga algo que puede lograr que usted se sienta mejor, o que yo me sienta mejor. En realidad, no siento ninguna simpatía por las personas que llegan a mi consulta en condiciones deplorables. En estos casos siento que esa persona y yo tenemos un enemigo comúE: la ignorancia y el azar, en los cuales no se puede intervenir. Contra eso solo disponemos de un medio extraordinario: el sistema nervioso humano que, conjuntamente con otros sistemas nerviosos, es capaz de instaurar una especie de orden que nos permite vivir en un mundo hostil.

E: Cuando dice que cada persona sufre de jaquecas por un motivo diferente, ¿eso significa que no puede dar una receta general?

F: Si quiere una receta general, debe consultar a un médico. Cuando le diga que sufre jaquecas, le recetará una aspirina.

E: Entonces no puede decir que hay que tomar esto o aquello para combatir una jaqueca.

F: ¡Oh, no! En absoluto. Todas esas personas consultan con cincuenta médicos y toman aspirinas y Anacina, que contiene un treinta y cinco por ciento más de analgésicos específicos para la jaqueca... No vienen a verme hasta que están convencidas de que nadie más puede ayudarlas. Solo me consultan cuando han agotado todos los recursos y ninguno ha funcionado. Y cuando llegan a mi consulta, yo no hago nada para solucionar el tema de la jaqueca, porque para mí eso no significa nada. ¿Qué es una jaqueca? ¿Qué se puede hacer con una jaqueca? ¿Eliminarla? Deme un ejemplo de una jaqueca que haya podido eliminar. ¿Consiguió curarla? ¿Qué hizo para deshacerse de ella? Soy solo un ser humano. Puedo ayudar a otro ser humano que dice sentir molestias en la cabeza, lo cual es muy diferente a curar una jaqueca. En consecuencia, la respuesta no está en ningún sitio. No tengo ningún tratamiento específico para nada.

E: En cierta forma, todo lo que hemos estado hablando es su enfoque general para tratar a una persona que llega a su consulta y manifiesta: «Necesito su ayuda».

F: No, porque en ese momento yo le respondería: «¿Qué puedo hacer por usted?».

E: Muy bien, entonces él o ella le preguntaría: «Pero ¿cómo sabe usted lo que hay que hacer?».

F: Usted sabe tragar, ¿verdad? Dígame cómo lo hace y luego se lo diré yo. Respóndame.

E: Es algo que sucede de forma natural.

F: Vale, pues para mí es natural pensar y ser inteligente. Comprender, sentir, percibir y hacer, todo esto me sucede de forma natural.

E: Muchas gracias, doctor Feldenkrais.

Notas

Capítulo 1

1. Michael Wolgensinger publicó más de veinte exitosos libros sobre fotografía, de los cuales los más conocidos son los de Zurich y España. Feldenkrais pasaba frecuentemente largos periodos en su casa y la consideraba su segundo hogar cuando estaba en Europa. Durante esas visitas Wolgensinger solía tomarle muchas fotografías. Queremos agradecer a su hija, Lea Wolgensinger, por habernos autorizado a incluir las fotos de su padre en esta colección de artículos.
2. George Ivanovich Gurdjieff (1866-1949) fue un maestro espiritual de origen greco-armenio que impartió sus enseñanzas a comienzos del siglo XX, principalmente en Rusia y Francia. Feldenkrais sentía gran interés por sus ideas y se relacionó con muchos de sus discípulos. Gurdjieff aseguraba que muchas personas pasan toda su vida en una especie de despertar del sueño y requieren un esfuerzo especial de atención y autoobservación para despertarse verdaderamente. El ejercicio «Stop» al que se refiere Feldenkrais fue uno de los muchos trabajos prácticos realizados con este fin. Por otra parte, «El Trabajo» (tal como se conocía el método de Gurdjieff) se basa en una forma sofisticada de trabajar con el movimiento que se combina con prácticas para despertar la conciencia, meditación y una intensa interacción social para cultivar el desarrollo interior. Gurdjieff sostenía que existen tres centros: el pensamiento, el sentimiento y el

movimiento; un objetivo importante de «El Trabajo» es conseguir el equilibrio entre ellos.

Capítulo 2
1. Para conocer más detalles sobre Gurdjieff, ver la Nota 2. Peter Ouspensky (1878-1947) fue uno de los primeros seguidores de Gurdjieff. Más tarde se separó de él y formó su propio grupo. Es más conocido por ser el autor de *In Search of the Miraculous*, un relato de su relación con Gurdjieff y de su aprendizaje durante los diez años que estudió con él.

Capítulo 4
1. Feldenkrais obtuvo su doctorado en la Universidad de la Sorbona de París, donde conoció a Frédéric Joliot-Curie. Frédéric estaba casado con Irène Curie, hija de la famosa científica Marie Curie, y ambos decidieron llevar el apellido compuesto Joliot-Curie. El matrimonio Joliot-Curie recibió el Premio Nobel de Química en 1935 por sus investigaciones sobre la estructura del átomo. Feldenkrais trabajó con ellos en su laboratorio durante la década de 1930.

Capítulo 5
1. Heinz von Foerster (1911-2002) fue un científico austríaco. Feldenkrais estimaba que su trabajo tenía muchas cosas en común con sus propias ideas. El doctor Von Foerster es conocido como uno de los arquitectos de la cibernética y por sus importantes contribuciones a las teorías sistémicas y constructivistas. El constructivismo es una teoría educativa que destaca la importancia de la elaboración personal del conocimiento a través de la resolución de problemas y de la experiencia directa del estudiante. Fue invitado a presentar el programa de formación de Feldenkrais en San Francisco en 1977 y pronunció el discurso de apertura en una de las conferencias del Feldenkrais Guild®. Estableció relaciones muy fructíferas con el grupo Feldenkrais, incluyendo a esta editora, que lo recuerda con mucho aprecio.
2. Henri Poincaré (1854-1912), matemático, físico y filósofo de la ciencia que tenía un interés particular en la fenomenología. Fue una persona muy productiva y creativa que dejó una profunda huella en muchas de las áreas en las que trabajó. Entre sus

diversos intereses, se puede mencionar una enorme curiosidad por la percepción que dio lugar al trabajo que menciona Feldenkrais.
3. Wolfgang Köhler (1887-1967) fue un psicólogo alemán y uno de los fundadores de la psicología de la Gestalt, famoso por sus experimentos con gafas que invertían las imágenes, a los que Feldenkrais hace referencia en este artículo.

Capítulo 6

1. Igor Markevitch (1912-1983) fue un consumado compositor y director de orquesta. Creó más de veinticinco composiciones originales y en la década de 1930 fue considerado uno de los mejores compositores europeos contemporáneos. Durante los años cuarenta se dedicó exclusivamente a su trabajo como director y trabajó con muchas de las mejores orquestas de Europa.
2. Peter Brook (1925-) es actualmente uno de los directores de teatro más respetados en toda Europa. Su trayectoria profesional es muy extensa, variada e innovadora. El trabajo de Brook recibió la influencia de las ideas de G. I. Gurdjieff y es muy probable que se haya relacionado con Feldenkrais por este motivo. Ambos fueron buenos amigos y durante varios años Feldenkrais dio clases al grupo de teatro de Brook.

Capítulo 7

1. El mariscal de campo Jan Christiaan Smuts (1870-1950) fue un prominente hombre de estado, líder militar y filósofo. Se lo conoce también por ser un inconformista genial. Fue primer ministro de Sudáfrica, combatió en las dos guerras mundiales como mariscal de campo y fue el visionario que fundó la Liga de las Naciones, para la cual escribió el Preámbulo. Fue también uno de los arquitectos de las Naciones Unidas. Aquí Moshe se refiere al libro de Smuts de 1926 *Holism and Evolution* (Holismo y evolución), en el cual acuñó el término «holismo», que definió como «la tendencia de la naturaleza a formar un todo que es mayor que la suma de sus partes a través de la evolución creativa».
2. El doctor Milton Trager (1908-1997) desarrolló el sistema somático Trager®, que coincide filosóficamente con el enfoque de Feldenkrais. El doctor Trager asistió a la Conferencia Mandala en la que Feldenkrais presentó esta disertación. Era la primera

vez que se veían e intercambiaron sesiones prácticas. El comentario de Feldenkrais se refiere al hecho de que Trager se doctoró cuando tenía cerca de cincuenta años.
3. Johann Carl Gauss (1777-1855) fue un científico y matemático considerado como uno de los mejores de todos los tiempos. Pierre-Simon, marqués de Laplace (1749-1827) fue un matemático muy conocido por sus contribuciones al estudio de la astronomía. Thomas Edison (1847-1931) fue un prolífico inventor americano.
4. Frédéric Joliot-Curie (1900-1958) recibió el Premio Nobel de Física. Feldenkrais trabajó con él en París en la década de 1930.

Capítulo 11

1. G. I. Gurdjieff (1866-1949) fue un maestro ruso que se trasladó a Occidente con un grupo de discípulos después de la Revolución rusa. Su objetivo era sacar a sus alumnos del «sueño» de su estado ordinario de conciencia y conducirlos hacia un estado consciente en el cual pudieran actuar con autoconocimiento a través del estado de autorrecuerdo. Ver también la nota 2 del capítulo 1.
2. P. W. Bridgman, *The Logic of Modern Physics*, Nueva York: Macmillan Co., 1927.
3. En la teoría de la relatividad de Einstein no existe el tiempo absoluto porque para comparar relojes o distancias es necesario que las señales enviadas se muevan a una velocidad fija. Si se compararan los relojes de un sistema con los de otro (la velocidad de un sistema en relación con el otro), descubriríamos que los relojes de un sistema funcionan más despacio si lo comparamos con otro de forma proporcional a la diferencia que existe entre la velocidad de un sistema con respecto al otro y la velocidad de las señales (velocidad de la luz).
4. En términos de las conexiones internas del sistema nervioso, todas las superficies sensoriales envían señales al sistema nervioso central y, simultáneamente, reciben señales de él. Aquí no hay distinción entre los mecanismos de detección interno y externo y, en tanto forman parte de bucles internos, tampoco es posible distinguir las células de las superficies sensoriales de las demás células del sistema.

5. Estimo que lo que quiere decir Katzir aquí es que el niño necesita estabilidad y constancia durante su desarrollo. Solo es posible considerar formas alternativas de percibir y conceptualizar cuando ya se ha establecido una sensación estable del propio ser.
6. Katzir se refiere al principio de incertidumbre de Heisenberg, según el cual las mediciones de lo más pequeño (a nivel atómico) están tan interconectadas que el intento de medir el valor de una posición con absoluta exactitud da como resultado una medición menos precisa del movimiento y viceversa.
7. La mayoría de los neurocientíficos de hoy en día ya no sostienen que un adulto utiliza solamente una pequeña parte del cerebro.
8. En la época en que tuvo lugar esta conversación aún se consideraba que el condicionamiento era el mejor modelo para explicar el aprendizaje básico, tanto humano como animal. Actualmente sería más acertado describir los modelos de aprendizaje fijos como sólidos «atractores», utilizando el lenguaje de la dinámica.
9. En la década de 1930, el psicólogo americano E. R. Guthrie desarrolló la teoría de la contigüidad del aprendizaje basada en asociaciones y no en el reflejo condicionado de Pavlov.
10. La idea de Guthrie era que el aprendizaje simple se podía lograr a través de una experiencia única. Si se repetía dicha experiencia con regularidad, la acción o el movimiento aprendido se transformarían en un hábito. El aprendizaje complejo, como el de una habilidad en concreto, implica un grupo de hábitos que obtienen un resultado en muchas y variadas condiciones. Este aprendizaje no es una mera repetición. W. S. Sahakian, «Edwin R. Guthrie», *Psychology of Learning*, Chicago: Markham Pub. Co., 1970.)
11. Servo-mecanismo: un sistema de retroalimentación más complejo cuyas variables se afectan mutuamente. Incluye el control interno así como también el control externo.
12. Tal como lo utiliza Piaget, el término «esquema» se refiere a una estructura mental determinada. Puede ser un modelo de acción, una percepción o un concepto. Hoy en día esta palabra no se usa demasiado, pero en el campo de la dinámica se lo denominaría «modelo de atractores.»

Capítulo 12

1. En 1969 Feldenkrais visitó el Instituto Médico de Rehabilitación Rusk de la Universidad de Nueva York, para presentar su trabajo. El objetivo de su primer viaje a Estados Unidos fue impartir un taller experiencial en Esalen.
2. Oscar Ichazo (1931-) nació en Bolivia y es el fundador de la escuela Arica, cuya finalidad es ayudar a las personas a superar la identificación con su propio pensamiento mecanicista y sus patrones de conducta. Arica formaba parte de la cultura de la época en el momento en que se realizó esta entrevista.
3. Yehudi Menuhin (1916-1999) fue violinista y director de orquesta. Se lo considera uno de los violinistas más virtuosos del siglo XX. Asistió a las clases de Feldenkrais durante muchos años y siempre apoyó sus ideas. Vladimir Horowitz (1903-1989) ha sido reconocido como uno de los mejores pianistas del siglo pasado.
4. David Ben-Gurion (1886-1973) fue uno de los padres fundadores del Estado de Israel y su primer ministro entre 1948 y 1963, con la excepción del periodo 1954-1955. Feldenkrais trabajó con él durante varios años y le enseñó a adoptar la postura sobre la cabeza. La fotografía de Ben-Gurion en dicha postura, que se instaló en una playa de Tel Aviv durante una campaña electoral, dio la vuelta al mundo. En Israel se dice que «Feldenkrais puso a Ben-Gurion de cabeza y Ben-Gurion puso Israel a sus pies».
5. Moshe Dayan (1915-1981) fue un conocido político y líder militar de las primeras décadas de existencia del Estado de Israel. Tuvo el cargo de ministro de Defensa y más tarde como ministro de Asuntos Exteriores. Llevaba un parche sobre uno de sus ojos debido al episodio que Feldenkrais describe en esta entrevista.

Capítulo 13

1. Alfred Korzybski (1879–1950) fue un filósofo y científico de origen polaco y nacionalidad estadounidense que creó la semántica general. Esta disciplina investiga la construcción de significados mediante el estudio del proceso de abstracción y del uso de los símbolos semánticos. «El mapa no es el territorio, la palabra no es la cosa definida».

Fotografías

Moshe Feldenkrais (1904-1984), (cortesía del archivo de Wolgensinger), pag. 43.
Feldenkrais a finales de los años sesenta (cortesía de Wolgensinger), pag. 43.
Feldenkrais con Luzzi Wolgensinger, en Zurich, a finales de los años setenta (cortesía del archivo de Wolgensinger), pag. 62.
Feldenkrais con el fotógrafo Michael Wolgensinger, 1981 (cortesía del archivo de Wolgensinger), pag. 63.
Feldenkrais en una de sus clases, 1977 (fotografía de Bob Knighton. Cortesía del archivo de Wolgensinger), pag. 82.
Feldenkrais trabajando con David Zemach-Bersin en el programa de formación de San Francisco en 1975 (fotografía de Bob Knighton. Cortesía de la Federación Internacional Feldenkrais), pag. 89.
Moshe Feldenkrais (cortesía del archivo de Wolgensinger), pag. 97.
Feldenkrais ayudando a una niña para que aprenda a caminar (cortesía de Feldenkrais Estate), pag. 111.
Feldenkrais con Heinz von Foerster, 1977 (fotografía de Bob Knighton. Cortesía de la Federación Internacional Feldenkrais), pag. 117.
Feldenkrais con la antropóloga Margaret Mead, 1977 (fotografía de Bob Knighton. Cortesía de la Federación Internacional Feldenkrais), pag. 122.

Seminario en 1981, Friburgo, Breisgau (Alemania), (cortesía del archivo de Wolgensinger), pag. 133.
Feldenkrais trabajando con Neil Marcus, 1981 (cortesía de Feldenkrais Estate), pag. 150.
Feldenkrais durante una de sus clases, 1981 (cortesía de Feldenkrais Estate), pag. 189.
Feldenkrais trabajando con una niña, 1981 (cortesía de Feldenkrais Estate), pag. 193.
Feldenkrais derribado por M. Kawaishi (foto superior) (cortesía de Feldenkrais Estate), pag. 206.
Feldenkrais haciendo una llave de judo (foto inferior) (cortesía de Feldenkrais Estate), pag. 206.
Feldenkrais practicando una llave de estrangulamiento a un oponente desconocido (cortesía de Feldenkrais Estate), pag. 225.
Feldenkrais derribado por su hermana, Malka Silice (cortesía de Feldenkrais Estate), pag. 233.
Seminario en 1981, Friburgo, Breisgau (Alemania), (cortesía del archivo de Wolgensinger), pag. 285.

Una biografía de Moshe Feldenkrais

por Mark Reese

Moshe Pinchas Feldenkrais nació el 6 de mayo de 1904, en Slavuta, situada en el actual territorio de Ucrania. Cuando todavía era un niño, su familia se trasladó a la localidad vecina de Korets. En 1912 volvieron a mudarse, en esta ocasión a Baranovich, hoy en día Bielorrusia. En Baranovich se libraron muchas batallas durante la Segunda Guerra Mundial, época en la que Feldenkrais celebró su Bar Mitzvah, completó dos años de sus estudios secundarios y aprendió hebreo y filosofía del sionismo. A los catorce años viajó solo a Palestina, donde trabajó como obrero hasta 1923, cuando decidió retomar sus estudios para obtener su diploma. En esos tiempos se ganaba la vida dando clases. Después de graduarse en 1925, trabajó para los británicos como cartógrafo. Participó en los grupos de autodefensa judíos y desarrolló sus propias técnicas de autodefensa después de aprender jiujitsu. Se lesionó la rodilla izquierda en un partido de fútbol en 1929. Mientras aún estaba convaleciente escribió *Autosuggestion* (Autosugestión) (1930), una traducción del inglés al hebreo del trabajo de C. Harry Brooks sobre el sistema de autosugestión de Émile Coué, además de dos capítulos escritos por él mismo. Más tarde publicó *Jiujitsu* (1931), un libro sobre autodefensa.

En 1930 se trasladó a París para estudiar Ingeniería en la Escuela de Trabajos Públicos. Se graduó en 1933 y se especializó en Ingeniería mecánica y eléctrica. Ese mismo año, después de conocer a Jigoro Kano, creador del judo, Feldenkrais comenzó a enseñar nuevamente jiujitsu y a practicar judo. También empezó a trabajar como asistente de investigación bajo las órdenes de Frédéric Joliot-Curie en el Instituto Radium y, simultáneamente, continuó con sus estudios de doctorado en Ingeniería en la Sorbona. Desde 1935 hasta 1937 trabajó en los Laboratorios Arcueil-Cachan construyendo un generador de Van de Graaff, una máquina aerostática que se utilizó en experimentos de fisión atómica. En 1935 publicó una edición revisada en francés del libro sobre jiujitsu que había escrito en hebreo, cuyo título era *La défense du faible contre l'agresseur* (La defensa del débil contra el agresor) y en 1938 publicó *ABC du Judo* (El ABC del judo). Recibió el cinturón negro en 1936 y el rango de segundo grado en 1938. Se casó con Yona Rubenstein en 1938. Desde 1939 hasta 1940 trabajó bajo las órdenes de Paul Langevin investigando el magnetismo y el ultrasonido.

Cuando los alemanes tomaron París en 1940, Feldenkrais se marchó a Inglaterra. Desde ese año hasta 1945 trabajó como funcionario científico para el Almirantazgo británico en Escocia haciendo investigaciones sobre sistemas antisubmarinos. Durante esa misma época daba clases de judo y autodefensa. En 1942 publicó un manual de autodefensa, *Practical Unarmed Combat* (Combate práctico sin armas), y *Judo*. Comenzó a trabajar consigo mismo para solucionar los problemas recurrentes de su rodilla, que habían reaparecido durante su huida de Francia y empeorado por el hecho de caminar sobre las cubiertas de los submarinos. Más adelante dio algunas conferencias para presentar sus nuevas ideas, y empezó a dar clases experimentales y a trabajar de forma privada con algunos colegas.

En 1946 se marchó del Almirantazgo y se trasladó a Londres, donde trabajó como inventor y asesor de empresas privadas. Tomó clases de judo en el Budokwai de Londres,[*] fue miembro del Comité Internacional de Judo y analizó científicamente los principios de este arte marcial. En 1949 publicó el primer libro sobre su Método: *Cuerpo y comportamiento maduro*, y en 1952 su último libro sobre judo, *Higher Judo* (Judo superior). Durante el tiempo que residió en Londres estudió a G. I. Gurdjieff, F. M. Alexander y William Bates, y viajó a Suiza para estudiar con Heinrich Jacoby.

Feldenkrais regresó a Israel para dirigir el Departamento de Electrónica del ejército israelí, donde trabajó desde 1951 hasta 1953. En 1954 se mudó definitivamente a Tel Aviv y por primera vez comenzó a ganarse la vida exclusivamente como profesor de su Método.

En ocasiones trabajaba en el manuscrito de *The Potent Self* (El ser poderoso), que había comenzado a escribir en Londres. A partir de 1955 se instaló permanentemente en un estudio de la calle Alexander Yanai, donde daba sus clases de Autoconciencia a través del Movimiento. Sin embargo, las lecciones de Integración Funcional se impartían en un

---

[*] N. de la T.: el club de artes marciales japonesas más antiguo de Europa.

apartamento donde vivían su madre y su hermano. A comienzos de 1957 Feldenkrais empezó a dar clases al primer ministro israelí, David Ben-Gurion.

A finales de los años cincuenta, presentó su trabajo en Europa y en Estados Unidos. A mediados de los años sesenta publicó *Cuerpo y mente* y *La expresión corporal*, y en 1967 *Improving the Ability to Perform* (Cómo mejorar la capacidad de actuar), que en la edición inglesa de 1972 se publicó con el título *Awareness Throught Movement* (Autoconciencia a través del movimiento). En 1968 construyó un estudio en el número 49 de la calle Nachmani, cerca de la vivienda familiar, que desde entonces fue el local permanente para la técnica Integración Funcional. Entre 1969 y 1971 se realizó allí el primer programa de formación de profesores con un grupo de doce alumnos.

Después de coordinar talleres de un mes de duración a nivel internacional, Feldenkrais organizó un programa de formación de profesores en San Francisco con un grupo de sesenta y cinco alumnos. Este programa se desarrolló entre 1975 y 1978 y se impartió solamente durante la temporada veraniega. Publicó *The Case of Nora* (El caso de Nora) en 1977 y *The Elusive Obvious* (La dificultad de ver lo obvio) en 1981. En 1980 inició en Armhest otro programa de formación de profesores de cuatro años de duración con doscientos treinta y cinco estudiantes, pero solo dio clases los dos primeros veranos. Al caer enfermo en el otoño de 1981, abandonó su actividad pública. Falleció el 1 de julio de 1984.

He hecho todo lo que estaba a mi alcance para verificar fechas, nombres y lugares pero debido a las limitaciones de la información disponible y a las discrepancias entre las distintas fuentes no puedo garantizar que sean realmente exactos.

MARK REESE

Mark Reese ha hecho una investigación exhaustiva de la vida de Feldenkrais y es autor de una biografía de próxima aparición cuyo título en inglés es: *Moshe Feldenkrais: A Life in Movement*. (Moshe Feldenkrais: una vida en movimiento).

Acerca de Elizabeth Beringer

Elizabeth Beringer se ha dedicado a la práctica y al desarrollo del Método Feldenkrais durante más de treinta años. Entre 1976 y 1983 fue alumna de su fundador, el doctor Moshe Feldenkrais, en Estados Unidos y también en Israel. Con el paso de los años Elizabeth se ha comprometido activamente para convertir el Método Feldenkrais en una profesión respetada. Fundó el primer *Feldenkrais Journal*, una publicación que editó durante dieciocho años; desarrolló programas y materiales educativos; trabajó en numerosas iniciativas con la organización conocida como Feldenkrais GUILD, y fue cofundadora de Feldenkrais Resources junto con David Zemach-Bersin. Actualmente se ocupa de la formación de nuevos practicantes y de los recientes grupos de formación de Milán (Italia), Biel (Suiza) y San Diego, California (Estados Unidos).

Elizabeth tiene una consulta privada y trabaja con pacientes aquejados de diversos problemas físicos entre los que se incluyen personas con serias limitaciones de movimiento o dolores crónicos, niños, personas mayores y músicos. Ha trabajado mucho con atletas, practicantes de artes marciales y bailarines, y es famosa por su habilidad para aplicar el Método en situaciones dinámicas. Practica aikido desde 1977 y tiene el rango de cinturón negro de sexto grado. (El aikido es un arte marcial no violento en el que las agresiones se neutralizan redirigiendo la fuerza del oponente.) Elizabeth vive en San Diego, California, con su marido, Rafael Núñez, profesor de Ciencias Cognitivas en la Universidad de California, y con su hija.

Acerca de David Zemach-Bersin

David Zemach-Bersin fue uno de los primeros estudiantes americanos del doctor Moshe Feldenkrais. Estudió con él desde 1973 hasta 1984 en Estados Unidos, en Inglaterra y en el Instituto Feldenkrais de Tel Aviv. Es cofundador de Feldenkrais Resources y del Instituto Feldenkrais de Nueva York. David es director de los programas de formación del Método Feldenkrais en Nueva York y en Washington/Baltimore y da cursillos para terapeutas ocupacionales y fisioterapeutas. Se graduó en la Universidad de Berkeley y su tesis de posgrado versó sobre psicología fisiológica; es coautor de *Relaxercise* (HarperCollins), una popular introducción al Método Feldenkrais, y autor de muchos programas de audio sobre el Método. Además, es fundador de Feldenkrais Research Foundation, una organización sin ánimo de lucro, dedicada a la investigación de las ideas del doctor Feldenkrais. Tiene una consulta privada en Nueva York y también en Pensilvania y trabaja con personas aquejadas de graves limitaciones motrices, dolores crónicos y problemas neurológicos, pero también con músicos y actores de fama mundial. David vive con su mujer, Kaethe, autora e ilustradora de libros infantiles, en Bucks County, Pensilvania.

Fuentes de información

Para obtener más información sobre el Método Feldenkrais o para encontrar un terapeuta del Método en una zona en particular, ponte en contacto con Feldenkrais GUILD.

5436 N. Albina Avenue
Portland, OR 97217
(800) 775-2118
(503) 221-6612
www.feldenkrais.com

Para obtener información sobre los cursillos del Método Feldenkrais y la formación de profesores y para tener acceso a los programas de audio y a los DVD, ponte en contacto con Feldenkrais Resources.

3680 Sixth Avenue
San Diego, CA 92103
(800) 765-1907
(619) 220-8776
www.feldenkraisresources.com

Para obtener información sobre él Método Feldenkrais fuera de estados Unidos, ponte en contacto con la Federación Internacional Feldenkrais:

www.feldenkrais-method.org.

Índice

Prólogo 11
Introducción de la editora 25

1ª PARTE. ARTÍCULOS 33
La expresión corporal.. 35
    La acción muscular 47
    La unidad esencial de mente y cuerpo 60
Cuerpo y mente 69
    Reeducación 73
    Pautas de normalidad 75
    Técnicas para la enseñanza individual......... 80
    Técnicas grupales 81
    Postura erecta y acción correcta................... 88
Sobre la primacía de la función auditiva 95
Sobre la salud.. 105
El hombre y el mundo.. 113
Autoconciencia a través del movimiento........... 127
    Dos maneras de aprender 128
    El movimiento 129
    El Método Feldenkrais 130
    Las dos técnicas principales 134

Aplicaciones del Método 134
La realización personal a través del aprendizaje orgánico 137

2ª PARTE. ENTREVISTAS 159
La imagen, el movimiento y el actor: recuperación
de la potencialidad 161
    La unidad cuerpo-mente 162
    La autoimagen y la realidad 166
    Movimiento y postura corporal 168
    Conciencia y renacimiento a través de la
    reversibilidad 170
    Eutonía 175
    La recuperación de la potencialidad 180
Una nueva aproximación al Método Feldenkrais:
tensión, talento y legado de la infancia 187
La extraordinaria historia de cómo Moshe Feldenkrais
llegó a practicar judo 203
Moshe Feldenkrais habla sobre la conciencia y la toma
de conciencia con Aharon Katzir 253
    Introducción 253
El movimiento y la mente 279
El cerebro: el sueño, la conciencia, la toma de
conciencia y el aprendizaje 295
Una entrevista con Moshe Feldenkrais 311
Notas 325
Fotografías 331
Una biografía de Moshe Feldenkrais 333
Acerca de Elizabeth Beringer 339
Acerca de David Zemach-Bersin 341
Fuentes de información 343